爱情刽子手

存在主义心理治疗的10个故事

[美] 欧文·D.亚隆 著
Irvin D. Yalom

胡彬钰 郑如薇 译

Love's
Executioner
and
Other Tales
of
Psychotherapy

机械工业出版社
CHINA MACHINE PRESS

图书在版编目（CIP）数据

爱情刽子手：存在主义心理治疗的 10 个故事 /（美）欧文·D. 亚隆（Irvin D. Yalom）著；
胡彬钰，郑如薇译 . -- 北京：机械工业出版社，2021.6（2025.4 重印）
书名原文：Love's Executioner and Other Tales of Psychotherapy
ISBN 978-7-111-68328-5

I. ① 爱… II. ① 欧… ② 胡… ③ 郑… III. ① 精神疗法 – 通俗读物 IV. ① R749.055-49

中国版本图书馆 CIP 数据核字（2021）第 098776 号

北京市版权局著作权合同登记 图字：01-2021-1997 号。

Irvin D. Yalom. Love's Executioner and Other Tales of Psychotherapy.

Copyright ©1989 by Irvin D. Yalom. Paperback afterword copyright © 2012 by Irvin D. Yalom

Simplified Chinese Translation Copyright © 2021 by China Machine Press.

Simplified Chinese translation rights arranged with Basic Books through Bardon-Chinese Media Agency. This edition is authorized for sale in the Chinese mainland (excluding Hong Kong SAR, Macao SAR and Taiwan).

爱情刽子手：存在主义心理治疗的 10 个故事

出版发行：机械工业出版社（北京市西城区百万庄大街 22 号 邮政编码：100037）
责任编辑：李欣玮 向睿洋
责任校对：殷 虹
印 刷：保定市中画美凯印刷有限公司
版 次：2025 年 4 月第 1 版第 8 次印刷
开 本：147mm×210mm 1/32
印 张：10.5
书 号：ISBN 978-7-111-68328-5
定 价：79.00 元

客服电话：（010）88361066 68326294

CONTENTS

目　录

ACKNOWLEDGEMENTS

致　谢

本书的大部分内容是我休假一年，游历各国期间完成的。我很感谢斯坦福大学人文中心、洛克菲勒基金会贝拉吉奥学习中心（Rockefeller Foundation Bellagio Study Center）、东京的 Mikiko 博士和夏威夷的 Tsunehito Hasegawa、旧金山的马尔维纳咖啡馆（Caffé Malvina），以及本宁顿学院开设的创意写作项目，他们为我的写作提供了很多便利。

感谢我的妻子 Marilyn（她是我最严苛的批评家和最坚定的支持者）；感谢基础图书（Basic Books）出版公司的编辑 Phoebe Hoss，他负责本书和我之前在基础图书出版的书的编辑工作，是一位能力很强的编辑；也感谢我的项目编辑 Linda Carbone。还要感谢很多同事和朋友，他们在我有灵感、孕育出新故事时从未打击过我，而是提出建议，给予我鼓励和慰藉。我要感谢：Pat Baumgardner、Helen Blau、Michele Carter、Isabel Davis、Stanely Elkin、John Felstiner、Albert Guerard、Maclin Guerard、Ruthellen Josselson、Herant Katchadourian、Stina Katchadourian、Marguerite Lederberg、John L'Heureux、Morton Lieberman、Dee Lum、K. Y. Lum、Mary Jane

Moffatt、Nan Robinson、我的姐姐 Jean Rose，以及 Gena Sorensen、David Spiegel、Winfried Weiss、我的儿子 Benjamin Yalom、斯坦福大学 1988 届的住院医生和心理学实习生，还有我的秘书 Bea Mitchell，十年来，她帮我打字录入临床笔记和灵感，这些都是我写作的素材。写作的过程很漫长，我肯定遗漏了一些帮助过我的人的名字。感谢斯坦福大学一如既往地给予我支持和学术自由，这里浓厚的学术氛围对我的创作帮助很大。

尤其要感谢我的十个故事中的主人公，他们充实了本书的内容。本书出版前，每位主人公都仔细阅读了自己的故事（除了一位在我完成本书之前不幸去世）。他们同意化名并协助检查，许多人还帮我编辑，其中一位（戴夫）还帮我想出了关于他本人故事的标题。也有人认为化名没有必要，督促我将内容写得更准确。还有一对夫妇对我的自我揭露和一些戏剧化的自由发挥感到些许不安，但是他们希望自己的故事能帮助到治疗师或其他患者，因此同意我出版，并送上了祝福。在此，我向他们所有人致以我最真挚的感谢。

本书中的故事都是真实的，但我不得不做一些改写，以保护患者的隐私。通常，我会对患者身份和生活经历的某一方面做近似的替换；有时我会把一名患者的部分身份特征嫁接到另一位患者身上。对话通常是虚构的，夹杂着一些我事后的个人反思。在每一个案例中，这些深度的掩饰只有患者本人才能看穿。如果有读者认为自己认出了其中某位患者，那么我确定他一定认错了。

前　言

想象一下这个场景：三四百个互不相识的陌生人聚在一起，他们被要求两两配对，一遍又一遍地问搭档同一个问题——"你想要什么？"

还有比这更简单的问题吗？这个问题及其答案似乎都绝无恶意。然而，出乎意料的是，人们在每次团体练习中都会产生强烈的感情。通常几分钟之内，房间里的人就都热情高涨了。这些人绝不是走投无路或迫切需要关怀的人，他们中一部分人事业有成，衣着光鲜，走起路来更是神采奕奕。但是无论男女，他们都被团体练习触及了内心最深处。有些人父母去世，有些人失去了伴侣、孩子或是朋友，他们大喊："我很想再次见到你。""我想得到你的爱。""我想听你说你以我为傲。""我想让你知道我爱你，抱歉我从未说出口。""我希望你能回来，我很孤独。""我希望能经历从未有过的童年。""我希望能有健康的体魄，希望能再次年轻。我希望被爱，得到尊重。我希望我这一生能够有所作为。我希望能有所成就。我希望有人在乎我，希望我是重要的，希望我能被人记住。"

我们想得到的有很多，渴望得到的有很多，痛苦也有很多，这种痛苦只在少数时候深藏，多数时候显露无遗，有如切肤。造物弄人，存在即痛苦。痛苦总是伴随着你我，只要我们还活着，它就默默存在。痛苦也很容易触及。很多东西（比如简单的团体练习、几分钟的深度反思、艺术创作、布道、个人危机、丧失）提醒着我们，我们内心深处的渴望永远无法实现：我们渴望永葆青春，渴望不再变老，渴望失去的挚爱回到身边，渴望得到永恒的爱，渴望被保护，渴望过上有意义的生活，渴望永生。当这些难以实现的欲望主宰着我们的生活时，我们会向家人、朋友或信仰寻求帮助，有时还会找心理治疗师。

在本书中，我讲述了十位接受心理治疗的患者的故事，讲述了他们与存在性痛苦抗争的过程。其实，化解存在性痛苦倒不是他们来找我咨询的原因。这十位患者的问题都是日常生活中常见的：孤独感、自我厌恶、阳痿、偏头痛、性强迫症、肥胖、高血压、沮丧、为爱痴迷、情绪波动、抑郁。然而，某种程度上（这个"某种程度上"在每个故事中有不同的表现），治疗揭示了这些日常问题的深层根源——深入存在的根底。

"我想要！我想要！"这种话在这些故事中比比皆是。一位患者痛哭道"我多想我亲爱的女儿还在人世"，却忽略了两个还活着的儿子。另一位患者的淋巴癌细胞已入侵身体的每个角落，却坚称"我想和我见过的每一个女人上床"。还有一位患者恳求道"我希望父母健在，我想感受不曾有过的童年"，但是他却苦苦挣扎于自己不愿启封的三封信。一位老妪则称"我想永远年轻"，因为她对一个比她小35岁的男士爱得痴狂，无法自拔。

人们通常认为心理治疗是让人压抑内心本能的欲望，或是潦草掩饰悲伤的过往，但是我始终相信治疗的首要目标是应对这些存在性痛苦。在对这十位患者的治疗中，我主要的临床诊断（基于自身医学经验的假设）是，基本焦虑源于一个人在应对生活中的残酷事实，也可以说是存在性"关怀"⊖（given）时，做出的有意识和无意识的努力。

我发现在心理治疗中，有四种存在性关怀尤为重要：我们及挚爱终有一死、生活不如我们所愿的那样自由、我们终极的孤独，以及生命的无意义感。这些关怀看似很恼人，但其中孕育了智慧，能让人实现救赎。我希望这十个心理治疗的故事能告诉大家，我们可以直面存在的事实，借助其力量，破茧成蝶，获得成长。

在这些存在的事实中，死亡是最直观且显而易见的。在很小的年纪，甚至比人们意识到的还要小，我们就知道死亡终将来临，我们无处遁逃。尽管如此，用斯宾诺莎的话来说："万物都努力维护自己的存有。"在生存的渴望和死亡不可避免的意识之间，冲突始终存在。

对于死亡不可避免的现实，我们总是想方设法地进行否定或逃避。年幼时，在父母的安慰和神话的帮助下，我们否认死亡；后来，我们赋予死亡灵性，把它看作一个怪物、睡魔或其他恶魔。毕竟如果死亡是可触碰的实体，我们可能会有方法摆脱它，尽管这个怪物很可怕，却也不及我们每个人出生就携带着死亡的基因——我们终

⊖ 有关这种存在主义观点的详细讨论以及基于这种观点的心理治疗理论和实践，请参阅我的另一本书《存在主义心理治疗》。

将死亡这一事实可怕。后来，孩童们尝试了各种方法减轻死亡带给人的恐惧。他们嘲弄死亡，使其不再那么可怕，或者叫上同伴，准备好刚出炉的黄油爆米花，一起听恐怖故事或看恐怖电影，以对死亡这个话题脱敏。

随着年龄的增长，我们试着不考虑死亡；我们尝试转移注意力；我们将死亡看成积极的东西（如传承、归根、听从上帝指示、最终的安息）；我们相信流传已久的神话，否认死亡存在的事实；我们希望功成名就以实现不朽，我们繁衍后代，把希望寄托在他们身上，或者拥抱宗教，以实现精神永存。

许多人对这种关于否认死亡的描述持有异议。他们如是说道："无稽之谈！我们不否认死亡存在。每个人终有一死，我们知道，这显而易见，但是纠结于这个事实有何意义呢？"

其实我们知道死亡却不了解其内涵。我们知道死亡存在，知道终将死亡的事实，但是我们已经过滤或解离了由死亡带来的恐惧感——大脑潜意识的部分让我们不因此而过度焦虑。这个过滤过程是无意识的，我们也没有察觉，但是在少数情况下，当这种否认机制不再奏效，关于死亡的焦虑蔓延开来时，我们就能确信这种过滤的存在。这种情况鲜有发生，我们一生可能只会遇到一两次。它有时出现在我们觉醒之时，有时出现在我们与死神擦身而过之时，也有可能出现在我们遭遇至亲去世时。但是更常见的情况，是我们的死亡焦虑浮现在噩梦中。

噩梦是失败的梦，它没有充当好睡眠守护神的角色，没能"抵御"焦虑。噩梦的内容多样，但每个噩梦的原理本质上都一样：潜意识深处的焦虑逃过了睡眠的守卫，侵入了意识层面。"寻找做梦人"（第十章）这个故事提供了一个独特的后台视角，我们从中可以看出我们努力逃避对死亡的焦虑，以及试图遏制这种焦虑的孤注一掷：在马文的噩梦中，无边无际的黑暗背景下，主人公用有白色尖端的手杖做工具，正和死神进行一场性的对决——这正是对死亡的反抗。

性行为在其他故事里被当作护身符，用于抵御病情恶化、衰老和死亡：一位年轻人患上了绝症，于是开始强迫性滥交（第二章）；情人去世 30 年后，一位老人还保管着她留下的已泛黄的信件（第六章）。

我在多年与病危癌症患者打交道的过程中，发现有两种很常见的方法可以有效地消除人们对死亡的担忧：一种是对个体独特性的信仰，另一种是对终极救助者的信仰。这两种所谓的信仰其实是错觉，它们代表了"固着的错误观念"。对于"错觉"这个词，我并没有轻蔑的意味：这两种错觉是人们普遍的信仰，存在于我们每个人意识的某个水平上，它们在本书的几个故事中发挥着作用。

对独特性的信仰指相信自己能超脱于生理和命运的普遍规律，不受伤害、不可侵犯。在生活的某些阶段，我们每个人都将面临一些危机：可能是严重的疾病、职场失利或离婚，或者正如埃尔娃所经历的那样（第五章），可能仅仅是手提包失窃这样一件小事，却让人意识到自己不过是芸芸众生中的一粒尘埃，打破了生活是不断上升的螺旋过程这一假设。

信仰个体独特性能给予人安全感，而另一种否认死亡的主要机制,即相信有终极救助者,能让我们感受到有股外来力量始终在照看和保护着自己。尽管我们会衰弱,会疾病缠身,会到迟暮之年,但是我们始终相信,万能的主一定会让一切都回到正轨。

这两种信仰共同构成了一组对立,二者是人类对特定情境做出的截然不同的反应。人类要么逞英雄以维护自主,要么寄希望于外部力量以寻求庇护。换句话说,要么挺身而出,要么寻求融合;或主宰自己的命运,或永远依赖他人。

大多数人在大多数时间都会不安地避开死亡这个话题,正如伍迪·艾伦(Woody Allen)所说:"我不怕死,只是希望死亡来临的时候,我正好不在场。"这样他们心里会好受点。但是还有另一种应对死亡话题的方式,一种可以应用于心理治疗的传统方式,它教导我们:深刻认识死亡这个话题会使人心智成熟,使生活更加丰富而充实。一位患者(第二章)的临终遗言说,虽然死亡会摧毁我们的躯体,但对死亡的理解却能使我们得到救赎。

* * *

自由是另一种存在性关怀,它令我的几位患者陷入两难。贝蒂患有肥胖症,当她宣称在见我之前暴饮暴食,可能会在会面结束后也继续时,是想放弃自由,期望我能够控制住她。另一位患者(第一章中的塞尔玛)陷入上一段(和治疗师的)感情无法自拔,我始终在帮她寻找重新获取掌控力和自由的方法。

自由这一关怀似乎是死亡的对立面。我们畏惧死亡,也肯定自由是积极向上的。不正是对自由的渴望，才使西方文明的历史不断改写，甚至驱动着西方文明的发展吗？但是从存在主义的角度看，自由会让人焦虑，因为它告诉我们，我们进入并且将最终离开的这个宇宙并没有经过精巧的外部构造和设计，这和我们的日常经验背离。自由意味着我们要对自己的选择、行为和以后的人生道路负责。

"负责"这个词有很多种用法，我更倾向于萨特的定义：负责是指"成为作者"，每个人都是自己人生设计的作者。我们可以自由地选择自己的人生，却无法选择不自由：萨特说过，我们被判处自由之刑。一些哲学家对此有更多的解释：人类思维的建构甚至要为外部现实世界的结构负责，为时间和空间的形式负责。焦虑正存在于这一自我建构的观点之中：我们都渴望秩序，这种自由的观念让人害怕，因为它暗示我们脚底下空空如也，一无所有。

每位治疗师都知道诊疗过程中至关重要的第一步就是患者为自身的处境承担起责任。如果患者认为自己的问题由外部因素造成，治疗将毫无效果。他们会想，如果外部的问题总是存在，那么自己为什么要做出改变呢？应该是外部因素（朋友、工作或伴侣）做些调整或被替换才对。戴夫（第六章）抱怨自己有个爱管闲事、占有欲强的妻子，他就像被囚禁在婚姻的牢笼中，苦不堪言。只有他认清自己才是建造起牢笼的罪魁祸首，治疗才能进展下去。

患者都倾向于推卸责任，因此治疗师必须想出一些对策，让他们意识到自己的问题因何产生。在很多治疗中，我都用了一种有效的方法——专注当下。患者通常会在治疗环境中再现实际生活中困扰他们的人际关系问题，我不纠结于他们现在或过去的生活琐事，而是专注于当下他们与我的相处。通过观察治疗关系（或者在治疗团体中，成员和其他团体成员之间的关系）的细节，我能够当场指出每位患者与他人相处的方式。例如，戴夫不愿意对其婚姻问题承担责任，但我从他当下的反应中发现，戴夫不愿敞开心扉，不尊重他人，他对团体成员的这些反应和他回家后对待妻子的方式如出一辙。

类似地，贝蒂（第四章）将她的孤独感归咎于加利福尼亚无可生根的文化，因此她的治疗也没有效果。我向她解释了在与其他团体成员的相处过程中，她同样让自己和他人疏离，不敢与人打交道，她才渐渐意识到她对自己的孤独也负有责任。

患者承担起责任是转变的开始，但并不等同于转变。无论治疗师多么努力帮助患者获得洞察力、承担责任、追求自我实现，患者愿意做出改变才有意义。

自由不仅要求我们对自己的人生选择负责，还要求我们有意志做出改变。治疗师很少会特意使用"意志"这一概念，但我们都会尽力影响患者的意志。我们假定理解总能带来改变（这是一种"神迹"，缺少有说服力的实证依据），所以我们不断地解释、澄清。在解释了数年却毫无效果后，我们就会直白地说："你需要付出努力，还要再努力些。需要分析和思考，同样也需要付诸行动。"如果直接的劝诫失败，就像这些故事中体现的那样，治疗师会尝试一切方法，希望患者转变想法。我会采用建议、辩解、督促、诱导、激励、祈求，甚至只是忍受，希望可以重建患者的世界观。

只有通过意志这一行动的动力，自由才能实现。我认为意志分为两个阶段：先是有想法，再是下定决心并付诸行动。

有些人看不到希望，他们不知道自己的感受，不明白自己的人生追求。他们没有想法，没有驱动力，没有目标，成为他人意志的寄生虫。贝蒂扼杀了自己所有的可能性，其他人也厌倦了给予她希望和想象的空间，所以她孤苦无依。

还有一些患者无法下定决心。他们知道自己的追求和使命，但只是空有想法却没有行动。索尔（第八章）知道任何人按常理都会拆开信件，但是可能产生的恐惧却让他下不了决心。塞尔玛（第一章）知道对爱的执念让她无法过上正常的生活。她知道，就像她自己说的那样，她还活在八年前，为了过上正常的生活，她必须割舍掉这份执念。但是塞尔玛做不到，或者不愿意放下，她也坚决抵抗我为帮助她重燃斗志所做的一切努力。

出于多种原因，下定决心很难，有些原因触及了存在的根本。约翰·加德纳（John Gardner）在他的小说《格伦德尔》（Grendel）中描述了一位智者，这位智者用了两句简单却可怕的陈述总结他对生命的思考："万事皆灭，选项互斥。"第一句陈述指死亡，我在前文中已经谈过。第二句，"选项互斥"是理解为何下定决心如此困难的关键。决定总是伴随着放弃，这是无法避免的：每个肯定都必然伴随着否定，每个决定都意味着其他方案只能被扼杀（"决定"（decide）一词的词根就有"杀戮"的意思，如自杀（suicide）和他杀（homicide））。正因为此，塞尔玛坚持想等到和爱人再续前缘的缥缈机会，拒绝考虑衰老和死亡的可能性。

第三个关怀，即存在孤独，指的是个体和其他生命之间不可逾越的鸿沟。即使双方关系无比亲密，这种鸿沟也依然存在。个体不仅独立于其他生命，某种程度上说，也孤立于整个世界。这种孤独和其他两种孤独——人际孤独和内在孤独有所不同。

如果一个人缺乏社交技能，或有人格障碍而无法与他人进行正常交往，他就会产生人际孤独。内在孤独则是指内在自我分裂，如一个人将对事件的记忆与情绪分割。最极端、最戏剧性的分裂形式是多重人格，这种情况并不常见（但受到了越来越多的关注）。当这一情况发生时，治疗师可能会面临与我在帮助玛格（第九章）时遇到的一样的问题，即对于哪种人格最宝贵感到左右为难。

存在孤独没有解决方案，但治疗师必须阻止不当的方案。一个人摆脱孤独的努力可能会破坏他和其他人的关系。许多朋友闹僵、婚姻破裂都源自彼此不会互相关心照顾，而是把对方当作自己逃避孤独的盾牌。

在几个故事中，出现了一种常见的、能有效解决存在孤独的办法，即融合——软化个人边界，与他人交融。融合的力量已经在阈下感知实验中得以凸显。在实验中，"妈妈和我一体"这一信息在屏幕上一闪而过，实验者无法看清内容，但这一闪而过的信息让他们感到更有力量，态度更加乐观。对于存在吸烟、肥胖或青少年叛逆行为等问题的患者来说，观看阈下融合信息比其他治疗方法（包括行为矫正）效果更好。

人生最大的悖论之一就是自我觉察会产生焦虑。融合能以一种极端的方式消除焦虑——消除自我觉察。坠入爱河的人进入了合而为一的极乐状态，他们不会自我反思，因为孤独的"我"（以及对孤独的焦虑）都消解并化为了"我们"。因此我们摆脱了焦虑，却失去了自我。

这正是治疗师不愿意接收坠入爱河的患者的原因。治疗与爱和融合的状态不相容，因为治疗工作需要患者有不断质疑自己的自我觉察以及一种焦虑，这两者最终会为患者应对内部矛盾指引方向。

更重要的是，对于我和大多数治疗师来说，与陷入爱情的患者建立关系是很困难的。例如，在第一章中，塞尔玛不愿与我交心，因为她的精力在对爱情的执念中消耗殆尽。对另一人产生的强烈依恋，可能并不是人们通常认为的纯粹的爱恋。这种自私的爱情基于幻想，深陷其中的人既没有付出，也不关心他人，这种爱情注定会走到尽头。爱情不只是两个人之间的激情，坠入爱河和维持爱情有显著的差别。爱是顺其自然，是一种"给予"，而不是"沦陷"；是一种普遍的依恋，而不是仅限于一个人的行为。

尽管我们努力过上二人世界，甚至组成一个大家庭，但我们时常（尤其在死亡来临时）会清醒认识到一个事实——我们独自来到世间，也会独自离开。我听到许多将死之人说，死亡这件事最糟糕的一点是必须独自承受。但即使在濒死时，希望有人陪伴的想法也会让人在孤独中感到慰藉。如第六章中的患者所说，"即使一人孤身在船只上，看到附近船只上的光亮也能让人感到极大的慰藉"。

* * *

如果死亡不能避免，如果我们所有的成就在某一天终会成为废墟，如果世界是偶然性的（也就是说，一切也可能是另一种样子），如果人类只能对这个偶然性的世界进行构建和设计，那么生命永恒的意义何在呢？

这一问题困扰着当代人类，许多人甚至感到生活没有目标、没有意义，因此选择接受心理治疗。人类是寻求意义的生物。生物学上，我们神经系统构造的方式会让大脑自主将刺激集合成各种结构。意义也能赋予人掌控力，在面临混乱或意外事件，感到困扰、希望渺茫时，我们试着理出头绪，获得掌控感。更重要的是，意义会塑造价值观和行为准则，因此当我们有了"为什么"类问题（我为什么活着）的答案时，也就能够回答"怎样"类问题（我怎样活着）了。

本书的十个心理治疗案例中，很少有对生命意义的明确讨论。寻找生命的意义，就像寻找快乐，道路一定是曲折的。生命的意义产生于做有意义的事情：你越刻意找寻，就越不容易找到。当你找到一个答案时，总有更多疑问在等着你。在治疗和生活中，意义是投入和承诺的副产品，所以在心理治疗中，治疗师要努力让患者用心投入——投入并不会提供对关于意义的问题的理性回答，而会让这类问题不再困扰患者。

这种存在主义的困境——在宇宙中找寻并不存在的意义和确定性，对于治疗师的专业工作而言极其重要。在日常工作中，治疗师如果要和患者建立真实的关系，会体验到很大的不确定性。患者纠结于无法回答的问题会让治疗师也不得不面对这些问题，而且就像在"两次微笑"中讲述的，治疗师必须意识到患者的这些经历是绝对私密、无从知晓的。

专业的治疗师必须要能忍受这种不确定性，这很关键。虽然大众普遍认为治疗师的工作是通过系统且有效的方法引导患者，经过可预期的治疗阶段直到达到预期目标，但这种情况其实并不常见。相反，正如书中的故事显示的，治疗师时常会纠结，会根据实际情况摸索治疗方向。我们时常面对这样的诱惑：通过信奉一种观念流派和采用严密的治疗系统以获得确定性，其实这种强大的诱惑很危险：这种想法可能会阻碍有效的治疗中不可或缺的不确定性和自发邂逅的出现。

这种邂逅是两个人之间的深入交流和关怀，其中一人（通常是患者，但也有例外）的烦恼更多。这是治疗的核心。治疗师扮演着两种角色：他们不仅要观察患者的生活，更要参与其中。作为观察者，治疗师必须客观地为患者提供必要的基本指导；作为参与者，治疗师要走进患者的生活，通常还会因为这种邂逅受到影响，甚至发生改变。

作为一名治疗师，我选择完全了解某位患者的生活时，不仅自己要面对和这位患者一样的问题，也必须时刻准备用一样的准则自检。我必须假设知之比不知更好，冒险比不冒险更好，并且假设无论魔法和幻想多么有诱惑力，它们最终都会削弱人的意志。我完全相信托马斯·哈代（Thomas Hardy）的忠言："假若真有通往'更善'的道途，它必然苛求'极恶'的全貌得以显现。"

治疗师扮演着双重角色，因此都会面临让人头疼的问题，我在这十个案例中也不例外。比如，对于一个请我帮他保管情书的患者，我能预期他应对那些连我自己都会逃避的问题吗？我有可能帮他处理得比我自己更好吗？对于一些有着不切实际的梦想的垂死之人、丧失亲友的人，或者焦虑的退休者，我能提出连自己也无从得知答案的严酷的存在性问题吗？如果患者的某一人格深深吸引我，我能向他们坦白自己的弱点和局限性吗？如果一位胖女士的外表令我反感，我能和她建立起彼此坦诚、互相关怀的关系吗？一位老妪长时间陷入不理智的爱情幻想中，但她却能从中得到慰藉，我应该以自我启蒙的名义帮助她抽离吗？一位男士总是恐惧于三封未启封的信，因而不能做他真正该做的事情，我应该把自己的意志强加于他吗？

虽然这些心理治疗的故事里不断出现"患者"和"治疗师"这两个词，但千万不要被误导：这些是发生在普通人身上的普遍故事。患者的病态心理具有普遍性，他们身上的标签很大程度上是人为给定的，且通常更多取决于文化、教育、经济等因素，而非病理学的严重程度。由于治疗师和患者必须面对同样的存在性关怀，科学方法要求做到的无私、客观其实并不合适。治疗师不能喋喋不休地谈论对患者的同情，不能劝说他们下定决心解决他们的问题。我们不能对患者说"你"和"你的问题"，而要谈论"我们"和"我们的问题"，因为我们的生命，我们的存在，一定会经历死亡、痛失爱人、恐惧和分离。世间所有人都要经历这些。

第一章

爱情刽子手

我不愿意对热恋中的人进行心理治疗。也许是因为嫉妒,毕竟我也渴望轰轰烈烈的爱情。也许是因为爱情和心理治疗从根本上不相容。优秀的治疗师像一束光照进患者内心阴暗的角落,而浪漫的爱情却需要保持神秘,一旦窥测到内心就很容易分崩离析。我不想打破患者对爱情的幻想。

然而在我与塞尔玛的第一次面谈中,她一开始就说自己陷入了爱情,但却绝望、悲惨,我没有犹豫片刻就同意了对她进行治疗。塞尔玛已年过七十,我一眼看去就看到了她布满皱纹的脸庞,瘦削的下巴微微颤动,一头枯黄凌乱的头发像是被漂白过,手上的青筋像是突起的枯藤。这些身体特征仿佛都在告诉我:她一定弄错了,她不可能身处爱情之中。爱情怎会选择让这样一位垂垂老者饱受折磨，怎会寄身于这样一位穿着变形的运动装的老人呢？

更重要的是，爱情不应该是带有喜悦光环的吗？塞尔玛的痛苦并没有让我感到惊讶，爱总会使人痛苦，但她的爱情极度失衡——根本没有任何乐趣，对她的生活完全是一种折磨。

我同意治疗她，因为我知道她很痛苦，不是因为爱情，而是因为某种她误以为是爱情的少见变体。我相信我可以帮助塞尔玛，同时，我认为这种容易被误读成爱情的情感也许可以作为灯塔，照亮一些爱情的深层秘密，这种想法深深吸引了我。

第一次面谈时，塞尔玛有些拘谨，不愿意对我敞开心扉。当我在候诊室跟她打招呼时，她没有理会我的笑容，我领着她穿过大厅时，她也只是跟在后面，和我保持一两步的距离。一进诊疗室，塞尔玛就坐下了，对周围环境也不感兴趣。她穿着慢跑服，外面套着厚重的夹克，还没等我说话，她就深吸了一口气，说道："八年前，我和我的治疗师开始了一段恋情。从那以后，我时刻都想着他。我曾经自杀过，相信下一次会成功。你是我最后的希望。"

对于患者最开始说的话，我总是格外关注。这些话通常对我和患者之间能建立起什么样的关系有不可思议的预示作用。语言能让一个人走进另一个人的世界，但是塞尔玛的语气告诉我，她不想让我窥探她的内心。

她接着说："如果你不太相信我，也许这些会有所帮助！"她从一个褪了色的红色拉绳钱包里拿出两张旧照片，递给了我。第一张照片上是一个身穿黑色光面紧身衣的舞者，年轻漂亮。看着那位舞者的脸庞时，我仿佛看到了年轻的塞尔玛正用那双大眼睛凝视着我，我被惊艳到了。

第二张照片上的女士已有 60 岁，风韵犹存，似乎又冷若冰霜。塞尔玛告诉我："这张大约是八年前拍摄的。"她用手指捋着未梳理的头发，说道："你也看到了，我已经不再关注我的外在形象了。"

虽然我很难想象这位沧桑的老妇人与她的治疗师有染，但是我没有说任何表现出怀疑的话。其实，我什么都没说。我试图保持客观，但她肯定从一些细节中察觉到了我的不信任，比如在她讲话时，我的眼睛可能会略微瞪大。我决定不做解释。这不是该显示绅士风度的时候。我面前坐着的是一位衣冠不整的七旬老妪，她被爱冲昏了头脑，陷入了单相思，这确实很奇怪。我们彼此都知道这一点，她也知道我会这样想。

很快，我就了解到，她患上抑郁症已有 20 年，其间她不断接受心理治疗。她接受的治疗大部分都是在当地县级心理诊所进行的，她在诊所接触到了许多心理治疗师。

大约 11 年前，马修开始为她进行治疗。那时，马修是诊所里一位年轻英俊的实习生。在那里进行了八个月每周一次的治疗后，马修又在自己的私人诊所继续对塞尔玛进行了一年的治疗。第二年，马修到州立医院就职，不得不终止了对所有私人诊所的患者的治疗。

对此，塞尔玛感到非常难过。她认为到那时为止，马修是她遇到过的最好的治疗师，她非常喜欢他。在接受马修治疗的 20 个月里，她甚至开始期待每周的治疗时间。她从未对其他人如此敞开心扉，也从没有一位治疗师如此小心翼翼地对她坦诚、温柔以待。

塞尔玛说起马修可以狂热地讲上几分钟。"他给予了我莫大的关怀和爱。接受其他心理治疗师的治疗时，他们试着和我谈心，让我放松。但是马修完全不同，他真的在乎我，从心里接纳我。无论我做的事多么可怕，想法多么荒诞，我确信马修一定能理解。或者……怎么说呢，他会从心底对我表示认同。他和其他治疗师一样用常规办法对我进行治疗，但做的远不止这些。"

"比如说呢？"

"他将我引入了生活的精神和宗教层面，教我关心、体贴他人，教我思考活着的意义。但他从不对我说教。他就那样陪伴着我。"

一提到马修，塞尔玛就来了兴致，滔滔不绝地讲述着。我可以看出她很乐意谈论马修。"我很享受和他相处的方式，他深深地影响着我。他不让我对任何坏事心存侥幸，总是督促我改掉坏习惯。"

塞尔玛说的话吓到我了，这和她展现出的形象完全不同。这些话从塞尔玛口中说出略显生硬，我猜这些都是马修说的话，可能也说明马修有不错的治疗技术吧！我对马修越加反感，但不能流露出来。我从塞尔玛的话里清楚地感觉到，对马修做任何批评都不会有好果子吃。

在终止与马修的治疗后，塞尔玛又咨询过几位治疗师，但没人能像马修一样走进塞尔玛的内心，或帮助她找到生命的意义。

某个周六下午，塞尔玛在旧金山的联合广场偶遇了马修，这时距离他们前一次见面已时隔一年，想象一下她有多高兴！周围是熙熙攘攘的人群，于是他们进入圣弗朗西斯酒店的咖啡馆，边喝咖啡边聊天。他们之间有说不完的话，马修不停地问着塞尔玛过去一年的情况。两人从下午聊到晚餐时间，又一同走到渔人码头的斯科玛（Scoma）餐厅吃了螃蟹。

不知为何，一切都显得如此自然，仿佛他们已共进过无数次晚餐。其实，此时塞尔玛和马修之间的关系绝没有突破普通医患关系的界限。之前，他们对彼此的了解只来自每周 50 分钟的治疗时间，一分钟也不多，一分钟也不少。

塞尔玛到现在都无法理解，为何那晚她和马修之间的相处如此自然。他们心照不宣，两人都没有看时间，聊私人生活、一起喝咖啡、共进晚餐都不感觉别扭。她帮马修抚平衬衣领上的褶皱，掸掉夹克上的毛絮，在爬山时挽住他的胳膊，一切都如此自然。马修描述他在海特（Haight）街买的新公寓时也如此自然，塞尔玛顺口就说出迫不及待想去看一看。塞尔玛告诉马修，她的丈夫哈利是美国童子军（Boy Scouts）顾问委员会的成员，几乎每晚都会在美国各地宣传童子军，所以总在出差。讲到这里，两人都忍不住笑了。马修很高兴一切都一如往常，塞尔玛也没有必要向他解释什么——毕竟，他们互相已如此了解。

塞尔玛接着说："我已经不记得那晚的事情是怎么发展的，但是最后我们发生了关系，我不记得谁先主动，也不记得是如何到了那一步。我们没有商量，一切都顺理成章。我记得最清楚的是躺在马修的臂膀里——那是我人生中最美好的时刻。"

"跟我讲讲接下来发生了什么。"

"从6月19日到7月16日，接下来的27天都很美好。我们每天要通好几次电话，见了14次面。我的心飘浮了起来，像是在跳舞一样。"

塞尔玛已经沉浸在回忆里，她的声音听起来像是在做梦，脑海里仿佛响着八年前的音乐，她的头也随着旋律不自觉地摇摆。她几乎闭紧了双眸，挑战着我的耐心。我不喜欢被人忽视。

"那是我生命中最美好的经历。在那之前和之后我都不曾如此幸福过。自那以后，我更是无法抹去我们之间的回忆。"

"后来又发生了什么？"

"我最后一次见他是在7月16日的中午12点半。我有两天没能通过电话联系到马修，所以就冒昧地去了他的办公室。马修那时正吃着三明治，再过20分钟，他就要带领一场团体治疗。我问他为什么不回我电话，他淡淡地回答：'我们都知道，这是个错误。'"塞尔玛不再说话了，默默抽泣着。

我心想，还好马修及时认识到了自己的错误。"你能继续吗？"

"我问他：'如果我明年或者五年后再给你打电话，你会见我吗？我们还能一起在金门大桥散步吗？我还能拥抱你吗？'马修没有回答，而是握着我的手，让我坐在他的大腿上，紧紧地抱了我几分钟。

"从那以后，我不停地给他打电话、留言。起初他还会回我几通电话，但是后来我再也无法联系到他。他和我断联了，一点音讯也没有。"

塞尔玛转身望向窗外。她的声音再不像刚才那样欢快，她刻意想多说点，口吻中流露着痛苦和孤独，但是眼泪早已干了。我想此刻她的内心又在自我欺骗。

"我一直都想不通为什么，为什么我们之间就这样结束了。最后几次聊天中，他说过我们应该回归正常生活，他说他有了另一个人。"我十分怀疑马修所说的另一个人是他的另一位患者，但并没有说出口。

塞尔玛甚至不确定马修爱上的这个人是男是女。她觉得马修可能是同性恋：他住在旧金山同性恋者的聚集地，有着和他们一样的美貌，胡子修剪得很整齐，有着少年般的脸庞和水银色的肌肤。和马修断联几年后，塞尔玛在一次外出旅游时，小心翼翼地走进了卡斯特罗街上的一家同性恋酒吧。她惊讶地看到吧台上坐着 15 个"马修"——身材健美、胡子齐整、十分迷人的年轻男子。大概是从那时起，她开始猜测马修是不是同性恋。

马修从此消失在了塞尔玛的生命里，这对她来说是个沉重的打击，想不通其中的缘由更令她难以接受。塞尔玛总是在想他，每时每刻都深陷在对马修的幻想里，执着地想探究原因。为什么他把她拒之门外，彻底断联？为什么会这样？为什么马修不愿意见她，甚至不愿意接她的电话？

塞尔玛用尽一切办法尝试联系上马修，但都徒劳无功，她十分沮丧。她整天都待在家里，呆呆望着窗外。她无法入睡，说话、行动都变得迟缓，对所有事情都提不起兴趣。后来她吃不下饭，加重的抑郁已经不再能通过心理治疗和吃抗抑郁药物缓解。塞尔玛向三位医生咨询了自己的失眠问题，拿到了不同的安眠药处方，很快她的用药就达到了致命的剂量。在联合广场偶遇马修六个月后，一天晚上，她给出差在外的哈利留下了一封告别信，接到丈夫从东海岸打来的晚安电话后，拔掉了电话线，吞下了所有药片，安静地躺在床上。

哈利那晚辗转难眠，于是打电话给塞尔玛，但电话一直占线，他感到事情不妙。他联系了邻居，邻居去敲塞尔玛的房门和窗户，但没人回应，于是报了警。警方破门而入后，发现塞尔玛已奄奄一息。

经过医护人员巨大的努力，塞尔玛的性命终于得以保全。她恢复意识后立即给马修电话留了言。塞尔玛说她一定会保守他们之间的秘密，请求他来医院探望她。马修最终来了，但只待了15分钟。塞尔玛说，见到他还不如不见。马修对他们相恋的27天只字不提，全程都保持着医患之间的距离，唯一的一次越界是当塞尔玛问马修新恋情进展如何时，他厉声呵斥："这不关你的事！"

"就是这样了！"塞尔玛转身，头一次和我对视，她有气无力地说："我再也见不到他了。在重要的日子——他的生日、每年的6月19日（我们第一次约会）、每年的7月17日（我们最后一次约会）、圣诞节和新年，我还是会给他留言。每次我见新的治疗师时，都会留言让他知道，但是他从未回过电话。

"八年来，我无时无刻不在想着他。每天早上7点时，我都会想他是不是醒了，晚上8点时，我会想他是不是吃了麦片（他在内布拉斯加州的一个农场长大，很喜欢吃麦片）。我每次走在街上，都会搜寻他的身影。我总会误以为看到了他，但冲过去时发现只是陌生人。我梦里都是他。我在脑海里一遍遍地回放着我们 27 天里的每次约会。其实，我大部分时间都在做白日梦——很少能集中于当下的境况。我还一直活在八年前。"

我还一直活在八年前——多么惊人的话。我记下了这句话，以后可能会用上。

"跟我讲讲你过去八年的治疗经历吧——就从你试图自杀开始讲起。"

"那段时间，我几乎天天都和治疗师待在一起。他们给我开了很多抗抑郁药，吃了以后，除了嗜睡，没有任何好转。其他的治疗无法继续，谈话治疗也没有效果。我想应该是我的问题，为了保护马修，我对任何治疗师都没有提起过他或我们的婚外情。"

"你是说在这八年的治疗里，你从未提起过马修！"

说错话了！我犯了一个新手咨询师才会犯的错误——但是我实在无法掩饰震惊。有个久远的场景浮现在我的脑海里：那时我是一个在上面谈课的医学院学生。班上有位同学虽然心怀善意，但总是咄咄逼人，也感知不到其他同学对此的情绪（后来他成为一名整形外科医生，谢天谢地他不用与患者过多沟通）。在心理治疗中，有种早期的方法叫罗杰斯技术，即治疗师重复患者的话，通常是最后几个词，以诱导患者说下去。课堂上，这位同学在全班同学面前做面谈模拟时，准备采用这种方法。一位患者正在谈论他专制的父亲，细数他做的种种令人不满的事情，最后怒气冲冲地说："他还吃生汉堡！"此时，这个同学也变得情绪化，无法再保持中立，他愤怒地反问道："生汉堡？"于是在这一年余下的时间里，"生汉堡"这个词总是在课堂上被同学们谈起，课堂秩序也因此被扰乱。

这些往事当然只在我的大脑里回放了一下。"今天，你决定来找我，坦诚告诉我这些，跟我说说你的想法吧。"

"来之前我对你做过了解。我给之前的五位治疗师打电话，告诉他们我决定最后一次接受治疗，想听听他们的意见。其中有四位都提到了你的名字——他们都说如果是'最后的希望'，你是很好的选择。这无疑是积极的评价。但我也知道那几位治疗师之前都是你的学生。我去图书馆阅读了你的著作。有两点让我印象深刻：你写的内容很明确，我能理解其中的含义，而且你对死亡这个话题也毫不避讳。所以我愿意对你坦诚：我很确信自己在未来还会选择自杀。我想来找你做最后一次尝试，想感受生活细微的幸福。如果这次仍不奏效，希望你能帮助我结束生命，帮我找到带给家人最少痛苦的办法。"

我告诉塞尔玛我们可以一起努力，同时建议另找一个时间详细谈谈，这样她也好判断她能否和我一起进行治疗工作。塞尔玛看了看表，说："我们今天的50分钟治疗结束了，从之前的经验中，我已经学会结束一次治疗后不要滞留，没有其他事我就走了。"

塞尔玛说这话时没有讽刺和嘲弄的意思，但是我本想说点什么，却说不出话了。塞尔玛起身时，告诉我她会和秘书再预约治疗时间。

治疗结束后，我好好梳理了一下。首先是马修，我对他十分恼火。我看过太多患者因为和治疗师发生性关系而深受伤害的案例，这样的事情总是会对患者造成伤害。

治疗师总会找借口，以有利于自己的方式将事情合理化，比如说他们只是接受并肯定患者的性欲。许多患者都需要性方面的认同，他们或长相平平，或极度肥胖，或整形失败，但我还没听说过有治疗师选择和这些患者发生性关系。通常那些长相出众的患者会成为下手的对象。当然，在这种情况下，需要性认同的是讨厌的治疗师，他们在私人生活中缺乏获得这种认同的资源或能力。

不过我对马修有些捉摸不透。马修和塞尔玛发生婚外情时（无论哪一方先主动都是一回事），他才刚拿到研究生学位，所以应该才 30 岁左右。那么为什么，为什么一位帅气且小有成就的年轻小伙会选择一位 62 岁的衰老妇人，还令她伤心了这么多年呢？我考虑过塞尔玛对他是同性恋的猜测。也许最合理的解释是马修当时正试着研究（或验证）某些个人的性心理问题——所以需要患者来做试验品。

正因如此，我们才会主张实习治疗师接受长期的个人治疗。但是如今，心理治疗师培训课程越来越敷衍，治疗师得到的督导越来越少，训练和职业证书的获取要求不再那么严格，治疗师常常拒绝接受对自己的治疗，而患者因为治疗师缺乏自我了解而饱受折磨。我对这些不负责任的治疗师深恶痛绝，我也希望患者在受到性骚扰时可以向专业委员会举报。有那么一瞬间，我想过追究马修的责任，但是应该已经过了诉讼时限。尽管如此，我还是想让他知道自己对他人造成了怎样的伤害。

我暂时不再考虑马修的动机，转而专注于帮助塞尔玛。不过在对她进行治疗的全程中，我还是反复思考马修到底为什么这样做，然而仅通过与塞尔玛面谈得不到结果，我必须要彻底揭开马修身上的谜团。

在没有任何外部强化的情况下，塞尔玛对马修的痴迷占据了她整个心灵八年之久，我对此十分震惊。这种执念占据了她生活的全部。塞尔玛说得没错：她还活在八年前。这种执念让塞尔玛原本贫瘠的生活更加空虚。我怀疑如果不先让塞尔玛充实自己的生活，她就不可能从执念中抽离。

我想知道她在日常生活中和其他人的关系如何。从她讲述的婚姻状况看，她和丈夫显然已经疏远。或许执念的功能正是让她获得亲密感：这样看似她和马修还有联系——虽然只是在她的幻想中。

最理想的状况是我能和塞尔玛建立起良好的关系，然后通过这层关系慢慢瓦解她的执念，但这绝非易事。她对治疗的想法让我没有信心。想象一下，这位患者进行了八年的心理治疗，却从未提及她真正的问题！这类人很特殊，他们对欺骗有极大的容忍度，他们深陷于幻想中的亲密关系，却可能逃避现实生活中的亲密关系。

在接下来的一次治疗中，塞尔玛告诉我过去的一周她很难熬。心理治疗总是让她很矛盾。"我知道我需要进行治疗，否则我无法正常生活。但是每次我谈了我经历的事之后，我都会煎熬一周。治疗好像在搅浑水，从未奏效，只会让事情变得更糟。"

听到塞尔玛这么说，我有些不悦。这是预见了我的治疗不起作用吗？塞尔玛是在告诉我她最终会停止治疗吗？

"这一周太漫长了，我抑制不住地一直想他。我也没有和哈利说话，因为我脑子里只有两件事——马修和自杀，哈利绝不能知道这些。

"我绝对、绝对不会和我丈夫提起马修。几年前，我无意中告诉他好像看到了马修。我一定是说得太多了，后来哈利坚持认为马修应该为我的自杀负责。如果他知道真相，我毫不怀疑他会杀了马修。哈利获得了很多童子军的荣誉称号，童子军也是他唯一关心的事，但是这也说明他会用暴力解决问题。第二次世界大战期间，他是英国突击队的军官，专门教人近身杀人的技巧。"

"再跟我聊聊哈利吧。"在塞尔玛说如果哈利知道真相一定会杀了马修时，她激动的语气也让我吃惊。

"（20世纪）30年代我在欧洲做职业舞蹈演员时，遇到了哈利。那时我的生命中只有两件事：做爱和跳舞。我不愿意因为生孩子而牺牲舞蹈事业，但是31年前，我不得不停止跳舞，因为我的大脚趾得了痛风，这对芭蕾舞演员来说是个噩耗。我年轻时谈过许多场恋爱。你也看过照片了，你跟我说实话，我那时是不是很漂亮？"还没有等我回答，塞尔玛就继续说了下去，"但是嫁给哈利之后，我的生命里就没有爱情了。很少有人（虽然也有一些）敢向我示爱，大家都很怕哈利。20年前，哈利和我就没有性生活了（他总是很轻易就选择放弃）。我们现在很少有肢体接触——可能也有我的原因。"

我正要问为什么哈利总选择放弃时，塞尔玛继续说了下去。她很想倾诉，但是仿佛并不是在和我说话。她没想等我回应，目光总是在躲着我。她经常望向天花板，好像沉浸在回忆中。

"我也不能和哈利谈起自杀，那是我脑海里想的另一件事。我知道我迟早会自杀，这是唯一的出路。但是我一个字都不会向哈利说起的。我那次尝试自杀时他也同样痛苦，那几乎要了他的命。他中风了，虽然不太严重，但在我看来一下老了十岁。我意外地从病床上醒来时，就一直在想自己给家人带来的种种痛苦。于是我做了一些决定。"

"什么决定？"其实不等我问出口，塞尔玛就已经开始讲了，但是我还是得和她有一些互动。从塞尔玛口中我了解到了很多，但是我们从未真正交流过，仿佛从未坐在同一个房间里。

"我发誓再也不会说出或做出任何会令哈利感到痛苦的事情。我决定满足他的一切要求，所有事情都听他的。他想腾出一个房间放健身器材——没问题；他想去墨西哥旅游——没问题；他想去教堂参与社交——当然可以。"

塞尔玛看出了我对去教堂参与社交的疑惑，解释道："过去三年里，我从未和任何陌生人打交道，因为我知道自己终会选择自杀，交新朋友只会让更多人经历离别，让更多人受伤。"

我和许多真正尝试过自杀的人面谈过，他们的经历通常能让自己蜕变，变得更加成熟，对人生有新的见解。真正面临过死亡的人会对过去的人生目标和轨迹产生怀疑。所以很多身患重病、和死亡斗争的人会感慨："真可惜，我只能在癌症缠身时，才懂得生活的要义！"但是塞尔玛却不同。我很少见到有人从濒死边缘被拉回，却没有从中醒悟。她服药过量、重新恢复意识后所做出的那些决定让人难以理解。她真的认为答应哈利的一切请求，却将自己的打算和想法埋藏心底，就能让丈夫感到幸福吗？对于哈利来说，还有什么比妻子整日伤心却不告诉自己原因更令人难受呢？这个老妇人纯粹在自欺欺人。

她谈到马修时，自欺欺人更是明显。"马修非常绅士，每个人都愿意跟他打交道，所有秘书都迷恋他。他关心每个人，记得他们孩子的名字，每周有三四天早上，他都会为他们带甜甜圈。我们约会的 27 天里，每次出去他都能把服务生或店员逗乐。你知道佛教里的冥想吗？"

"我知道，其实我……"但是塞尔玛无意听我说完。

"那你一定知道'慈爱冥想'吧。他每周做两次，也会教我怎么做。所以我永远都想不到他最终会那样对我。他不理我，让我痛不欲生。有时我陷入沉思，会想对他这样一个人而言，没有比置之不理更残忍的惩罚别人的手段了——是他教我敞开心扉的啊。最近我越来越觉得……"此时塞尔玛降低了声音，几乎是悄声说，"他是故意想让我自杀的。这种想法是不是听起来很疯狂？"

"我不知道是不是疯狂，但是我听出了你的绝望，你陷入了极度痛苦中。"

"他试图让我自杀，这样我就从他的生命中永远消失了，这是唯一说得通的解释！"

"没错，想想看，那么多年你还一直护着他。为什么？"

"因为，我在这世界上最大的念想，就是能给马修留下一个好印象，我不想破坏我实现这一愿望的唯一机会！"

"但是已经过去八年了，塞尔玛。你已经跟他断联了整整八年！"

"但还是有可能的，虽然希望渺茫。哪怕只有 2% 甚至 1% 的希望也比没有希望要好吧。我不奢望马修再次爱上我，我只希望他还关心我是否活着。这要求不过分吧——我们在金门公园散步时，他为了不破坏一个蚁丘差点扭伤了脚踝，他当然也可以对我表示一下善意！"

塞尔玛内心矛盾又愤怒，甚至带着嘲弄，但是又满是对马修的尊重。虽然我已经渐渐地走进了塞尔玛的内心世界，习惯了她对马修的矛盾情绪，但是她接着说出的话还是让我猝不及防。

"如果他能一年跟我通一次电话，问问我的状况，表示一下关心，哪怕只有五分钟，我也心满意足。这要求很过分吗？"

我从未见过有人对另一个人痴迷到如此程度。想象一下，塞尔玛说一年一通五分钟的电话就能让她心满意足。我很怀疑是否真的如此。我记得当时的想法是，就算我所做的一切尝试都失败了，我也绝不会试着满足她这样的要求！我也意识到治疗成功的可能性并不大：塞尔玛总是自欺欺人，思想局限，抗拒内省，还有自杀倾向——所有这些都提醒我"要谨慎"。

但是我又很想帮助她解决问题。她对爱情的执念（还有更贴切的词吗？）强烈而又坚定，已经主宰了她八年的生活。但是执念的根源似乎又不堪一击。只要她多付出一点努力，多具备一点智慧，就能把整个问题根除。接下来呢？在执念之下，我还能探寻到什么？我会发现隐藏在美好的幻影背后的残酷事实吗？那样或许我会领悟到爱情的意义。医学研究者在 19 世纪早期发现，研究一个内分泌器官最好的方法，就是将它从实验室中的动物体内切除，观察动物后续的生理功能。我对这个不人道的类比感到不寒而栗，但是我也在思考：同样的原理是否真的适用？现在显而易见的是，塞尔玛对马修的爱其实另有深意——可能是对衰老和孤独的抗拒与逃避。真正的爱情是关怀，是给予，是不求回报，在塞尔玛的痴迷中其实并没有多少和马修的爱情成分。

还有其他迹象提醒我要注意，但是我选择了无视。比如我本可以更加慎重思考塞尔玛20年来的心理治疗情况！我在约翰斯·霍普金斯精神科诊所实习时，那里的工作人员就有很多预测患者预后状况的"捷径"。其中最"无礼"的指标是就诊记录：患者的病历本越厚，预后就越差。塞尔玛已年逾古稀，就诊记录至少有几公斤重了，绝对不会有人建议对她进行心理治疗。

当我回想我当时的心理状态时，才意识到自己那时把很多问题都合理化了。

长达20年的心理治疗？好吧，过去的八年不能算在内，毕竟塞尔玛没有向治疗师说出实情。如果患者隐瞒了自己问题的主要症结，治疗就完全不会有效果。

在遇见马修前接受的十年治疗呢？那是很久之前的事了！并且她的大部分心理治疗师都是初出茅庐的实习治疗师。当然，我能为她提供更多的帮助。塞尔玛和哈利经济状况紧张，只能负担得起实习治疗师。不过现在有研究机构为我提供资金以对老年人心理治疗状况进行研究，所以我给了塞尔玛最优惠的价格。这样她可以接受经验丰富的治疗师的治疗，这对她来说是难得的机会。

但是我同意对塞尔玛进行治疗的真正原因另有所在：首先，塞尔玛为爱痴迷得如此之深，又如此脆弱，我迫切想要探寻其中的原因；其次，当时我认为自己能应对任何患者，我的专业能力无人能及，但现在我才意识到这只是自以为是。前苏格拉底哲学认为自大是"对神圣法律的亵渎"。当然，我不是不守法，而是没有遵守自己专业领域的自然法则。在对塞尔玛的治疗结束前，我已经有预感自己可能会为傲慢付出代价。

第二次会面快结束时，我和塞尔玛讨论了治疗协议。她明确表示不接受长期治疗，我告诉她六个月之内我就能有自己的判断。她同意六个月里每周治疗一次（如果有必要，也可以延长治疗时间）。她答应定期会面，并参与我们的心理治疗研究项目，也会配合在治疗开始和结束时做一系列心理测试，以判断疗效。

我煞费苦心地告诉塞尔玛，治疗过程会很艰难，这是必然的，希望她能承诺坚持下去。

"塞尔玛，你不停地想马修——我们就将之简称为执念吧。"

"那27天时光是对我的馈赠。"她坐直了说道，"这也是我没有告诉其他治疗师的原因之一，我不想让我对他的爱被误读成病态。"

"不，塞尔玛，我不是说八年前。我是说现在，你无法正常生活，因为你在脑海里一遍又一遍回放过去的故事。我想你来找我也是不想再忍受这种折磨。"

她叹了口气，闭上眼睛，点了点头，又靠回椅子上。她确实暗示过这一点。

"我想先从你的执念说起——如果你感觉到被冒犯，那我可以换个说法。"

"不用，没关系，你现在说的我都能理解。"

"那好。过去的八年，这一执念占据了你的思想，消除它并非易事。治疗中，我可能会挑战你的一些信念，你会感觉有压力。我需要你承诺会和我一起坚持下去。"

"没问题。我下定了决心，不会放弃的。"

"还有，塞尔玛，如果你一直有自杀的念头，我的治疗也不会起效的。我需要你郑重承诺，接下来的六个月里，你不会做任何伤害自己的事情。如果你觉得自己到了自杀的边缘，请给我打电话，任何时候都可以，我一定会帮助你。但是如果你尝试自杀，哪怕没有造成什么影响，我们的协议也将失效，我将无法再继续为你治疗。通常我会把这些写在协议中，要求患者签名，但是你已经下定决心，我尊重你的承诺。"

让我意外的是，塞尔玛摇了摇头。"我不可能向你做这个承诺。有时我会觉得自杀是唯一的出路，我不想扼杀掉这种可能性。"

"我只是在说接下来的六个月而已，并不是让你承诺一直都不再有这种想法。如果你做不到，我就无法开始治疗。塞尔玛，你需要再考虑考虑吗？下周我们再约时间？"

塞尔玛顿时放松了些，她可能没想到我在这方面立场如此坚定。虽然她没有表现出来，但是我感受到她松了一口气。

"我等不了了，我想现在就确定下来，立刻开始治疗，我一定会尽力配合。"

"尽力配合"——我觉得这远远不够，但是现在不能要求太多。所以我只是抬了下眉毛，什么也没有说。

过了一分钟左右（这段安静的时间在治疗过程中算长的了），塞尔玛站起来，跟我握了握手，说："我保证。"

接下来的一周，我们正式开始了治疗。我决定重点关注最亟待解决的问题。塞尔玛之前已经花了足够长的时间探寻过往的经历（20年的治疗），60年前的事情太久远，我不想去深究。

她一直对心理治疗感到矛盾：一方面，她把这次治疗看作救命稻草；另一方面，她之前的治疗从未奏效。在前十周治疗时间里，我渐渐发现如果我们分析她对马修的情感，她在下一周就会因执念饱受折磨。但是如果我和她聊到其他主题，即使是同样重要的问题，比如她和哈利的关系，她也会觉得在浪费时间，因为我们忽视了关于马修的主要问题。

她对治疗不满意，我也开始觉得我们的治疗是在浪费时间。渐渐地，在对她进行治疗时，我不再期待能获得任何个人情感上的回报，也从未感受到喜悦。早在第三或第四次治疗时，我就发现我能从这段治疗中获得的满足感只可能来自智识领域。

大部分时间我们都在谈马修。我问到塞尔玛幻想中的具体内容，她好像很乐意讲述。这些幻想中都是些反复出现的内容：大部分幻想都是不放过任何细节地回放那27天里的每一次约会。重播次数最多的场景是他们第一次见面——在联合广场偶遇，在圣弗朗西斯酒店喝咖啡，在渔人码头散步，在斯科玛餐厅看到的海湾美景，迫切想看到马修新公寓时的兴奋。塞尔玛也会常常回忆马修在电话里说的情话。

在塞尔玛的幻想中，性爱只占很小一部分，因为她很少有过性唤起。虽然在她和马修约会的27天里，他们无数次爱抚，但是他们只在第一天晚上做过爱。后来又尝试了两次，但是马修无法勃起。我越来越相信我对马修的判断是正确的：他有重大的性心理问题，所以发泄到了塞尔玛身上（或许还有其他同样不幸的患者）。

　　现在有了很多线索，很难选择聚焦于哪一个。无论如何，首先必须根除塞尔玛的执念，才能收获满意的疗效，因为对爱的执念会让人脱离现实，罔顾新的经历，不管这些经历是好是坏——我自己也经历过。确实，我在治疗方面最深刻的信念和最关心的心理学问题大多源自亲身经历。尼采说，哲学家的思想体系总是源自自身经历，我相信对所有心理治疗师而言也是如此——或者可以说，对每个有思想的人而言都是如此。

　　在遇到塞尔玛两年前，我在一次会议上偶遇了一位女士，后来我日夜思念着她，梦里都是她。她的模样一直浮现在我脑海里，我怎么都忘不掉。后来，我迷上了这种感觉，一遍又一遍地回味。几周以后，我和家人一起到美丽的加勒比海岛度假一周。没几天，我就发现自己忽略了旅途中的一切——海滩的美景、郁郁葱葱的异国植被、浮潜的刺激感和海底世界的曼妙。所有这些精彩的事物都被我的执念掩盖。我迷失了，大脑仿佛卡顿，只会一遍遍重播那些毫无意义的幻想。我对此很焦虑，产生了自我厌恶，于是（又一次）接受了治疗。艰难地度过几个月后，我重整思绪，又和从前一样投入了热衷的事业。（有趣的是，我和我的治疗师后来成为密友，几年后，他说在对我进行治疗的过程中，他也在为一位可爱但已心有所属的意大利女人着迷。所以无论是患者还是治疗师，都可能经历执念之苦。）

　　治疗过程中，我向塞尔玛强调执念会毁了她的生活，我也一直引用她说过的"活在八年前"的话。难怪她没有活下去的动力！她就像被关在一个没有窗户的密闭房间里，只能通过呼吸久远的 27 天记忆才能维系存活。

但是塞尔玛从未听进去——我现在回想起来，觉得也能理解。基于我自己的经历，我认定塞尔玛的生活中本来有很多美好，但她因为执念而忽略了，其实我错了。虽然她没有明确说出来，但她感到执念比现实生活更能赋予她生命力。（后来我们还探索了相反的命题：因为精神贫瘠，她才会不停地幻想，但仍收效甚微。）

大约六次面谈后，我想我已经劝服她了——她赞同这一执念是敌人，必须要彻底消灭。接下来的治疗中，我们反复研究这一执念从何而来。在我看来，根源就是她赋予马修的力量。除非把这种力量消除，否则做什么都无济于事。

"塞尔玛，你说你唯一在乎的就是在马修心里留下最好的印象，跟我详细说说吧。"

"这很难用语言表达。我接受不了'他讨厌我'这样的念头。他是唯一一个这么了解我的人。他在了解了这么多之后还依旧爱我，这真的对我意义重大。"

我觉得这正是治疗师不能对患者产生感情的原因。他们的职业使他们得以探寻到患者内心深处的想法和秘密，而他们对此的反应往往对患者有极为重大的意义。但是患者却几乎不可能真正地了解治疗师。我越发对马修感到愤怒。

"塞尔玛，他不过是个普通人。你们八年没见面了，他对你的看法如何又有什么关系呢？"

"我无法告诉你其中的原因。我知道这听起来很荒唐，但是在内心深处，我知道只要自己给他留下的是好印象，我就会感到幸福，过上正常的生活。"

这种想法是治疗要突破的关键点，我必须消除它。我劝说着塞尔玛，无法掩饰住内心的激动。

"你是独立的个体，你为自己而活，每时每刻都要做自己。不管回忆如何，不管其他人怎样想你，你始终都是你自己。试着感受一下。马修能对你产生如此影响，都是源于你赋予他的力量！"

"一想到他讨厌我，我就难受极了。"

"他只是一个你再没见过面的人，他甚至意识不到你的存在，或者正忙于解决自己生活中的问题，不管他心里怎么看你，都不会改变你。"

"他知道我的存在，我在他的答录机留了好多留言。其实，我上周还给他留了言，告诉了他我正在接受你的治疗，我觉得他有权知道。这么多年来，我每次换治疗师都会留言告诉他。"

"我以为你从未和其他治疗师提及他。"

"我确实没有。我向他承诺过，即使后来马修没有再问过，我也一直遵守诺言——直到现在。这些年我都没有谈起过他，但我还是觉得马修应该知道我的治疗经历。我的治疗师中不少和他毕业于同一所学校，他们还有可能是马修的朋友。"

由于我对马修感到不满，塞尔玛的话没有让我感到一丝不悦。相反，想到这么多年来，他每次听到塞尔玛留言中充满挂念的言辞都会露出的狼狈，我暗自幸灾乐祸。我开始放弃惩罚马修的念头。塞尔玛这样做就是在惩罚他，不需要我帮忙。

"塞尔玛，我们回到我之前说的话。你难道意识不到你是在自己影响自己吗？他的想法改变不了你，是你让他影响了你，他和你我一样只是普通人。想象一下，如果你对某人印象不好，但是你们从未有过联系，那么你的想法，那些在你脑海里反复重播的只有你自己知道的画面，会影响到那个人吗？只有通过巫术才能做到。所以你为什么如此在意马修呢？他和其他人一样普通，他的生活也会遭遇困境，他也会变老，也会放屁，也会死去。"

塞尔玛没有回应。我的言辞更激烈了。

"你之前说，马修可能是有意要伤害你，你想过马修可能试图引导你自杀，他根本不在乎你过得是否幸福。所以你为什么这么在乎他呢？为什么你还认为生命中除了他对你的好印象，没有其他重要的事了？"

"我并不真的相信他引导我自杀，这是我偶尔冒出来的想法，我对马修的想法也很矛盾。大多数时间，我觉得他对我的看法很重要。"

"但是为什么如此重要？他在你心里地位很高，但他是个混蛋。你也提到了马修性方面的问题。从伦理的角度就能看出他并不正直，他违反了一个职业治疗师的基本道德准则，看看他给你带来的痛苦。我们都知道，一位专业的治疗师一定要为患者的利益考虑，他却伤害你，还以同样的方式伤害他人，这真是大错特错。"

我好像在对牛弹琴。

"如果他真的像治疗师对待患者一样对待我，如果他和我保持界限，我会很受伤。当我们只是像两个普通人一样相爱时，他给了我世界上最好的礼物。"

我有种深深的挫败感。显然，是塞尔玛自己让自己困于这两难境地。显然，马修不可能向她施展什么魔力。显然，是她赋予了马修力量，让自己一味沉迷于过去，不愿面对当下的生活。她不愿意抽身回归正常的生活轨迹，甚至依然渴望得到马修的爱。

当然从一开始，我就知道我灌输式的争论无法渗透到塞尔玛的内心深处，让她产生改变。这种方式几乎从来没有效果。我自己接受治疗时，这种方法同样不管用。只有在患者自身完全理解时，才能吸收。到那时，患者才能有所行动，做出改变。大众心理学家总是谈论"责任的假设"（responsibility assumption），但知易行难：认清自己才是生活的主导是件很难甚至恐怖的事。因此心理治疗中总是需要解决这样一个问题：如何将患者对自身无效的理性理解转为自己的某些感性体验。只有触及内心情感，患者才会受到影响，做出改变。

我在对塞尔玛的治疗中颇感无力。我尽力帮她，却收效甚微，只能不断摸索，不停唠叨，反复试图消除她的执念。

我已经很久没有遇到过这种窘况了。作为心理治疗思想流派中最被广泛使用的一支，精神分析无比强调治疗的必要技术流程——事实上，分析师对任何事情似乎都比我对任何事情更感到确定。在我的心理治疗工作中，如果我能清楚地知道自己在做什么，比如完全按照正确的流程完成治疗的确切阶段，哪怕只有一次，那也会让我无比欣慰。

但是这当然也不切实际。如果说这些流程真的能帮助到患者，那么这种帮助只可能有一种来源：思想流派及其复杂的形而上学体系帮助治疗师（而非患者）减轻焦虑（这样一来，治疗师就能够坦然面对治疗过程中的挫败）。治疗师越能忍受对未知的焦虑，就越不需要拥护正统流派。任何正统流派中具有创新性的成员最终都会超越流派的教条。

一个博闻广识、能处理任何情况的治疗师无疑让人感到安心，但一个略显笨拙，愿意和患者一样茫然无措、不断试错直到找到有效方法的治疗师可能同样值得称道。然而，在对塞尔玛的治疗结束前，我领悟到了很多有效的治疗方法在患者身上也可能无济于事。

在我试图获得掌控力的过程中，我到达了极限。我试着用激烈的言辞刺激她。

"假设此刻马修已经死了！你会感觉解脱吗？"

"我试着想象过。一想象他已不在人世，我就悲从中来。我将会生活在空空如也的世界中，我无法再想下去。"

"那你怎样才能解脱呢？有人能帮助你吗？马修可以帮你吗？你有没有想象过马修通过一段对话帮你获得解脱？"

听到这里，塞尔玛露出了一丝微笑。她看着我，好像为我的读心能力所折服，眼神里仿佛带着更多的尊重。我显然触及了她幻想里很重要的部分。

"经常，经常会想。"

"跟我说说。马修怎么说的？"虽然我的治疗方法并不依赖角色扮演或角色互换，但此时用这种方法很合适。"我们来试试角色扮演吧。你愿意坐到另一边，扮演马修的角色，对着坐在这边的塞尔玛说话吗？"

塞尔玛几乎会拒绝我所有的建议，我甚至已经准备好说服她的方法。出乎意料的是，她竟然热情地同意了。可能在 20 年的治疗时间里，她和许多心理治疗师尝试过这种方法；也可能之前的舞台经历让她跃跃欲试。塞尔玛几乎从椅子上一跃而起，清了清嗓子，假装整理领带、扣上西装外套，露出一抹圣洁的微笑，略带夸张地表现出和蔼大度的神色，坐在椅子上开始模仿起马修的模样。

"塞尔玛，我还记得你会为我们治疗中取得的进展而高兴，记得我想和你做朋友。我很享受彼此付出，我很爱拿你的一些坏习惯开玩笑。我说的都是实话，我说的每一句话都发自内心。后来发生的一件事改变了我的想法，但是我不能告诉你是什么事。尽管我们之间的关系没有得以延续，但是这不关你的事——我对你没有任何厌恶之情。是一位叫索尼娅的女士——"

这时塞尔玛暂停了一会儿，像说旁白一样对我说："亚隆博士，索尼娅是我跳舞时的艺名。"

然后她又继续扮演着马修。"在这位女士——索尼娅走进我的生命后，我发觉自己很适合和她一起生活。我试着与你保持距离，想让你不再联系我，但说实话，如果你不联系我，我反而也会困惑。那次你选择自杀后，我意识到和你说话一定要慎重，所以我才刻意疏离。我也咨询了一位心理学家，他建议我跟你断联。我想要和你做朋友，但是即使做朋友我们也不能公开。你有哈利，我也有索尼娅。"

塞尔玛不再继续了，又倒在椅子上。她垂头丧气，善意的笑容也消失了，完全变回了原来的样子。

我们坐着彼此沉默。当我思考她扮演马修时说的话时，我很容易理解为什么他们之间会互相吸引，也能理解为什么塞尔玛不断地重播这些话：这些话体现了塞尔玛对现实的想法，完全替马修撇清了责任（毕竟，是他的心理医生建议他断联），并且说明她并没有做错什么，他们之间的关系也没有不妥，只不过是马修更需要对另外一个人负责而已。另外一个人就是索尼娅，是年轻时的塞尔玛，这表明我需要更多关注塞尔玛对自己年龄的想法。

我很好奇塞尔玛所说的解脱。如果马修真的说了这些话，塞尔玛就能够解脱吗？我脑海里一直回想着我在担任住院医生的第一年中，与一位患者种种互动的场景（最初的临床经验印象最深刻，仿佛是在职业生涯中留下永久印记一样）。那位患者很多疑，他觉得我是联邦调查局的警员而不是亚隆医生，一直要求我拿出身份证明。于是接下来的治疗中，我向他出示了自己的出生证明、驾照和护照，但是他却说自己猜对了：只有在联邦调查局工作的人才能这么快就拿出这些伪造的证明。如果一个体系无限扩张，那么任何人都无法从中脱离。

当然，塞尔玛并不那么多疑，但我在想她会不会也不相信任何劝她走出幻想的话，无止境地想要更多证据和保证，哪怕这些话是从马修口中说出。后来我回想起这个案例时，相信就在那个时候，我开始认真考虑要不要让马修参与治疗过程——不是塞尔玛幻想中的马修，而是现实中的马修本人。

"塞尔玛，刚才的角色扮演感觉如何？有没有唤起你心中的什么想法？"

"我感觉自己像个傻子！我这个年纪的人还扮演一个不成熟的青年，真是太荒谬了。"

"你有什么问题想问我吗？你觉得我跟你看法一样吗？"

"说实话，这正是除了我对马修的承诺以外，我没有向治疗师和其他任何人提起马修的另一个原因。我知道他们会说这种感情是迷恋，是好感或只是移情。'每个人都会爱上自己的治疗师'——他们会这样说。或者他们会谈到——表示治疗师把某种情感转移到患者身上的术语是怎么说的？"

"反移情。"

"对，就是反移情。其实，上周你谈到马修在对我的治疗中解决他的个人问题，也是在暗示这一点。我坦白说（就像你要求我在治疗中做到的）：这样会刺激到我，好像我一点也不重要，就像我只是马修对他妈妈的依赖问题波及的一个无辜的路人一样。"

我沉默了，塞尔玛说得没错，我确实这样想。你和马修都是"无辜的路人"。你们之间并没有建立真正的联结，都是你的幻想罢了。你之所以爱上马修，是因为他展示出的一面：他表现得像是无条件地全心全意爱上了你，为你的幸福着想，想让你快乐，就像爱着年轻漂亮的索尼娅一样爱着你，让你感受不到衰老，让你不再忍受分离的痛苦，并感受到两个个体融合的喜悦。你看似"爱上了"马修，但是有一点是肯定的：你并不爱他，你甚至从未真正了解过他。

那马修呢？他爱着的又是什么？这点我还不知道，但是我认为他也并不爱你。他并不是爱上了你，塞尔玛，他是在利用你。他从未真正关心过塞尔玛，一个真实的塞尔玛！你提到的马修是在表现对他妈妈的依赖问题，也不是不可能。

塞尔玛好像看出了我的想法，她扬起了下巴，组织着语言，仿佛面前有大批观众一样，继续说着。"大家总是不相信我们真正相爱过，那是在贬低我们曾有过的爱，仿佛我们的爱是浅薄的，一文不值，但是我们的爱曾经——哪怕到现在都是真实的。我从未对其他事物感受得如此真切。那 27 天是我人生中最美好的时光。那 27 天中我仿佛置身天堂，我愿意用任何东西交换，重回那段时光！"

我心想，塞尔玛真是一位强大的女性。她立刻表明了态度："不要质疑我人生中最美好的时刻，不要剥夺我拥有过唯一真实的东西。"谁会忍心对别人做出这样的事呢？更何况面对的是一位极度悲痛、有自杀倾向的 70 岁老妇人。

但是我不想以这种方式被迫停止。如果我听了她的话，那么我的治疗将绝对不会有效果。所以我以平淡的语调继续说："跟我说说你有多兴奋吧，所有你记得的。"

"那时仿佛灵魂出窍了。我感觉自己很轻，仿佛不存在，或者至少我身体受伤的一部分消失了。我不再思考，不再担心。我和他融为了一体。"

孤独的自我有了陪伴，让人欣喜若狂。这种话我听到过无数次。不管获得的是哪种幸福——浪漫的、性爱的、宗教的还是难以言喻的，人们都会有这样的感受。每个人都渴望并享受这样幸福的交融，但塞尔玛不同，她不是想要这种幸福，而是必须抓住它以逃离某种危险。

"你和马修之间的性关系也是这样——性行为对你而言并不重要，重要的是他与你联结甚至交融。"

"没错。我说你过度关注我们的性关系，就是这个意思。性本身没有多重要。"

"这有助于我们理解你几周前做的梦。"

两周前，塞尔玛告诉我她做了个焦虑的梦——那是整个治疗过程中她唯一跟我分享过的梦。

> 我正在和一个高大的黑人跳舞。突然这个人变成了马修。于是我们躺在舞池中，开始做爱。我正要到高潮时，我悄声在马修耳边说："杀了我。"他就消失了，只剩我孤单一人躺在舞池中。

"这说明你不想再忍受分离，你想解脱（这就是'杀了我'的象征意义），而马修就是这一切发生的原因。你知道为什么背景是舞池吗？"

"我之前说只有在那27天里我才真正感受到快乐，其实并不完全如此。我在跳舞时同样快乐。跳舞的时候，我常常觉得一切都消失了，我和世间万物都消失了，只剩下舞蹈留在当下。我在梦里跳舞意味着我想让所有不好的东西消失。我想这说明我想回到年轻岁月。"

"我们还没怎么聊过你如何看待自己已年过七旬。你有想过吗？"

"我想如果我现在40岁，可能会对治疗有不同的观点，我会对一些事情抱有期待。心理治疗师不也更愿意和年轻人打交道吗？"

我知道我又找到着手的方向了。我强烈感觉到塞尔玛对衰老或者死亡的恐惧让她的执念与日俱增。她想拥有爱情，并愿意为爱牺牲的原因之一，就是不想面临终有一死的恐惧。尼采曾说："死亡最后的馈赠——让我们免于第二次死亡。"不过这也是我和塞尔玛建立关系的绝佳机会。尽管我们一直在探讨两个话题（逃避自由和逃避分离的孤独感），且将继续围绕这两个话题，但我觉得帮助塞尔玛最好的机会是和她建立起一段真挚的关系。我希望和她建立起的紧密联结可以消除她对马修的执念，这样塞尔玛就能从中解脱。只有这样，我们才能找出塞尔玛在社交活动中无法建立亲密关系的原因，并消除这些障碍。

"塞尔玛，你问我心理治疗师是否更愿意接收年轻患者，我觉得其中包含一个很私人的问题。"

像往常一样，塞尔玛会避开所有私人话题。"举例说，如果患者是一位有三个孩子的年轻母亲，那么治疗师确实会感到收获更多。她的生活要不断向前看，她会尝试调整、保持良好的心态，她的子孙能从中受益。"

我继续说着。"我的意思是，我猜你可能想问我一个私人问题，和我们俩有关。"

"比起70岁的老妇人，治疗师难道不会更愿意接收一位30岁的患者吗？"

"我们可以只关注你我之间吗？先不要谈心理治疗、治疗师和其他患者了。你是不是在问：'欧文……'"——说到这时，塞尔玛笑了，她很少直呼我名字，哪怕是姓——"'对于治疗我这样一位古稀之年的患者，你有什么想法？'"

塞尔玛凝视着窗外，没有回应，只是轻轻摇了摇头。可气，她可真固执！

"我说的对吗？你是想问这个吗？"

"确实，但是也没必要回答。如果你刚刚回答了我第一个问题，我可能就得到你的答案了。"

"你是说你在了解大多数心理治疗师对治疗年老患者的大致感受后，就能知道我的想法，假定我对你有同样的感受。"

塞尔玛点了点头。

"但是这太迂回了，可能也不准确。我对此大致的感受可能只是对整个心理治疗领域的猜测，并不能代表我对你的个人感受。你为什么不直接问出真正的问题呢？"

"这是我和马修曾经一起克服的事。这就是他所说的坏习惯。"

我停顿了片刻。我愿意某种意义上和马修合作吗？不过我很确信我现在的方向是对的。

"我来试着回答你的问题——包括你问出口的笼统问题和想问却没问出口的私人问题。我先回答笼统的问题。从个人角度来说，我喜欢对年老的患者进行治疗。你在治疗前填过那些调查问卷，一定知道，我正在做一个研究项目，所以会和许多六七十岁的患者打交道。这一过程中，我体会到他们治疗时的表现和年轻患者一样好，甚至比年轻患者表现得更好，我也从这个过程中获得了极大的成就感。

"我理解你问我的关于一位年轻妈妈以及她潜在影响力的问题，但是我的看法不同，你同样有影响力。任何一位和你交谈的年轻人都会把你看作自己下一个人生阶段的引路人和模范。从你的个人角度来看，我相信70岁的你同样可以获得看问题的新视角，为过往的生活赋予新的意义。我知道现在很难看到这一点，但是相信我，你总会看到的。

"现在我来告诉你我私人的感受——对与你进行治疗感觉如何。我愿意见到你，我对你的痛苦感同身受，并对此深感共情——因为我曾经亲身经历过这种痛苦。我对你面临的问题很感兴趣，我觉得我能帮助你。其实，我下定决心帮助你。但是在我们的治疗过程中，我认为最难的部分就是你有意和我保持距离，我为此很沮丧。之前你说你能够通过问我一个笼统的问题，而了解（或者至少猜到）我本人对这个问题的看法。但是想想这样做我的感受如何。就在几分钟前，你问我那个笼统的问题时，我感觉又被你拒之门外了。"

"马修曾经和你说过一样的话。"

我微笑着，咬紧了牙齿，不知道还能说出什么有建设性的话。这种互动很费力，让人感到挫败，却是治疗中的常态，我们很多交流都是如此。

真是再怎么努力都没用。一周接着一周，我快要崩溃了。我试着教塞尔玛用语言表达亲密感：比如怎样使用代词"我"和"你"，怎样分辨他人的情绪（我从情绪和想法的区别开始教起），怎样"拥有"并表达自己的感受。我从最基本的情绪（不开心、悲伤、生气和开心）开始指导。我让她补充句子，比如："欧文，你这么说时，我对你感到很……"

塞尔玛有各种将别人推开的技巧。比如，在说出想要讲的内容之前，她会先说大段冗长乏味的话。我对她指出这个问题时，她意识到确实如此，但是之后如果有人问她时间，她又会开始对钟表制作发表长篇大论。在她讲述了几分钟故事后（全是回忆过去她如何和姐姐一起形成讲冗长乏味的故事的习惯），我们仿佛又回到了起点，我深深感到被她推开。

她有时会承认自己的表达存在问题。成年后，只有在两种情况下塞尔玛可以完全做自己——跳舞的时候，以及和马修相恋的那27天。这是马修的接受对她来说如此意义非凡的一个重要原因。"很少有人了解真实的我，但是马修了解，我可以直言不讳，没有任何隐藏。"

每次我问塞尔玛那天治疗感觉如何，或者让她形容一下那次面谈后的感觉，她都很少回答我。大多数时候，她不愿意谈自己的感受，但有时又跟我说治疗让她感到很亲切，这让我放下心来——可是我明明感受到她在刻意跟我保持距离。然而深究我们感受的差异很危险，塞尔玛会因此感觉被否定。

越来越多的迹象证明我们之间并未建立起任何有意义的关系，我觉得很受挫，像是被拒之门外。目前我能肯定的，只是她对我并不排斥，然而她对我还是很冷淡。我试着向她提问，但是无论我问什么，都感觉自己像是在抱怨："为什么你不像喜欢马修一样喜欢我？"

"塞尔玛，你说马修对你的看法意味着一切，但是你却对我的看法毫不在乎，其中一定有其他的因素。我和马修一样了解你，我也是个治疗师——我已有20多年的经验，也比马修更有智慧，我想知道为什么你一点也不在意我对你的看法？"

她只回应了我的问题的内容，全然忽视了我表达的情绪："和你无关。我认可你的专业性，但是对世界上任何一位治疗师，我都会如此。我只是被马修伤得太深了，我不想再受到其他治疗师的伤害。"

"你能很好地回答所有问题，但是所有这一切，加在一起都是一句话——'别靠近我'。你不能和哈利交心，因为害怕他知道你内心关于马修和自杀的想法后会受伤。你不愿意与朋友们深交，生怕最终选择自杀会让他们悲痛。八年前一位治疗师伤害了你，所以你不愿与我交心。虽然托词不同，但是终究都是一个意思。"

终于，在第四个月，我看到了一点进展。塞尔玛不再保持斗争的姿态，并且出乎意料地在一次治疗开始时，跟我说她上一周花了很多时间列出了她有过的所有亲近的关系，以及每一段关系中发生了什么。她意识到每次与人亲近后，她都会以不同的方式中断关系。

"也许你是对的，我在与人亲近方面确实有严重的问题。过去30年我身边没有一个好闺蜜。我甚至不确定自己是否曾经有过。"

塞尔玛意识到这一点，是我们治疗中的转折点：这是她第一次发现自己的问题并自己承担责任。我现在有了进入真正的治疗阶段的希望，然而真正出现的却是相反的情况：她不再那么坦诚，因为塞尔玛认为自己的问题注定会使治疗失败。

我拼命劝她说这是治疗过程中的积极现象，我不停地向她解释不易建立亲密关系这一点只是治疗中的意外发现，并不是要解决的主要问题。这是好事，这个问题存在已久，现在我们及时发现了它。

但是她变得更加绝望。现在的每一周都很不好过，她的执念加深了，总是默默抽泣，对哈利更不愿意敞开心扉了，总是在计划着怎样自杀。塞尔玛对治疗的抱怨也越发频繁。她说我们的治疗只会让情况变得更加混乱，只会加深她的痛苦，她很后悔当初决定接受这六个月的治疗。

六个月的时间快结束了。马上就要开始第五个月的治疗，虽然塞尔玛答应我会信守承诺，但是她也明确表示六个月就是最长的期限。我感到十分挫败：我所有的辛苦努力都付之东流。我还没能和她建立起信任关系：她的情感每一分每一毫都放在马修身上，我没有办法打开她的心扉。是时候打出我的王牌了。

"塞尔玛，几个月前，你扮演马修，模仿他说能让你解脱的话，自那之后，我一直在考虑邀请他到我的办公室，我们三个人——你、我、马修共同进行治疗。现在只剩下七次会面机会，如果你考虑改变不再继续治疗的决定，我们还可以加时。"塞尔玛坚定地摇着头。"我觉得我们需要一些推力才能有进展。我希望你允许我给马修打电话，邀请他加入我们。我只是觉得这样三方会面，治疗会有成效，但是要抓紧时间，因为在这之后还需要几个小时来总结。"

塞尔玛原本一直无精打采地瘫坐在椅子上，此时突然挺起身来。她的拉绳钱包从膝盖滑落到地上，但是她没有理会，只是瞪大了眼睛看着我。我可算引起她的注意了，几分钟过去，她一直在沉默不语，思考着我的话。

我对这个提议考虑得不够慎重，但是我相信马修会同意加入。我希望我在心理治疗领域的声望可以迫使他不得不合作。再者，如果塞尔玛八年间留给他的讯息也让他受到了影响，我相信他会来做个了结。

这个三方会面很不寻常，我也不确定会发生什么，但是我莫名地有信心，相信一切都会往最好的方向发展。所有信息都会是有用的。所有现实世界的信息都应该有助于我帮塞尔玛放下执念。无论马修的性格有怎样的缺陷（我确信他一定有致命缺陷），有我在场，他一定不会再让塞尔玛抱有他们终会重聚的幻想。

长时间的沉默之后，塞尔玛说她还要再仔细考虑一下。她说："目前，我觉得马修参加治疗的话弊多利少……"

我叹了口气，坐回到椅子上。我知道接下来的时间塞尔玛又会沉浸在幻想中，编织她的执念之网。

"好的方面是这样一来，亚隆博士会有更直接的观察。"

我更深地叹了口气，情况比平时更糟糕了——她以第三人称称呼我。我想指出她的称呼让我感到仿佛我们没有待在同一个房间，但是我已经没有精力了——都在塞尔玛身上耗尽了。

"不好的方面是，我会幻想更多的可能性。第一点，你打电话只会让他更加想远离我，我本来还有渺茫的希望能等到他，你一打电话这种可能性就降为零甚至负值了。"

我越来越窝火，暗自想："八年过去了，塞尔玛，你怎么还执迷不悟呢？你可真是个傻瓜，可能性怎么会有负值呢？"我的手里只剩这最后一张王牌，我开始感到这可能也不会奏效，但是我没有说出口。

"第二点，马修如果同意参与，那也只是出于专业的考量——毕竟他的工作就是帮助他人获得自己生活的掌控权。第三点……"

我的天哪！她又开始一一列举了，我受不了了。

"第三点，由于亚隆博士在场，就算马修会说实话，措辞也会经过斟酌，我受不了他那样一副高傲的姿态。第四点，在心理治疗领域，这会让他处于一个十分尴尬的位置，马修不会因此原谅我的。"

"塞尔玛，他可是个治疗师。他会理解的，他也清楚这样是为你好。如果马修真的如你所说，是个品德高尚的人，那么他对于你的痛苦一定会心怀愧疚，会很乐意帮你。"

塞尔玛仍沉浸于列举理由，无心听我说话。

"第五点，如果让第三人加入，我能从中得到什么帮助呢？我对马修的解释没有任何期待，我想听他亲口说他在乎我，哪怕只是为了安慰我。如果我无法得到自己想要的结果，为什么还要忍受这种痛苦呢？我已经遍体鳞伤了，为什么还要继续受伤？"塞尔玛起身走向窗户。

我忧心忡忡，塞尔玛又不理智了，她近乎疯狂，也不愿抓住我递给她的最后一根救命稻草。斟酌了很久之后，我对她说，"对于你刚才提出的问题，我能想到的最好的回答就是和马修谈谈能够帮助我们离问题的真相更近一步。这是你想要的吧？"虽然塞尔玛背对着我，但是我感觉她快被说服了。

"你不能永远活在谎言和幻想中！塞尔玛，你经常问我的治疗取向是什么，但是我都没有回答过，因为我认为谈论各种心理学流派的理论会拉开我们之间的距离，对治疗没有帮助。不过现在，让我给你一个答案。我最信奉的人生信条是'未经审视的人生不值得过'。让马修参与其中，有助于你审视并了解自己过去八年的经历，这很关键。"

塞尔玛听后稍微平静了一些，又坐回椅子上。

"我现在有太多思绪，头晕目眩。请给我一周的时间思考一下。你要答应我一件事——未经我允许，不能给马修打电话。"

于是我向她承诺，接下来的一周，在得到她的允许之前，我不会打给马修。之后塞尔玛就走了。我不会答应永远都不打给他——还好塞尔玛没有要求我做这样的保证。

下一次见到塞尔玛时，她看上去年轻了十岁，脚步也变得轻快起来。她做了头发，不再像往日一样身着涤纶休闲裤或慢跑服，而是换上了有菱形图案的羊毛裙和长筒袜，看起来十分有韵味。塞尔玛一进门就立刻坐下，直奔主题。

"过去整整一周，我都在想和马修见面的事。我考虑了所有的利弊，现在我确信你是对的——我已经这副模样了，还能糟糕到哪里呢！"

"塞尔玛，我不是这个意思。我是说……"

塞尔玛没有理会我，接着说了下去。"但是你打给他不合适。如果突然接到你的电话，马修肯定很意外，所以我决定提前跟他打声招呼。不过，我还没有联系到马修，我给他电话留言说了你的建议，让他给我回电，或者直接联系你，然后……然后……"

说到这里，塞尔玛露出了灿烂的笑容，她故意停下，吊着我的胃口。

我很惊讶，从未见过她如此模样。"然后呢？"

"你比我认为的更有影响力。这是八年来，他第一次回我电话，还和我心平气和地聊了 20 分钟。"

"感觉怎么样？"

"好极了！简直无法言喻。那种感觉就像昨天我们才刚刚聊过。他不再是那个少年，但依旧绅士、体贴。他问了我方方面面的问题，很担心我的状况。听到我找你治疗时，马修很欣慰。我们聊得很愉快。"

"你们主要聊了什么？"

"天啊，我不知道。我们只是随便聊聊。"

"有没有聊到你们的过去？或者近况？"

"这可能听起来很荒唐，但是我不记得了！"

"你一点都不记得了吗？"许多治疗师在这个时候，都会分析为何塞尔玛对此避而不谈。或许我也应该那样做，但是我等不及了。我太好奇了！塞尔玛不会在意我的想法，她一直如此。

"我真的不是要掩饰什么，我只是不记得了。我太兴奋了。对了，马修说他后来结了婚，但是婚姻以离婚收场，其中过程很波折。

"不过重点是他愿意加入我们的治疗。马修听起来甚至对此很期待，挺好笑的——就好像是我一直躲着他一样。我让他下周在我的治疗时间到你的办公室来，但是他想问你能不能再早一点。既然我们已经决定好了要会面，他就想尽早会面，我也希望如此。"

我把时间定在了两天后，塞尔玛说她会告知马修。接下来的治疗时间里，塞尔玛一遍又一遍地回顾他们的通话内容，幻想下一次治疗谈话会发生些什么。但是她想不起来电话中的所有细节，只记得哪些话题他们没有聊到。"挂电话后，我恨我自己太怂，没有问马修那两个最重要的问题。第一个问题是，八年前到底发生了什么，他为什么不跟我联系，为什么连一句解释都没有。第二个问题是，他现在对我到底是怎样的感觉。"

"你要相信在三方会面结束时，你不会再因为没问出口的问题而自怨自艾。我保证我会帮你问所有你想问的、有助于你摆脱执念的问题。这是我在三方会面中的主要任务。"

之后，塞尔玛又重复了一些老生常谈：她讲了对马修的感情、这种感情是怎么维持到现在的、她怎样和马修度过了人生最美好的时光。她喋喋不休，时而切题，时而又说些不相关的，仿佛是在第一次和我讲述这些。我猛然意识到塞尔玛其实并没有什么好转，接下来治疗能否有效果很大程度上取决于下次治疗的进展。

之后一次治疗，塞尔玛提早到了 20 分钟。那天早上我在处理通信，和秘书沟通时好几次走进候诊室，从她身旁走过。她穿着一件宝蓝色的针织紧身裙——70 岁的老妪约会时的典型打扮，不过我觉得这身衣服选得恰到好处。忙完后，我把她请进办公室，赞美她今天的穿着很好看。塞尔玛却故作神秘，做了个嘘的动作，告诉我这条裙子是她花了几乎一周的时间才买到的。这是她八年来第一次买新裙子。塞尔玛补着口红，说马修一会儿就来了，他会准时。马修说他不想在候诊室等太久，不希望来往的同事看到他。这我可以理解。

突然，塞尔玛安静了下来。门虚掩着，我们听到了马修的声音，他正在和我的秘书说话。"之前我来这里上过课，那时你们还在一栋旧楼里……什么时候搬的？……这栋楼光线、通风都好，我很喜欢，你呢？"

塞尔玛摸着胸口，仿佛是在让自己平静下来，悄声说："你发现了吗？你看到了他的关怀是如此自然吗？"

马修进来了。八年来，他第一次见到塞尔玛，他本应对塞尔玛容貌的衰老感到吃惊，但是他依然朝气蓬勃，笑容无懈可击，看不出一丝的惊讶。马修的年纪比我想的要大，他大约40出头，穿着保守的三件套西装。除此之外，他和塞尔玛描述的一模一样——身材修长、皮肤呈水银色、留着齐整的山羊胡。

他如此坦率、真诚，我早就预料到。（我心里想，反社会的人通常都能给他人留下很好的印象。）我对他的到来表达了感谢。

马修立刻回应："我已经等了好几年，应该感谢您给我这个机会。我几年前就开始拜读您的书，很荣幸见到您。"

我认为他确实有一些魅力，不过我不想和他做过多个人或专业方面的讨论：在这次治疗中，我最好做透明人，让他俩尽可能多互动。我把这次谈话交给他们："我们今天要聊的有很多，从哪里开始？"

塞尔玛开口了："说来好笑，我没有增加我的药量。"她看着马修。"我还在吃抗抑郁药。时隔八年——我的天，八年了，真难以置信，这八年来我换的药都有八种了，但是依然没作用。神奇的是今天吃药的副作用好像更强烈。我口干，几乎不能说话。为什么会这样？是压力导致副作用更严重了吗？"

塞尔玛一直在喃喃低语，耗费了很多时间，却没有说到关键点。我很为难：一般情况下，我会试着让她知道这样拐弯抹角说话的影响。比如，我会指出塞尔玛希望彼此敞开心扉，但是她在扮演弱者的角色，这样只会起反作用。我也可以指出她邀请马修前来自由交谈，却又开始提起自他离开后自己一直在服用抗抑郁药，好让马修心生愧疚。但是这样的解释只会浪费更多治疗时间——我们三个都不想如此。此外，如果我指出她的问题，她会感到难堪，并且不会原谅我。

但是这一个小时里我们有太多任务，我实在看不下去塞尔玛拐弯抹角，浪费着时间。八年了，她终于等到这个机会来问出心中的困惑，这是她解脱的好机会。

"塞尔玛，不好意思，我打断一下。如果你们两位同意，我想来计时，这样大家都能专注于重点。我们能抽出一到两分钟来规划这次谈话如何进行吗？"

短暂的沉默后，马修开口了。

"我今天是来帮助塞尔玛的，我知道她很不好过，我应该为此负责，对任何问题我都会尽量如实回答。"

这正是在暗示塞尔玛。我瞥了她一眼，她也明白了，开始了提问。

"失去的感觉太糟糕了，就像整个世界里只有自己孤身一人。在孩童时期，我经常带着最喜欢的书去华盛顿特区的林肯公园读，我坐在长椅上，那里有……"

这时，我用生平最犀利、最不友善的眼神看向塞尔玛。她读懂了我的眼神。"我切入正题。我想你最不愿回答的是……"她缓缓地转向马修，小心翼翼地问，"你对我的感觉是怎样的？"

这就对了，我看好她。

但是马修的回答令我窒息。他直视着塞尔玛说："过去八年来，我每天都在想你！我在乎你，非常在乎。我想知道你的近况。我真希望世间能有什么方法可以让我隔几个月就见你一次，这样我们就能互相聊聊近况。我不想和你断联。"

塞尔玛又问："那么，为什么这么多年你杳无音讯？"

"有时沉默才是表达关心最好的方式。"

塞尔玛摇摇头。"这和你说的禅宗谜语一样，我听不懂。"

马修继续说："我如果试着联系你，事情只会更糟糕。你会期待得越来越多，直到有一天我再也不能满足你的期待。你一天打给我十几次，一次又一次到办公室找我，然后又差点自杀，我知道最好的办法就是彻底断联，我的治疗师也同意。"

马修所说与之前塞尔玛在角色扮演中想象的竟如出一辙。

塞尔玛评论道："但是，如果一个人很在乎的东西突然消失了，那这个人肯定会有被剥夺的感觉。"

马修对塞尔玛点了点头，轻轻握了一下她的手，表示自己同样理解。然后他对我说："您一定要知道八年前到底发生了什么，这很重要。我是在对您说，因为我已经不止一次地给塞尔玛讲过这个故事。"马修又望着塞尔玛："塞尔玛，抱歉你又要听一遍。"

然后他又看着我，毫无掩饰："这对我来说并不容易，最好的方式就是付诸行动，所以我来了。

"八年前，大约在我培训结束满一年时，我有些精神崩溃，情况很严重。我沉迷佛教，打坐内观——就是一种佛教冥想法……"马修看到我在点头，中断了讲述他的故事，"您好像对内观很熟悉——我很想听听您对此的看法。不过我想最好还是改日再聊吧……我每天会用三到四个小时内观。我想做一名佛教僧人，于是去了孟买北部的一个小村庄伊加布里（Igapuri），开始了为期30天的禅修。这种生活方式对我是极大的挑战——我处于绝对封闭的环境，独自一人，每天的禅修时间达14小时，我快要失去自我了。到了第三周，我开始产生幻觉，我觉得可以通过墙壁，看到自己的前世今生。僧侣们带我去孟买找了位印度医生，他给我开了些抗精神病药物，又通知了我的兄弟飞到印度来接我回家。我在洛杉矶住院了四周。出院后，我立刻飞回旧金山，没过几天我就在联合广场偶遇了塞尔玛，完全是巧合。

"那时我的精神状态还不稳定。我对佛教教条研究得近乎走火入魔，我觉得我和每个人都是一体的。我很庆幸遇到了塞尔玛。"马修又望着塞尔玛说，"我在说你，塞尔玛。我很高兴见到你，仿佛人生又有了依靠。"

马修又转身面对着我，在讲完他的故事之前都没有再看塞尔玛一眼。

"我对她没有任何不好的想法，我们好像是融为一体的，我希望她想得到的都能实现。还不止如此，我觉得她的幸福就是我的幸福。我们的期待是一致的，我们是一体的。我仅从字面意思理解佛教中'归一'和'无我'的概念。我不知道自己将归根何处，又会轮回到哪里。我给了塞尔玛她想要的一切。她希望我陪在身边，想和我一起回家，想要做爱——我很愿意给她一段完美的爱情。

"但是她渴望的更多了，我却没法实现。我比之前更沮丧了。三到四周后，我又开始出现幻觉，再一次住进了医院——大概住了六周。听到塞尔玛自杀时，我才出院不久，我不知道该做什么，这太让人绝望了。这是我遇到过的最糟糕的事，也折磨了我八年。一开始我会给她回电，但是她不停地打。后来，我的治疗师劝我切断联系，彻底断联。他说我要想恢复正常，必须这么做，他也确信这样对塞尔玛最好。"

听马修说话时，我开始感到头痛万分。我先前已经想了无数种假设，但是他刚才的讲述着实令我措手不及。

他说的是实话吗？马修很有魅力，说话也很流利。这是他杜撰给我听的吗？不，对于他刚刚所讲的，我没有一点怀疑，我觉得马修说的都是实话。如果我想打电话确认，他会告诉我他住过哪些医院、负责的主治医生是谁。另外，塞尔玛之前听过他的故事，但这次依然全神贯注，且没有任何异议。

我看着塞尔玛，她却避开了我的眼神。马修讲完后，塞尔玛又盯着窗户发愣。她会不会早就知道这些，还隐瞒着我呢？也可能她沉浸在痛苦和欲望里，完全没有注意到马修的精神状态？又或者塞尔玛知道大概发生了什么，却因真相和自己的幻想不符，故意选择性地遗忘了？

只有塞尔玛能解释。但到底是哪个塞尔玛呢？是欺骗我的塞尔玛？还是自欺欺人的塞尔玛？又或者是被自己蒙蔽了的塞尔玛？我觉得我找不到答案。

不过，我的注意力主要集中在马修身上。过去几个月来，对于马修我有一种甚至多种推测：反社会，不负责任，利用患者；冷酷无情，私生活混乱，会把自己的情绪发泄到他人身上（大多数是女性，尤其是已为人母者）；不成熟，自由散漫，华而不实，把对爱的渴望误读成爱情。

但马修完全不是如此，我从未预料到他所说的这些可能性。他到底是什么样的呢？我也不确定。他只是充满善意的受害者？是一个同样内心千疮百孔的治疗师？是一个愿意为了塞尔玛牺牲自己的正直的基督徒？我不再把他视作一个令人厌恶的治疗师：他只是和塞尔玛一样需要治疗，而且（我忍不住去想、去看塞尔玛，她一直盯着窗外）是一个合我心意的患者。

我思绪混乱——几分钟内有太多信息要消化，但关于马修反社会或利用患者的想法已彻底粉碎。相反，我一直在考虑另一个问题：这段关系中，究竟谁是受害者？

这些信息已经够我思考一阵（我想也足够我找到答案了）。对那一小时时间里接下来的谈话内容我记忆模糊，但我记得马修一直在鼓励塞尔玛提问。仿佛他能感觉到，塞尔玛只有得到答案才能解脱，真相会让她的幻想破灭。我想马修应该也知道只有塞尔玛解脱了，自己才能重回生活正轨。我和塞尔玛问了很多问题，马修也直言不讳，一五一十地回答我们。他的妻子四年前离开了，他们对宗教的看法有分歧，她不能理解马修为什么开始信仰基督教的原教旨主义教派。

他不是同性恋，虽然塞尔玛经常问起，但他从来都不是。那是唯一一次马修的笑容凝固了，语气里流露出一丝愤怒（"我说过很多次，住在海特街的不全是同性恋"）。

他也从来没有和其他患者建立起私人关系。其实，由于他的精神状况和他与塞尔玛的经历，他在几年前就意识到他的心理问题是个不可逾越的障碍，于是停止了心理治疗师的工作。但是他很想做助人的工作，所以做了几年心理测评的相关工作；之后，他又在一个生物反馈实验室工作；最近，他成为基督徒保健组织的一名管理者。

我在思考马修的从业经历，甚至在想他现在能否重操心理治疗师的工作——也许他已经可以成为一名出色的治疗师。这时我忽然意识到我们的治疗时间快结束了。我询问这次治疗是否还有没涉及的话题，让塞尔玛想象一下，从现在开始的几小时中她会感觉如何。她是否还有未问出的问题？

没想到塞尔玛突然开始抽泣，她哭得太厉害，差点喘不上气。眼泪洒落在她新买的蓝裙子上，我还没来得及做什么，马修就为她递去了纸巾。过了一会儿，塞尔玛稍稍平静了下来，声音也变清晰了。

"我不能相信，我只是不能相信马修真的关心我。"她既不是对马修说话，也不是对我说话，而是望着我和马修中间的间隙。我注意到塞尔玛并不是只对我用第三人称，有点窃喜。

我试着引导她把意思表述清楚："为什么？你为什么不相信他？"

"他说这些话都是迫不得已。因为这是应该说的，这是他唯一能说的。"

塞尔玛一直在哭泣，马修艰难地维持着交流："我说的都是真的，过去八年，我每天都在想你。我很想知道你过得怎么样，我真的太在乎你了。"

"但是就算你在乎，又能怎么样呢？我知道你关心我。你同样关心穷人，关心蚂蚁，关心植物，关心所有的生命，我不希望自己在你心里只是众生中的一个！"

这次谈话已超时 20 分钟，虽然塞尔玛还没有恢复平静，但是我不得不打断她。我和她约好第二天继续治疗，这不仅是表达我的支持，也是因为最好能尽快再次见到她，趁她对这次谈话的内容还记忆犹新。

我们三个人两两握了握手，治疗结束后就分开了。没过几分钟，我正准备喝咖啡时，注意到塞尔玛和马修在走廊上聊天。马修努力试着向塞尔玛解释，但是她似乎想避开他。没过多久，他们就各自走开了。

第二天，塞尔玛的状态还没有恢复，在治疗全程中情绪依然十分不稳定。她总是抹眼泪，有时又怒气冲冲。首先，塞尔玛一想到马修对她的看法就很失望。她一直在琢磨马修所说的直到现在都很"关心"她，现在觉得这听起来像是对她的侮辱。塞尔玛指出马修没有说起她的任何优点，她总是在找马修对她态度"很不友好"的证据。

其次，塞尔玛坚信由于我在场，马修的言语和行为都是虚伪的，他在逢场作戏。塞尔玛东拉西扯地讲着，一会儿回忆前一天一小时的谈话，一会儿又对此发表自己的观点。

"我感觉像是被截了肢，身体的一部分被剥夺了。尽管马修的言辞听上去冠冕堂皇，符合道德准则，但其实我比他更坦诚，尤其是在他说我们之间是谁引诱谁这个话题时。"

塞尔玛在这个问题上很隐晦，我也没有强迫她解释。尽管我很乐意探究"到底"发生了什么，但她所指的"截肢"引起了我更大的兴趣。

"我对马修不再抱有任何幻想了。"她继续说着,"我不再做白日梦了。但是我想做,我想沉浸在温暖的幻想中。一旦摆脱梦境回到现实,我就会感觉寒冷、空虚。现在,我的世界什么都没有了。"

我想这就像系泊船只脱离了泊位——但这只船有意识,它拼命想要寻找泊位,无论在哪里都行。现在,塞尔玛很难得地在执念之间自由漂流。我一直在等待这一刻。这种状态不会持续很久:她的执念已无处扎根,就像新鲜的氧气一样,很快就会和其他画面或想法融合。此时,执念中间的短暂间隔,就是我们一起解决问题的关键节点——要趁塞尔玛将自己的执念转移到其他人或物之前赶快解决。她很有可能会找马修再进行一次治疗,这样她所见的现实就能重新和脑袋里的幻想重合了。

我认为治疗真的有了进展:手术已经完成,现在我的任务是防止她将截肢保存下来并快速缝合回去。塞尔玛还在为她的损失痛心疾首,我帮助她的时机到了。

"我预想的情况变成了现实。我再也没有希望了,再也不会有心满意足的可能。我本来可以靠这1%的机会活下去,我这么长时间以来都是抱着这1%的希望活着。"

"曾经让你心满意足的是什么,塞尔玛? 1%的什么希望?"

"什么?就是那27天的时光。昨天,我和马修也有机会重回过去。我们面对面,这种感觉很真实,我知道我能体会到爱的滋味。只要马修和我还在人世,我们就有希望回到过去,直到昨天都是这样,直到来到你的办公室。"

塞尔玛还有很多不切实际的幻想需要打破。我只差一点，就能彻底粉碎她的执念了。现在是时候完成我的任务了。

"塞尔玛，我要说的可能并不中听，但是却很重要。我来整理一下思绪。如果两个人在某一时刻有着同样的感受，对彼此有同样的感觉，那么我知道只要这两人还活着，他们就能重建彼此有过的美好感情。这是个很难的过程，毕竟人是会变的，爱情也不会天长地久，但是，还存在这种可能性。他们可以交心，可以试着建立起深厚的真挚感情，真正的爱情是一种绝对的状态，这种感情可以无限接近他们曾有过的爱情。

"但是假如这只是某个人的一厢情愿呢！假如这两人的体验完全不同，其中一个人却误以为对方和自己有着相同的体验呢？"

塞尔玛直直地盯着我，我很确定她明白我在说什么。

我继续说："在昨天的治疗中，我从马修口中听到的就是这个意思。你们俩的体验完全不同，你知道在这种状况下，重回你们过去的时光有多么不可能吗？你们无法互助，因为你们不在共享的状态。

"你们面临的问题不同。他为精神疾病挣扎着，不知道他的边界在何处，不知道怎样将他和你分隔开。他希望你能开心，因为他认为你们是一体的。他当时的体验并不是爱情，因为他不知道自己是谁。你的体验和他完全不同。你无法重回你们当初彼此深爱的时候，因为那从一开始就不存在。"

我想这可能是我说过的最残忍的话了，但是为了让塞尔玛听进去，我说得很强硬、很严肃，这样我所说的话才不会被她扭曲或者抛之脑后。

　　显然我说的话奏效了。塞尔玛停止了哭泣，她只是坐着思考我所说的话，还处于震惊之中。几分钟后，我打破了沉默："塞尔玛，对我刚才说的，你是怎么想的？"

　　"我现在什么想法都没有，没有任何感觉。我必须想办法打发时间，我现在麻木了。"

　　"八年来，你的生活方式和感受只有一种，而在 24 小时之内，这一切都被突然剥夺了。接下来的几天你都会感到没有方向，会感到迷茫，但是我们必须对此有所准备。还能怎么样呢？"

　　我之所以这么说，是因为通常预防灾难性事件的最好办法就是预见到它。另一种办法是帮助患者摆脱受害者的感觉，转换成观察者的角色。我补充道："本周，你一定要观察并记录自己的内心状态，这很关键。我希望你在醒着时，每四小时注意一下自己的内心状态，并做记录。我们下周会一起回顾一遍。"

　　一周后，塞尔玛并没有如期参加治疗，这是她第一次失约。塞尔玛的丈夫打电话来，说她睡过了，替她道歉，于是我们重新预约了两天后见面。

　　两天后，我在等候室迎接塞尔玛时，发现她的身体状况恶化了，我对此很沮丧。她又穿回了一身绿色的慢跑服，很明显能看出她没有梳理头发或者做其他任何打扮。这也是头一次，她的丈夫陪着她一起来。哈利很高，满头的银丝，长着大大的蒜头鼻，他坐着，每只手握着一个握力器。我记得塞尔玛告诉我他曾经在战时专门教徒手格斗。我可以想象哈利勒着别人脖颈的画面。

　　哈利陪同塞尔玛一起来，这让我感到很奇怪，尽管塞尔玛年事已高，但是身体还算硬朗，她总是自己开车来我的办公室治疗。在等候室，塞尔玛说哈利想见我，我更加按捺不住内心的好奇了。我曾经见过他一次：在第三或第四次治疗时，他和塞尔玛一起讨论了15分钟——主要围绕哈利是个怎样的人，以及他如何看待两人的婚姻。他之前从未要求见我，显然他来是有要紧事。我同意从塞尔玛的治疗时间中抽出最后的10分钟和他聊聊，也说明了之后会将我和哈利的谈话内容毫无保留地告诉塞尔玛。

塞尔玛看起来很疲惫，她瘫坐在椅子上，说话慢吞吞，声音极其轻柔，仿佛已经听天由命了。

"过去的一周太可怕了，简直就像活在地狱！我觉得我的执念已经消失，或者说即将消失。过去我会将90%的精力耗在马修身上，现在想他的时间不到20%，而且感觉也完全不同了。

"但是我用剩余的时间做了什么呢？什么都没有，完全什么都没做。我每天会睡12个小时，所做的事只有睡觉和坐着叹息。我的眼泪都流干了，再也哭不出来。这周我几乎什么都没吃，几乎从不批评我的哈利昨天晚饭时也忍不住对我说'你又和自己过不去了吗'。"

"你怎么解释发生的一切？"

"就好像我参加了一场魔术表演，现在回到了现实世界——现实世界十分灰暗。"

我起了鸡皮疙瘩。我之前从未听过塞尔玛用比喻的手法说话，这些话听起来仿佛是其他人在说。

"再跟我多说说你的感受。"

"我感觉自己老了，真的老了。我第一次意识到自己已经70岁了，整整70岁——比世上99%的人都要年长。我觉得自己像个僵尸，汽油燃尽了，生命一片空白，只剩下死路一条。我什么也做不了，只能虚度生命。"

塞尔玛语速很快，但在说最后一句时放慢了节奏。然后她转向我，盯着我看了很久。这很不寻常，因为她几乎没有直视过我。也许是我领会错了，但她的眼神像是在说："你现在满意了吗?"对此我没有做出任何评论。

"这些都是在马修参与治疗后发生的。治疗中发生了什么让你变成了这样?"

"我保护了他八年，我可真傻!"

塞尔玛变得愤怒，激动了起来。她拿起膝盖上的拉绳钱包，放在地上，好像费了好些力气才能继续说话。"我得到了什么?我告诉你，只有责备!如果这么多年来，我对我的所有治疗师都如实相告，也许不会像多米诺骨牌倒下一样一下子出现这么多麻烦。"

"我不理解，你受到了什么指责?"

"你也在场，你看到了。你看到了他的冷酷无情，他没有跟我打招呼或告别，他没有回答我的问题。做这些需要耗费他多大的精力?他仍然没有告诉我为什么和我断联!"

我试着向她描述我看到的不是这样，在我看来，马修对她如此热情，对于和她断联这件事也做了详细的说明，而且这也令他很痛苦。

但是塞尔玛很激动，并没有听我说了些什么。"他只说明了一件事——马修·詹宁斯厌倦了塞尔玛·希尔顿。你告诉我，让前任自杀最好的办法是什么?突然消失，还没有任何理由——他就是这样对我的！

"昨天我又做了白日梦，在其中一个场景中我看到了马修，那是八年前，他正在和他的朋友吹嘘（甚至还打赌）说他可以利用职业之便引诱我，并且在 27 天内就能完全摧毁我！"

塞尔玛俯身，拉开她的钱包，拿出了一张剪下的报纸，上面有关于谋杀的报道。她给了我几分钟时间，让我读完报道。她用红笔在一段下面做了标记，内容是说自杀实际上是双重杀人案。

"我是在上周末的报纸上看到这段话的。或许对我来说也是如此？也许我在试着自杀的时候，也想杀了马修？你知道吗，就是如此，它告诉我的。"她指了指自己的心脏，"我之前从没有这样想过！"

我努力保持平静。当然，我担心她的抑郁症。她确实陷入了绝望，只有最深的绝望才能产生如此有影响力的幻想，还持续了八年。如果我清除了这一幻想，就不得不准备应对被幻想掩藏已久的绝望感。所以，尽管现在情况很糟糕，但是塞尔玛的痛苦是一个好兆头，说明我们找到了要害问题。一切都在向好的方向发展。准备工作终于就绪，现在真正的治疗过程开始了。

其实，它早就开始了！塞尔玛突然爆发，对马修突然产生愤怒，都表明过去的防线已被攻破。她处于重塑状态。每一位有执念的患者都会有一个愤怒点，对于塞尔玛突然的反应，我并非没有准备。总之，尽管她的愤怒带有很大的不理智成分，但我把这视作一个可喜的进展。

我满脑子都是这些想法和对塞尔玛未来治疗的计划，所以忽略了塞尔玛接下来说的前半句话——但是我很清楚地听到了结尾。

"……这就是为什么我不得不终止治疗！"

我赶忙回应："塞尔玛，你怎么能这样想？现在停止治疗很不合适，你正有所好转。"

"我不想再接受治疗了。过去 20 年来，我一直是个病人，我厌倦了这种感觉。马修并没有把我当作朋友，我只是他的患者之一罢了，你也一样只把我当作患者。我希望能换个角色。"

我已经不记得我是怎么回应塞尔玛的，只知道我尽了最大的努力，甚至给她施加了巨大的压力，让她重新考虑。我让她想想关于六个月的承诺，我们还剩下五周。她回应道："你也知道人都有想自卫的时候，再多一点点'治疗'都会让我承受不了。"塞尔玛露出了一丝阴冷的微笑，继续说："多一点治疗可能会害死患者呢。"

我所有的劝说结果都是一样。我试图让塞尔玛相信我们真的有了进展，让她回忆最初来找我时的初衷，向她说明我们现在已经朝着这个目标迈进了一大步。现在正是我们应对空虚和无意义感的好时机，此前正是它们助长了执念。

她的回应都是她已经失去太多——无法再承受了。塞尔玛对未来已经不再抱有希望（她连 1% 的复合机会也没有了），就连她生命中最美好的 27 天回忆也不复存在了（如果像我之前所说，这一切都不是"真的"，那么塞尔玛就失去了对生命中的高潮时刻的记忆），她这八年来的牺牲也没有回报（如果她所保护的只是幻想，那么为此所做的一切牺牲就都是无意义的）。

塞尔玛的话很有力，我竟想不到有效的反驳方法，只能承认她失去了很多，她需要做很多悼念，而我想帮她完成悼念。我还试着指出一旦有了后悔的念头，这一念头就会一直伴随，令人十分痛苦，但是我们可以做一些事情，让后悔的想法不将自己完全吞噬。比如，想想现在她面临的抉择：一个月之后，或者一年之后，她会陷入对于决定停止治疗的深深后悔中吗？

塞尔玛回应道，也许我是对的，但是她已下定决心停止治疗。她把我们的三方会面与一个人怀疑自己有癌症而去看医生做了对比。"你陷入深深的焦虑中——很害怕你只能一直这样不停地来看医生了。医生确诊你确实有癌症后，未知的焦虑不存在了——但是还剩下了什么呢？"

我在试着整理思绪时才意识到，我最先做出的回应之一是："你怎么能这样对我？"虽然我的愤怒无疑部分源于挫败感，但我确定这也是在回应塞尔玛对我的态度。我是她经历三次损失的"罪魁祸首"，让马修参与三方会面是我的主意，是我打破了塞尔玛的幻想，我是幻想终结者。在我看来，我做的全是吃力不讨好的事。"终结幻想"这个词，蕴含着消极、虚无主义的含义，我早就该警醒。我想到了奥尼尔的《送冰人来了》⊖，想到了希基的命运，他就是幻想终结者。他帮助他人重回现实，到头来，他帮助过的人却都对他不满，而且又回到了自己的幻想中。

我记得几周前，我意识到塞尔玛不需要我的帮助也能让马修得到惩罚。我认为她尝试自杀时确实有谋杀的想法，现在我相信塞尔玛决定停止治疗也是双重杀人的一种形式。她认为终止治疗

⊖ 《送冰人来了》（1933）是美国现代戏剧之父尤金·奥尼尔的后期剧作之一，描述了一家旅馆的房客在现实生活中陷入山穷水尽的境地，于是整日纵酒迷梦，相互安慰。主角希基试图打破他们的白日梦。——译者注

对我来说是一种打击——确实如此！她理解我想成功治愈患者，我想发挥自己的专业能力，我想对每件事都做到善始善终，她知道这些对我来说有多重要。

塞尔玛想阻止我实现这些目标，这是她报复我的方式。尽管这些目标无法实现也会反噬到她：事实上，塞尔玛有很明显的受虐倾向，所以她会有殉难的想法。我注意到自己用了这些专业的诊断术语，这说明我真的对她很生气。

我试着和塞尔玛一起探究这些想法。"我知道你对马修很生气，我在想你是否对我也如此。如果你对我也感到愤怒——或者感到非常愤怒，都是很正常的，可以理解。毕竟，从某些方面看，你一定认为是我让你陷入了当前的困境。是我提出邀请马修加入，是我让你从他那里找到答案的。"我好像看到她在点头。

"塞尔玛，如果真是如此，那么除了在我这里接受治疗，还有什么更好的办法来解决这些问题呢？"

塞尔玛更加肯定地点着头。"我知道你说的没错，但是有时我们都不得不违背心意，迫不得已做出决定。我下定决心不再接受任何治疗，我会尊重自己的决定。"

我放弃了，在我面前的是一堵石墙。治疗早已超过一个小时，我承诺哈利会留出十分钟跟他聊聊，但还没见他。分别前，我让塞尔玛承诺：同意再考虑继续接受我治疗的建议，三周内再来见我一次。她也同意会遵守参加研究项目的承诺，六个月后会再来和心理研究员会面，填写各种问卷。治疗结束后，我心想，虽然她同意继续参与研究项目，但是已经不太可能再来接受治疗了。

她胜利了，虽然也有损失，但是塞尔玛不介意。离开时，她对我的付出表示了感谢，她说如果她决定再次接受治疗，我一定会是首选。

我把塞尔玛送到等候室后，邀请哈利进了办公室。他一进来就直白地说："博士，我知道什么是严格规定，我在军队服役了30年——你比承诺的时间晚了些。这说明一整天你都会不按时间表来，是吗？"

我点了点头，向他保证有空和他聊聊。

"好吧，我就简单地说了。我不像塞尔玛，不会拐弯抹角。我就直说。博士，把我的妻子还给我，之前的那个塞尔玛——参与治疗前的她。"

哈利的语气并没有威胁的意味，甚至还带着恳求。但他一样完全吸引了我的注意力——在他说话时，我忍不住看了看他那双大而有力的手。接着，哈利的语气中又带着责备，他讲述着自从塞尔玛开始接受我的治疗后，情况是如何恶化的。听他说完后，我尽力宽慰他，说长期抑郁患者的家庭也同样十分不好过，以表示我对他们的支持。但是哈利无视这些，只是解释塞尔玛是位好妻子，可能是他太过频繁的出差使她的问题恶化了。最后，我告诉他塞尔玛决定终止治疗，他听后反而松了口气，语气也变得轻快——几周以来哈利一直在劝说塞尔玛停止治疗。

哈利离开后，我感到疲惫极了，呆呆坐在椅子上，心里万分震惊和愤怒。天哪，这对夫妻！让我摆脱他们吧！一切都是那么的讽刺。这位愚蠢的老者竟然希望塞尔玛回到之前的样子。他难道一直在状况外，没有注意到塞尔玛早已不是之前的塞尔玛了吗？塞尔玛的心思从未放在家中：过去的八年，她90%的精力都沉浸在幻想中，幻想着她从未得到过的爱。哈利也好不到哪儿去，他选择接受一切。塞万提斯曾问道："明智的精神疯癫和愚蠢的精神正常，你选择哪一个？"而塞尔玛和哈利在这个问题上的选择显而易见！

但是指责塞尔玛和哈利、哀叹人类灵魂的弱点（没有幻想、魔法、妄想或谎言，虚无的灵魂就无法生存）并没有让我得到些许安慰。是时候直面现实了：我让自己难以置信地搞砸了这次治疗，不能怪罪于患者或是她的丈夫，更不能把人类普遍的情况当作自己的借口。

接下来的几天，我内心充满自责，很担心塞尔玛。一开始我担心她会自杀，后来又安慰自己，想着她如此愤怒，不太可能将愤怒转嫁到自己身上。

为了让自己好受一点，我试图说服自己之前选择的治疗方案是合适的：塞尔玛找我治疗时正处于绝望中，我必须要做点什么。尽管她现在状况依旧不好，但是和最开始时相比已经有所好转。谁知道呢，也许她的情况好转了许多，我成功地打破了她的幻想，塞尔玛只是需要在进行进一步的治疗前，安静地舔舐着自己的伤口？在前四个月的治疗中，我一直采用保守的治疗方式，直到已没有选择时，才开始采用激进的干预措施。

但这都是自欺欺人，我应该心怀歉疚。我总是自大地认为自己能治愈所有患者，但是在现实面前我无所遁形。因为自大和好奇，我无视了塞尔玛过去20年的治疗进程，她根本不适合再接受心理治疗，但我还是一意孤行，坚持打破她的执念。我成功的可能性微乎其微，治疗过程也令她痛苦不堪。我剥离了塞尔玛的防护罩，却没有为她建立起新的防护，让她无处躲藏。

也许塞尔玛此刻决定不再接受我的治疗是正确的，也许她所说的"多一点治疗可能会害死患者"是对的。总之，我活该受到塞尔玛和哈利的指责，我也为自己欠缺专业性感到惭愧。几周前，我还在一次教学大会上讲述了塞尔玛的案例，当时激起了许多听众的兴趣。想到同事和学生会来问我"后续结果怎么样了"，我感到无力面对。

正如我所料，三周过去了，塞尔玛没有前来赴约。我给她打了电话，我们的谈话内容很短，但是意义重大。虽然她坚持不再接受治疗，但是我能听出她的语气中少了些对我的怨恨。塞尔玛不仅拒绝了治疗，还说以后也不需要了：她已经感觉好多了，比三周前感觉好了很多！令人猝不及防的是，她告诉我前一天见到了马修，这对她也帮助很大！

"什么？马修？怎么回事？"我问道。

"我们边喝咖啡边聊天，聊得很愉快。我们同意大约每月见一次面。"

我好奇心泛滥了，迫切地追问。她先是嘲讽地回答我（"我一直都跟你说这就是我需要的"），接着她明确表示我没有权利再问过多私人问题了。我意识到无法再了解更多了，于是向她道了别。像往常一样，我还是告诉她如果她改变主意了，我时刻准备为她治疗。但是她明显对我的治疗提不起兴趣了，自那之后我再也没有了塞尔玛的音讯。

六个月后，研究小组访问了塞尔玛，重新施测了一套心理问卷。最后的研究报告提交后，我迫不及待地浏览了塞尔玛·希尔顿的案例回顾。

> 总结：塞尔玛·希尔顿，70岁，白人已婚女性，经过五个月间每周一次的治疗，已经有很大的好转。事实上，在接受研究的28位老年受试对象中，该患者的治疗结果是最好的。
>
> 患者的抑郁情况有了很大改善。起初，她有严重的自杀倾向，后来已经不再有自杀风险。自尊提升了，焦虑、抑郁、精神质和强迫症等几个量表评估结果都有显著改善。
>
> 研究小组并不完全清楚产生这些可观变化的治疗的具体情况，因为患者始终对治疗细节保密，不知是何缘由。显然，治疗师成功地采用了一种实用的症状导向治疗计划，旨在缓解症状而非带给患者深刻洞察或性格改变。另外，治疗师还有效地采用了一种系统方法，在治疗过程中邀请患者丈夫和一位挚友（他们长期未联系）加入。

真有意思！不知怎的，我看后竟然得到了安慰。

第二章

"如果强暴不违法……"

"你的那位患者是个混蛋，昨晚我在团体里就是这样对他说的。"说到这里，年轻的精神科住院部医生萨拉停了下来盯着我，好像在激我批评她。

显然有些不同寻常的事情发生了。并不是每天都会有学生冲进我办公室，却不带有一丝懊恼——事实上，她反而满脸自豪，一副挑衅的样子。她说她刚刚开口骂了我的一位患者，而这位患者已处于癌症晚期。"萨拉，你能坐下和我说说吗？在下一位患者的治疗开始前，我还有几分钟时间。"

萨拉努力保持镇静，开始说道："卡洛斯是我见过最粗鲁、最卑鄙的人！"

"你知道，我也不那么喜欢他。我在让你照顾他之前就跟你说过。"我对卡洛斯的治疗已经持续了六个月，几周前，我把他安排到了萨拉的治疗团体。"继续说吧，抱歉打断你了。"

"他总是那么令人讨厌——就像公狗寻找发情的母狗一样嗅团体中的女士们，对团体中发生的一切都毫不在乎。玛莎——一位敏感脆弱的年轻姑娘，有边缘性人格，在治疗小组中几乎不开口说话，昨晚终于鼓起勇气，讲述了去年被强暴的经历。我觉得她应该从未对人说起过这件事——更别提在治疗小组中了。她很害怕，哭得很厉害，这对她来说很难以启齿，这种经历太痛苦了。每个人都想帮助玛莎开口，我也不知道对不对，但我想如果我在小组里讲述自己三年前被强暴的故事，也许能帮助到玛莎……"

"我不知道，萨拉。"

"没有人知道！"

萨拉没有说下去，她的眼神闪烁着。我能看出来讲述这件事很困难——但是在那一刻我不确定哪件事对她造成的伤害更大：跟我讲她被强暴的经历，还是讲她在团体里的过度自我暴露。（我是项目中的团体治疗指导员，这一点一定让她更加为难。）或者她是否还有更让她难受的事情要告诉我？我决定保持客观。

"然后呢？"

"这时你的卡洛斯就开始行动了。"

我的卡洛斯？我心想，真是荒唐！好像他是我的儿子，我必须为他辩解一样。（不过我确实强烈要求过萨拉接受他：她本来很不愿意接受一位癌症患者进她的团体。但是她的团体成员减少到只有五位了，需要新人加入。）我从未见过她如此不理智的一面——如此咄咄逼人。我担心她以后会因此而尴尬，所以没有批评她，我不想让事情变得更糟。

"他做了什么？"

"他问了玛莎那件事情的细节——何时、何地、发生了什么、谁干的。一开始，这些问题帮助玛莎讲出了她的经历，但是我一开始讲述我的经历，他就不再理会玛莎，而是开始问我相同的问题。然后卡洛斯又问了我们两个人一些很私密的细节：强暴者有没有撕碎我们的衣服？他们在我们体内射精了吗？我们有没有享受的时刻？一切都发生得太突然了，团体成员愣了一会儿才意识到他只是在以此为乐。他根本就不在乎我和玛莎，他只是想满足自己的性幻想。我知道理应对他表示同情——但他可真是个人渣！"

"结果怎么样？"

"团体成员终于明白了卡洛斯的真实意图，纷纷开始指责他没有同情心，但是他毫不当回事。而且，他越来越猖狂，开始指责我和玛莎（以及所有的强暴受害者）太小题大做。'这有什么关系？'他这样问，然后又说他不介意被漂亮的女士强暴。离开团体前，他还说欢迎团体中的任何女性来强暴他。这时，我开口说，'如果你真这么想，那你真是个蠢货！'"

"我想你采取的治疗干预方式就是叫他混蛋？"

萨拉不再那么紧张了，我们都笑了起来。"我也那样叫了！我太没风度了。"

我想说点建设性的话以表示支持，但是怎么说都显得是在卖弄学问。"萨拉，记住，如果你仔细研究，这种非同寻常的时刻可能会成为治疗中重要的关键转折点。在治疗中发生的所有事都可能有利于治疗推进，我们要试着从中学习。明天见卡洛斯时，我会争取实现这一点，但是你一定要照顾好自己。如果你想找人聊聊，我随时都在——今天晚些时候或者这周其他时间都行。"

萨拉谢过我并说她需要时间考虑一下，之后便离开了。我想就算她找到了其他人倾诉，我也还是会等她冷静后找她聊聊，看看她能否从这段经历中有所收获。经历这种事对她来说一定很难，我能理解，不过我也觉得她擅自在小组中分享自己的经历并不是正确的做法。我想，她最好能在接受单独治疗时先说出被强暴的经历，这样就算她仍选择在小组中分享（虽然这么做很有问题），她也能够把方方面面处理得更好。

接着，我的另外一位患者进来了，我需要把注意力集中在她身上，但我还是克制不住地想卡洛斯，想接下来对他的四小时治疗要怎样进行，他已经不是第一次分散我的注意力了。卡洛斯是一位很不寻常的患者；自从我几个月前开始对他进行治疗，我在他身上花费的精力远不止每周见他的一两个小时。

"卡洛斯像有九条命的猫，但是好像他的第九条命也快要终结了。"这是一位肿瘤科医生向我推荐他来接受治疗时，对我说的第一句话。他继续解释说，卡洛斯长有罕见的淋巴瘤，肿瘤虽生长缓慢，但是体积巨大，引发了很多问题。十年来，卡洛斯的肿瘤的治疗效果一直不错，但是癌细胞早已蔓延到肺部，正入侵心脏。卡洛斯的主治医生也想尽了办法：他们让卡洛斯每天暴露在最大强度的辐射下，也用尽了所有化疗中可能起效的药物。应该如实告知卡洛斯吗？他们问我。卡洛斯好像并不听，医生也不确定卡洛斯是否想听实话。但他们清楚卡洛斯日渐消沉，身边好像没有能依靠的人。

卡洛斯确实孤身一人。他有一双17岁的儿女，他们是异卵双胞胎，正跟他的前妻住在南美。39岁的卡洛斯感到孤苦无依。他是家里的独子，在阿根廷长大，母亲死于难产，20年前，他的父亲也患上和他一样的淋巴瘤。他从未有过同性朋友。"谁需要同性朋友？"卡洛斯曾对我说，"我从未遇到过一个不会因为金钱、工作或者女人断绝友情的人。"他的婚姻很短暂，从未和其他女性有过亲密的关系。"如果你不止一次和同一个女人做爱，那你一定是疯了！"有一次，他告诉我他的人生目标就是尽可能多地强暴不同的女性。说这话时，他没有一丝羞耻。

我第一次见到卡洛斯，就发现他性格（或者外表）几乎没有吸引人的地方。他看着很憔悴，长满了痘（眉毛、脖子、耳后都有能明显看到的肿胀的淋巴结），由于化疗还秃了顶。卡洛斯稍微打扮了一下，但看着依然很可悲——他戴着一顶宽边巴拿马帽子，画了眉毛，围着围巾以遮挡住脖子上淋巴肿胀的地方。他本不想引人注意，但这副打扮只会招致更多人对他外表的关注。

他处于明显的抑郁状态，有气无力地讲着自己十年来和癌症做斗争的苦涩历程。淋巴癌无时无刻不在折磨着他，癌症已经剥夺了他大部分的东西——他的精力、能量和自由（卡洛斯不得不远离家乡，住在斯坦福医院附近）。

最重要的是，治疗剥夺了他的社交活动，他所指的其实就是性生活：在化疗期间，卡洛斯无法勃起；疗程结束后，他对性的渴望十分强烈，却因秃顶无法得到女性的垂青。治疗结束几周后，头发已长了回来，卡洛斯还是无法赢得任何女性的青睐：淋巴结肿大也是艾滋病的症状之一。他的性生活仅限于一边看租来的性虐片一边自慰。

卡洛斯承认自己很孤独（只在我提示时才这样说），也承认这确实是个问题，但原因仅仅是有时他的身体太虚弱了，没办法靠自己满足自己的生理需求。人与人之间的亲密（非性的）接触所带来的快乐是卡洛斯体会不到的。只有一点除外，卡洛斯提到孩子时流露出的都是真情实感，我能对此感同身受。卡洛斯说他很害怕孩子会由于他的病而抛弃他：他害怕前妻会教唆孩子厌恶他，因他患了癌症而将他拒之门外。此时他虚弱的身子随着抽泣微微颤动，这一幕让我很感动。

"我能做些什么来帮助你，卡洛斯？"

"如果你想帮忙，就教我如何讨厌犰狳吧！"

看到我的困惑，卡洛斯有些得意，他解释说他正在练习"视觉化"——一种许多癌症患者都会尝试的自我治愈方法。他对自己刚开始接受的化疗（他的肿瘤医生称之为 BP）的视觉隐喻是体型庞大的熊和猪，对恶性淋巴结的隐喻是以骨为甲的犰狳。因此在冥想治疗中，他看到的画面是熊和猪在攻击犰狳。问题是画面中的熊和猪不够凶猛，无法把犰狳杀死。

尽管卡洛斯的癌症和狭隘的思想让人恐惧，但我还是被他吸引了。之所以如此，可能是因为得绝症的不是自己让我感到宽慰；可能是因为他对孩子的爱，或者是在离开办公室时，他满怀悲伤，紧握着我的手，让人心生同情；也可能是因为我被他古怪的请求——"教我如何讨厌犰狳"所吸引。

在考虑自己能否对他进行治疗时，我几乎无视治疗中可能出现的障碍，劝说自己他只是无法社交，并不是心怀恶意的反社会分子，他确实有许多恶习和邪恶的想法，但是好在这些都没有在心底扎根，还有很大的矫正空间。我没有清晰地考量我的决定，即使在决定接受对他进行治疗后，我也不确定这是否妥当，不确定能否实现治疗目标。我只是要陪伴他经历化疗吗？（就像许多患者一样，卡洛斯在化疗期间毫无生气、意志消沉。）还是说如果他进入癌症晚期阶段，我需要承诺陪他走到生命的尽头？我能满足于仅仅在场、给予他支持吗？（可能这就够了，也许我是唯一一个能跟他聊聊的人！）当然，他的孤立是他自作自受，我需要帮他认识到这一点并做出改变吗？现在就需要吗？在死亡面前，这些想法都显得很虚无，是这样吗？卡洛斯在治疗中有没有可能取得更大的进展？不，不，不！对一个生命只剩下短短几个月时间的人来说，还谈什么更大的进展呢？有没有人愿意，或者说我自己是否愿意在这样一位时日无多的患者身上投入时间和精力呢？

卡洛斯欣然同意了接受我的治疗。他以他典型的玩世不恭的口吻说，他的保险可以报销90%的治疗费用，他肯定不会拒绝这样的优惠。另外，他是一个什么事情都想尝试一下的人。他从来没有接受过任何心理治疗。我没有明确我们的治疗协议，但对他说有人能分享这些痛苦的经历总是件好事。我建议我们先进行六次治疗会面，再评估治疗是否有效。

让我十分惊讶的是，卡洛斯充分地利用了治疗机会，六次会面后，我们同意继续进行治疗。在每次一小时的治疗中，他都会拿出清单，清单上列举着他想谈论的事——他的梦、工作中的问题（他是一位出色的金融分析师，还在坚持带病上岗）。有时他会谈到身体上的不适，谈到对治疗的反感，不过最主要的话题是女人和性。每次治疗时，他都会描述那一周见过的所有女性（有时可能只是在杂货店无意和人家对视了一眼），然后他就会不停地想他本可以做点什么来和那些女性建立关系。癌细胞正在快速入侵他体内的每一处，但是他的精力几乎都放在女人身上，他仿佛忘了他的病情。可能这就是专注的意义——让他忘记自己的身体状况。

其实对于女性的专注早在患癌前就开始了。他总是关注女性，把她们代入自己的性幻想中，还贬低女性。虽然萨拉描述的卡洛斯在团体中的行为让人震惊，但我并不感到奇怪，我知道他会做出这种令人不齿的行为——甚至他做出更糟糕的事也是正常的。

但是在下一次治疗中，我该怎样面对他呢？不管怎样，我希望我们之间的关系能不受影响，保持下去。我对他的治疗已取得进展，现在我是和他关系最好的人，但是他必须继续参加治疗团体，这很关键。六周前，我把他安排在团体中，初衷是希望团体的氛围可以帮他缓解孤独，还希望他能改掉一些让人生厌的行为，这将有利于他建立人际关系。前五周，他在团体中的表现还不错，但是如果接下来他的行为没有大的改变，我确信所有团体成员都会和他疏远，他也将很难再建立起人际关系。

接下来的一次治疗开始得很顺利。卡洛斯对团体中发生的事闭口不谈，但是他很愿意聊聊露丝——他在教堂里遇到的一位漂亮女士。（他相信教堂是理想的交友之地，所以加入了好几个教堂的活动。）卡洛斯只跟露丝聊过几句，然后她就找借口回家了。告别后，卡洛斯错失了将这位女士送上车的机会，他对此很后悔。其实，他一直安慰自己说还有机会，可能有 10%~15% 的机会能娶到露丝。他懊恼于自己一整周都没有勇气付诸行动，不仅自责地辱骂自己，还有过掐自己、用头撞墙的自虐行为。

我没有追问他对露丝的感情（他的感情一定是非理性的，我会在之后再和他聊这个话题），当下最要紧的是聊聊治疗团体中发生的事。我告诉他我已经听萨拉讲过了。我问："你今天想说说这件事吗？"

"并不想，这不重要，不管怎么样，我都不会再参加团体治疗了，我在那里格格不入。"

"什么意思？"

"在那里，大家都很虚伪，不过是逢场作戏，我是唯一一个有勇气说出真相的人。那些男人都是废物——不然也不会待在团体里。他们都是没种的蠢货，只会坐着默不作声，什么都不敢说。"

"我想听你讲讲团体会面中发生的事。"

"萨拉说到了自己被强暴的事，她告诉你了吧？"

我点点头。

"玛莎也被强暴过。那个玛莎啊，她可真难搞。她的生活一团糟，她才是真正有问题的人，她有精神病，应该使用镇静剂。我为什么要参加团体治疗，和那种人待在一起？但是听我说，重点是在她俩讲被强暴的经历时，所有人都只是安静地听着，一句话也说不出来，我起码回应她们了，还提问了。"

"萨拉的意思是你的一些问题对她们并没有帮助。"

"总要有人回应，她们才能继续讲下去吧。再说了，我对强暴这种事一直都很好奇。难道你不好奇吗？所有男人不都会好奇吗？不都对强暴过程和受害者的感受感兴趣吗？"

"行了吧，卡洛斯，如果你感兴趣的是这些，那看书就够了。但是萨拉和玛莎是现实生活中的人——她们并不是某种信息来源。团体中肯定还有其他事情在发生。"

"我承认可能是这样。我刚加入团体时，你就指导我要在团体中坦诚吐露出自己的想法。相信我，我发誓我是最近这次团体会面中唯一坦诚的人。我承认听她们的讲述确实让我兴奋，想到萨拉被糟蹋了，我就神奇地被挑起性欲了，我很想在她被强暴的现场。你阻止我约她出去，我还记恨着呢。"六周前，卡洛斯刚加入团体时，经常谈论他对萨拉的迷恋，相信萨拉愿意和他约会。为了让卡洛斯迅速融入治疗小组，我在起初的几次会面时教了他在社交场合怎样的言行举止才是妥当的。我花了很大的功夫才劝服他追求和萨拉的性关系既没有意义，也不现实。

"另外，男人一听到强暴就兴奋，这也不是什么秘密。我看到小组里另外一个人在对我微笑。看看他们的真实面目！你有没有看过关于强暴或者捆绑的书或是录像？去看看吧！去情色商店看看——帮助你体会。他们会印各种东西供人购买——说明有一定的客户群体。实话实说吧，如果强暴不违法，我一定会这么做——偶尔会。"

说到这里时，卡洛斯停了下来，自鸣得意地笑着——又或者是意味深长地邀请我加入强暴者团体。

我只是静静地坐着，沉默了好久，思考应该怎么做。不过萨拉说得对：他可真是道德败坏。不过我相信卡洛斯也只是逞一时口舌之快，我一定能挖掘到他善良、有道德的一面。卡洛斯的最后一句话是"偶尔会"，我对他这一用词很感兴趣，也庆幸他这样说。这是卡洛斯在思考后说出来的，说明他还有一丝良知和廉耻心。

"卡洛斯，你很骄傲在团体会面中说了实话，但是你真的如此坦诚吗？还是只说了部分实话，或者只说出了容易坦诚的部分？确实，你比团体里其他男性更敢说，你表达出了一些自己真实的性感受。而且你说得对，这是一种男性普遍有的感受：色情行业一定提供了一些能燃起所有男人欲火的产品。

"但是你说的是实话吗？是不是你内心还有些想法没说出口？让我猜猜：当你说萨拉和玛莎的经历"不是大事"时，你会不会是在想自己每天都要和癌症做斗争？比起某些发生在一两年前的事，面对当前威胁自己生命的事困难得多。

"也许你想从团体里得到一些关怀，但是你表现得如此粗野，谁又会来关心你呢？你还没有在团体中提到癌症这个话题。"（我多次让卡洛斯在团体里分享，但是他不愿意，他不想被人同情，不想失去和组里女性成员发生性关系的机会。）

卡洛斯笑我说："不错的猜测，博士！有道理，你很聪明。但是我必须说实话——我从来不在意得了癌症这件事。自从两周前停止了化疗，我就很少意识到自己还身患癌症。遗忘它，摆脱它，暂时过上正常的生活——这种感觉很好，不是吗？"

好问题！遗忘是不是一个好办法？我也不知道。我对卡洛斯的治疗已经持续了几个月，我发现可以通过留意他思考的事情无比准确地跟踪他的癌症的发展。病情恶化时，他会积极地看待死亡，会把心愿清单重新排序，变得更体贴、更富有同情心、更理智。相反，当他处于恢复期时，按照他的话说，他"只会用下半身思考"，所以也显而易见地变得更粗俗、浅薄。

我曾在报纸的漫画版上看到过一个迷失自我的矮胖男人形象，他说："不惑之年以后，有一天你会突然发现一切都变得明朗了……然后这种感觉又会消失！"这句话很适合用来描述卡洛斯，只不过卡洛斯不是只有一次头脑清醒然后变糊涂的经历，而是不断重复这样的经历。我经常思考如果想办法让卡洛斯意识到自己的病情，"消除"即将死亡带来的影响，我就能帮他改变生活方式和与人打交道的方式。

他前几天在小组中说的话和今天说的话都似是而非，很显然，他又把自己的病情抛在脑后了，全然忘记了死亡和他曾经从中参悟到的道理。

我试着换一种方法。"卡洛斯，在你加入团体之前，我就试着向你解释团体治疗的基本原理。你还记不记得我强调过团体里发生的所有事情都有利于我们的治疗进程？"他点了点头。

我接着说，"最重要的原理之一就是，治疗团体是世界的缩影——无论氛围如何，团体都能反映出我们选择的生活方式，对吗？还记得我说过每个人在小组里的社交方式和在现实生活中相同吗？"

卡洛斯又点了点头，他在听。

"现在，想想你在团体里经历的事！你和一些有可能和你建立起亲密关系的人加入了团体。你加入团体时，我们都认同你需要学习建立人际关系的方式。这是你进行团体治疗的初衷，还记得吗？但是现在，仅仅过去了六周，团体成员甚至至少一位辅助治疗师都对你大为恼火，这都是你自作自受。你在团体中重复了你在平常生活中的做法！我希望你诚实回答我：你满意吗？这就是你想从与他人的关系中得到的吗？"

"博士，我完全理解你所说的，但是其中有些自相矛盾的地方。我不在乎他们，不在乎团体里任何一个人，他们都很虚伪。我永远不会和那些废物打交道，我也毫不在意他们怎么看，不想和他们处好关系。"

卡洛斯之前也曾有过这样完全自我封闭的时候。我推测他在一两周内就会想通，如果不出意外，我只需要耐心等待就够了。但是除非事情进展很快，否则卡洛斯下周就会退出团体，或者他和其他团体成员之间的关系会恶化到无法修复的地步。这次意外事件之后，我不确定是否还能劝说其他团体治疗师接受卡洛斯，所以我坚持劝说他。

"我知道你对他们很愤怒、有成见，我了解你的真切感受。但是你要试着去包容他们，看看自己能否和他人交好。萨拉和玛莎现在都很痛苦，你对她们的遭遇就没有其他感受吗？哪怕只有一点点。"

"我知道你的意思，你为我尽了最大努力。我也想帮你，但是那样做是虚伪的。你是在将感受强加于我。这间办公室是我唯一能说出真话的地方，其实我现在最想的，就是强暴那两个女人！如果强暴不违法，我一定会这么做，我是认真的！我都想好了该怎么做！"

他很有可能在特指萨拉，但是我没有问，我绝不愿与他进行龌龊的谈话。仿佛我们两人之间有场奇怪的俄狄浦斯竞争，所以沟通变得难上加难。他会抓住每一个机会向我描述对萨拉幻想的细节，好像我们是努力争得她芳心的情敌似的。早些时候我阻止他约萨拉，他肯定认为我想把她据为己有，不过现在再多的解释也没用了：卡洛斯完全不在状态，也对我心存戒备，我必须要用一些特殊方法才能解决问题。

我现在只能想到一种方法——利用卡洛斯在第一次会面时表露出的那种情绪。但是这种方法似乎过于做作、简单化了，我没有预料到它竟会产生如此惊人的效果。

"好吧，卡洛斯，让我们想想你想象的、向往的理想社会，也就是一个强暴不违法的社会。现在花几分钟，想想你的女儿。如果她生活在一个强暴不违法的社会，一群混蛋不受制约，性欲大发后就发泄在17岁的花季少女身上，她的生活会怎样？"

卡洛斯的笑容突然僵住了。他明显战栗了一下，只是简单说了一句："我不希望这种事发生在我女儿身上。"

"但是在你构想的这个世界里，哪里才是她的容身之所呢？被关在修道院？你应该努力打造出一个你的女儿能生存的世界，这才是父亲应该做的事。我还没问过你——你对她的期待是什么？"

"我希望她拥有一段美好的爱情，一个幸福的家庭。"

"但是如果她的父亲赞同强奸合法，她怎么实现这些呢？如果你想让她生活在一个充满爱的世界，你就应该努力为她建造这样的世界，从改善自身行为开始。你不能游离在你自己的道德准则之外，这是所有道德体系的基础。"

治疗的氛围有所不同了，不再是针锋相对、言语粗鲁。我们都变得异常严肃。我觉得比起治疗师，自己更像个哲学家或传道者，总之努力的方向是对的，我早就应该说出这些。他之前就常拿自己的矛盾之处开玩笑。我记得卡洛斯曾经兴奋地跟我讲，有一次他和孩子在餐桌旁边吃边聊（他的孩子一年会去看他两三次），他对女儿说他很想见见和她约会的所有男生，他要先把把关。他又对儿子说，"至于你，你想怎样就怎样！"

毫无疑问，我说到他心坎里了。我决定通过两面夹击的方法继续影响他，从另一个角度讲述同一个问题。"卡洛斯，我还有些其他想法。你还记得两周前你梦到了一辆绿色的本田车吗？我们再回到那个话题。"

他很喜欢分析自己的梦境，完全沉浸其中，以暂时脱离关于自己女儿的沉重话题。

卡洛斯梦到他去租车行租车，只有本田思域可选了，他不喜欢这一款车。在不同颜色中，卡洛斯选了红色。但是开上路时他才发现，这辆思域是绿色的——他最讨厌的颜色！梦境中最重要的内容是情绪，尽管这个梦的内容不可怕，却充满恐惧感：这个梦让卡洛斯深受打击，在很长时间里深感焦虑。

两周前，我们没能完全处理好这个梦。我记得卡洛斯当时突然将话题转移到了梦里租车行的女职员身上。今天我对于这个梦有了新的看待视角。许多年前，卡洛斯就开始相信存在轮回，他也因此摆脱了对死亡的畏惧。在第一次治疗中，卡洛斯比喻说死亡就像用自己的旧身体去换一个新的，就像用一辆旧车换新。我又提出了这个比喻。

"卡洛斯，我们假设这个梦不仅仅是关于车的。显然租车是件很平常的事，不至于成为噩梦，让你困扰一整夜。我想这个梦可能是关于死亡和未来的，因为你曾经形容死亡和重生就像汽车的以旧换新一样。如果我们这样看，就能够理解你对这个梦境的惧怕从何而来了。在梦里，只有一辆绿色的本田思域，这让你想到了什么？"

"我讨厌绿色，讨厌思域，我下一辆车打算换玛莎拉蒂。"

"但是如果梦境里的车象征着身体，为什么在重生时，你会选择自己最讨厌的样子、最讨厌的生活呢？"

卡洛斯不得不回答我。"你将得到你应得的，根据你今生干过的事以及现在的生活方式。你无法拒绝。"

他明白了我在将他引向何方，不禁开始冒汗。其他人总会对卡洛斯的疯狂和玩世不恭感到震惊，不再和他打交道，如今该轮到他震惊了。我踏进了他内心深处最神圣的地方：对孩子的爱和对转世的信仰。

"继续说，卡洛斯，把这代入你和你的生活很重要。"

他吞吞吐吐地说："这个梦意味着我的生活方式是错误的。"

"我同意，这个梦境就是这个意思。说说你对正确的生活方式的看法吧。"

所有宗教体系都认为，有意义的生活由很多部分组成——

爱、慷慨、关怀、思想高尚、追求美好和慈善，但是这些都不是必要的。卡洛斯的反应告诉我，我切中要害了：他说自己头晕，今天有很多要思考的，希望可以在这一周里好好想想这个问题。但是治疗时间还剩 15 分钟，我决定从其他方面下手。

我又回到了他在这次治疗中提到的第一个话题：他在教堂遇到了露丝，觉得自己错失了大好机会，并因为没有送她上车而无比懊恼。他的非理性信念总是能占据上风。只要卡洛斯继续相信某位美丽的女士差一点就爱上他了，他就能继续相信自己和其他人无异，长相没有问题，也没有致命的疾病。

过去，对于他的这种否认，我没有反驳过。一般来说，除非这种想法带来的麻烦比好处多，或者有更好的思维方式以替代否认，否则最好不要反驳。对转世的信仰就是个很好的例子：尽管我个人认为这只是否认死亡的一种形式，但是卡洛斯（和世界上许多人一样）很受用，那么与其反驳它，倒不如表示认可。这次谈话中，我鼓励卡洛斯借助他对转世的信仰看清他的问题，这也表达了我的支持。

但是这次，我要挑战一些不太奏效的否认。

"卡洛斯，你真的觉得只要你送露丝上车，就有 10% ～ 15% 的机会娶到她吗？"

"有因就有果。我能感觉到，我们之间有些火花，我相信我的感觉！"

"但是你每周都这么说，不管是对超市的服务员，牙医诊室的接待员，还是电影院的售票员，你甚至还觉得和萨拉之间也擦出了火花。但是你或者其他男士送女士上车却没能娶到女士的情况发生了多少次？"

"好吧，可能娶到的概率只有1%甚至0.5%，但是如果我不这么蠢，还是存在一点可能性的。我甚至都没想到去问问她是否需要我送她上车！"

"你真是对自己太苛刻了！卡洛斯，我必须实话实说，你现在所说的都是无稽之谈。根据你的讲述，你和露丝也就聊过五分钟，她是一位带着两个孩子的23岁单亲妈妈。现实一点——就像你说的，坦诚地说，你怎么告诉她你的身体状况？"

"如果我们互相加深了了解，我会告诉她事实——自己患了癌症，但是病情已经得到了控制，医生可以治愈我的癌症。"

"然后呢？"

"我会说医生不确定未来会怎样。每天都有新的医疗技术研发出来。可能某一天我的癌症会复发。"

"医生怎么说的？医生说的是'可能'会复发？"

"你是对的，他们说一定会复发，除非找到治愈的方法。"

"卡洛斯，我不想这么残忍，但我必须保持客观。你站在露丝的处境想想——她才23岁，带着两个孩子，日子一定不好过，她一定希望能有个坚强的后盾保护自己和孩子。露丝不懂专业医学知识，但是癌症会令她色变——你觉得她能在你身上得到她所需要的安全感和支持吗？她会愿意接受你身体状况的各种不确定因素吗？她会冒险承担起以后每天都要照顾你的风险吗？露丝的选择如你所愿的可能性有多大？"

卡洛斯有气无力地说："可能不到百万分之一。"

我的话虽然很残酷，但是迎合、迁就他，默认他不可能看清现实只会对他更残酷。他对露丝的幻想是为了让自己感到他还是能得到他人的接触和关心的。我希望他能明白我很乐意和他打交道，这是我关心别人的方式。

卡洛斯完全没有了气势。他轻声问道，"所以我现在该怎么办？"

"如果你真的想建立起亲近的关系，就放下想结婚的想法吧。我观察到你几个月来都在和自己过不去，是时候振作起来了。你已经结束了化疗最艰难的阶段，四周前你要禁食，也不能下床，还止不住呕吐。你瘦了很多，但是在慢慢恢复。别期待立刻就能找到伴侣，别对自己太苛刻。设定一个合理的目标——你和我一样可以做到。把注意力集中在和人好好沟通上，尝试和其他已经认识的人建立起更深的友谊。"

我看到卡洛斯嘴角扬起一丝微笑。他猜到了我下一句要说什么："在起步阶段，还有什么比治疗团体更合适的地方？"

那次治疗结束后，卡洛斯仿佛脱胎换骨了。我们约定下一次团体会面的后一天见。再见到他时，卡洛斯说的第一句话就是我一定不相信他在团体中的感觉有多好。他吹牛说他现在是团体成员里最支持他人、对他人的情绪最敏感的一个。卡洛斯决定告诉团体成员自己的癌症，以此来摆脱烦恼，这一决定很明智。他所说的在几周以后得到了萨拉的证实，萨拉说他的行为发生了天翻地覆的变化，现在团体成员都想来跟他聊天，寻求支持。

他也认可了我们之前的治疗的效果。"上次谈话真是最棒的一次，我希望每次的治疗都和上次一样。虽然我已不记得我们聊了什么，但是我确实有进步了。"

他说的一句话让我觉得特别有趣。

"不知道为什么，我竟然和团体里的男性成员也建立起了不同的关系。他们都比我年长，但是有趣的是，和他们打交道时，我感觉他们是我儿子！"

他忘记了我们上次的聊天内容，我对此没那么在意，这比另一种相反的情况（许多患者出现这种情况）——一字不差地记住我们所有的治疗内容却没有好转要好得多。

卡洛斯的情况日益改善。两周后的治疗一开始，他就说他那一周有两个让他骄傲的想法，他还特意为它们命了名。第一个叫作（卡洛斯看了眼笔记后说）"人人都有感情"，第二个叫作"不以自我为中心"。

卡洛斯解释道："在上周的团体会面中，有三位女士分享了她们作为单身人士的感受，孤身一人很不好受，时常会感到孤单，父母早已去世，她们感到很难受，还会做噩梦。不知道为什么，我对她们的看法突然就不一样了！她们和我一样，在生活中和我有同样的烦恼。我之前总会幻想一群女性坐在奥林匹斯山上，等着面前的一排男性挑选——这个到我卧室来，这个不够格！

"但是现在，我看到的是她们的内心。我关注的不再是她们的胸部，仿佛我能看到肋骨下的方形红蓝色胸腔，在中间，一颗肝褐色的心脏正有力跳动着。整整一周来，我看到的都是鲜活的人，我不断对自己说'人人都有感情'，包括接待处那位驼背的人、清扫地板的老妇，还有和我一起工作的人！"

卡洛斯的话让我喜极而泣。卡洛斯也注意到了，为了不让我尴尬，赶紧说出了自己的第二个见解："不以自我为中心。"

我突然想到上次的谈话中，我们聊到卡洛斯对工作中即将要做的展示十分焦虑。在公开场合讲话总是卡洛斯的一大难题：他对任何批评都极为敏感，只要有人质疑他的演讲，他总会毫不留情地反驳回去，并因此出洋相。

我让卡洛斯意识到了他没有自我界限意识。我告诉他一个人反驳他人对他的核心自我的攻击是很正常的，毕竟这种情况会让他觉得生存受到了威胁。但是卡洛斯延伸了自己的自我界限，把工作也包含了进来，因此对于别人的一些适度的批评，卡洛斯也会将其视作对自己的致命攻击，感觉生存受到了威胁，所以会反击。

我要求卡洛斯学会区分核心自我和自我的外部属性及活动。于是他不得不"剥离"非核心部分：可能是他喜欢的、做过的或者认为有意义的事，但这些不是他存在的核心。

卡洛斯对核心自我的概念很感兴趣。这一概念解释了他在工作中防备他人的原因，并且这种"剥离"还适用于他的身体。也就是说，虽然卡洛斯的身体遭到病痛的伤害，但是他的核心依然完好无损。

这种解释极大地缓解了他的焦虑，他上周的展示做得十分清晰，毫无防御性。这是他表现最好的一次。演讲过程中，他的心里默念着："我是我，工作是工作。"演讲结束后，他在领导身边坐下时，依然默念着："我不是工作，不是我说的话，不是我的衣服，这些都不是我。"他跷着二郎腿，注意到了自己破烂的鞋子，嘟囔着："我也不是鞋子。"他扭着脚，希望领导能注意到他，这样他就能对领导说："我不是我的鞋子！"

卡洛斯的两个见解（以后还有更多）都是他给我和学生们的礼物。这两种见解源于不同的治疗形式，完美地体现了团体治疗（侧重于个体间沟通）和个体治疗（侧重于个体内沟通）的区别。我现在还在教学中借助卡洛斯的见解帮助学生理解这种区别。

在生命仅剩的几个月中，卡洛斯选择继续奉献。他组建了一个癌症自助小组（有人开玩笑说这是生命"最后一站"的上客处），也成为他参加活动的某个教堂中交际互助组的领队。萨拉已然成为他最坚定的支持者之一，她应邀成为他所领导的小组的客座发言人，这充分体现了卡洛斯认真负责的工作态度以及领导才干。

最重要的是，卡洛斯的孩子看到了他的变化，自愿和他同住，还就近选择了一所大学就读。他是一位非常慷慨、包容的父亲，给予了孩子很多支持。我一直认为一个人面对死亡的态度，很大程度上取决于其父母树立的榜样。父母所能馈赠给孩子最后的礼物，就是言传身教，教孩子怎样坦然面对死亡——卡洛斯就这样传授了非同一般的一课。他的去世并不是消极、阴暗的，一直到生命的尽头，卡洛斯和他的孩子们对他的病情都彼此坦诚，他一提到自己的淋巴就故意打喷嚏、扮鬼脸，孩子们也都被逗笑。

我一直在思考一个问题：接收那些得了绝症的患者，并力求实现"理想"的疗效是否理性或妥当？卡洛斯在去世前不久，赠予了我一份最美好的礼物，也是这个问题最好的答案。那时我去医院拜访他，卡洛斯已经极度虚弱，几乎不能动弹，但还是用力抬起头，抓住我的手，对我悄声说："谢谢你。谢谢你拯救了我的生命。"

第三章

"死的不该是她"

几年前，我在准备一份关于丧亲者的研究的开题报告时，在当地一家报纸上发表了一篇短文，结尾有这样一条信息：

> 在研究的准备阶段，亚隆博士希望能采访一些仍无法从悲痛中平复的丧亲者。如果有意愿接受采访，请拨打555-6352。

打电话预约的人共有35位，彭妮是其中的第一位。她告诉我的秘书想立刻跟我聊聊，很紧急。她38岁，离异，四年前痛失了自己的女儿。她开出租车维持生计，尽管每周需要工作60个小时，但她还是强调自己任何时间都可以来接受访谈。

24小时之后，她就坐在了我面前。她身材健壮，看起来饱经风霜：像是受过重创，有点傲气，但走起路来微微战栗，一眼就能看出她经历了很多。我一下就想到了玛乔丽·梅因——20世纪30年代的一位电影明星，她说话强硬，现已去世多年。

彭妮正处于困境中，这让我陷入两难。我不能对她进行治疗，我已经没时间再接收新的患者了。我的全部精力都得花在开题报告上，经费申请的期限快到了。这是我现在工作中的重中之重，所以我要打广告，召集志愿者。另一方面，距离休假只有三个月了，如果要做心理治疗，时间也不太充裕。

为了避免引起误会，我决定先说明这一点，然后再对她深入了解，问她为什么在女儿离开四年后，还这么急切地要见我。

我先是感谢她自愿抽出两个小时来和我聊聊她的丧亲之痛。在彭妮同意开始访谈之前，我就告知她访谈只是为了研究，不带有治疗性质，请她务必清楚这一点。我还补充说，虽然倾诉可能会让她好受一点，但出现短暂的不安也是有可能的。如果我觉得她有必要接受治疗，会很乐意为她推荐合适的治疗师。

说完后，我看着彭妮。我觉得自己的措辞没什么不妥，想说的都表达清楚了，也不会引起任何误解。

彭妮点了点头，她站了起来。有一瞬间我以为她要走出去，但她只是整理了一下自己的牛仔长裙，又坐了下来，问我能不能抽烟。我把烟灰缸递给了她，她点了烟后开始讲述，她的声音低沉而有力："我很需要和人聊聊，但是负担不起治疗费用，我已经捉襟见肘了。我曾经找过两位县诊所的治疗师，他们收费低，其中一位还是个学生。但是他们有点畏惧，没有人想谈论丧女之痛。我18岁时，曾向一位戒酒中心的咨询师咨询，她曾经也嗜酒成瘾。不过她很专业，提问都切中要害。也许我需要找一个和我感同身受的治疗师！也许我需要一位真正的专家来帮助我。我对斯坦福大学充满了敬意，所以一看到报纸就立刻打了电话。我总在想我的女儿如果还活着，可能也在斯坦福读书。"

她直视着我，一口气说完了。我欣赏这位坚强的女性，很喜欢她的性格，也注意到自己的语气好像变得强硬了些。

"我会帮你讲下去，我会问些问题，你可能会觉得不好受，但是这些问题都是必要的。"

"我明白，在你面前我才能说那么多，我能承受得住。十岁的时候我就很独立了。"

"那好，我们就先说说你为什么这么迫切要见我，我的秘书说你听起来很绝望，发生了什么?"

"几天前，我刚上完早班，正开车回家时，突然失去了意识。恢复意识后，我发现自己开到了反向车道上，于是像个受伤的动物一样无助地尖叫了起来。如果那天有车过来，我现在一定不会坐在这儿了。"

访谈就这样开始了。想到这位女士像个受伤的动物一样尖叫着的画面，我感到有些不安，过了好一会儿才专注起来，开始提问。彭妮的女儿叫克丽茜，她9岁时就患上了一种罕见的白血病，四年后，在13岁生日的前一天离开了人世。在与病魔斗争的四年间，克丽茜很想上学，但是她几乎有一半的时间卧床不起，每三到四个月就要住一次院。

疾病的折磨让克丽茜很痛苦，治疗过程也同样难熬。四年间，她的生命虽然得以延续，但是每次化疗都伴随着严重的掉头发，这让这个小姑娘痛苦不堪。骨髓提取和放血疗法极其痛苦，克丽茜经历了数十次，最后她身上已找不出静脉了。在她12岁那年，医生给她安装了永久性静脉内导管，有助于更容易地获取血液。

彭妮说，女儿的离开让她痛不欲生——我无法想象她有多痛苦。说到这儿，彭妮开始抽泣。我说过会问些让人不好受的问题，于是让她讲讲失去克丽茜带给她怎样的痛苦。

彭妮说过想让我引导她说下去，碰巧，我的第一个问题就让她打开了话匣子。（后来我才发现无论我怎样问，都能触及彭妮内心深处的苦痛。）克丽茜最终因感染肺炎而去世，那时她的心肺功能都已衰竭，最后积液过多，无法呼吸。

彭妮一边抽泣一边对我说，最糟糕的是她不记得女儿最后是怎么离开的了：在克丽茜生命最后的时刻，她晕了过去。在克丽茜住院期间，彭妮就睡在克丽茜旁边的折叠床上，彭妮只记得那晚正要睡觉——后来的记忆就是她坐在床头，怀里的女儿已经毫无生气了。

彭妮内心有愧，她一直在想女儿离去时自己不在旁边，她无法原谅自己。她声音提高了些，语气里带着更多的自责，就像一位检察官努力让我信服女儿的死是自己玩忽职守导致的。

彭妮说："你能相信吗？我连克丽茜是何时离开、怎样离开的都不知道。"

她确信正是这种愧疚感让她一直无法走出女儿离开的阴影，让悲痛就这样持续了四年。我相信她是对的。

我决定按研究计划来：尽可能多地了解长期的丧亲之痛，设计结构化的访谈计划。然而，可能是因为彭妮太需要治疗，我发现自己渐渐遗忘了这项研究，反而进入了心理治疗的模式。既然愧疚感是彭妮的主要问题，我决定在剩下的两小时面谈中，以此为侧重点。

我问她："你为什么愧疚？愧疚什么？"

彭妮说其实她一直以来并没有真正地陪伴在克丽茜身边，用她的话说，她仿佛在编织一个美丽的梦，她尽可能不去想克丽茜会离开的事。医生曾直截了当地说过患上这种病的人不可能痊愈，克丽茜时日不多了。克丽茜最后一次住院时，医生也明确地说过她这次可能无法出院，但是彭妮拒绝相信，她始终认为女儿能痊愈。医生说那最后的肺炎其实是上天的赐福，没必要再治疗了，彭妮听了却怒火中烧。

事实上，四年过去了，彭妮还是无法接受女儿已经离开的事实。就在一周前，她猛然"清醒"，发现自己在药店排队结账，手里拿了个填充玩偶，那是给克丽茜的礼物。在我和她的访谈中的某一时刻，她还说克丽茜"下月就满"17岁了，而不是"本应该"。

我问："这有什么错吗？满怀希望有错吗？哪位母亲愿意相信自己的孩子命不久矣呢？"

彭妮说她一直以自我为中心，从没有把对克丽茜的爱放在第一位。为什么这么说？她从未和女儿聊过女儿的恐惧和其他感受。她拒绝相信这一切会发生，克丽茜怎么能和母亲谈到死亡这一话题呢？结果就是克丽茜只能把自己的想法埋藏在心底。她睡在女儿身边又能怎么样呢？她并没有真正陪伴过女儿。克丽茜最后孤独地离开了，还有什么比这更糟糕？她是这一切的罪魁祸首。

彭妮说她从青少年时期就开始相信轮回，生活窘迫、穷困潦倒时更是如此，生命中遭受过的种种折磨让她痛苦不已，只有相信自己还有下一世的机会才能让她获得一丝慰藉。彭妮知道，她在下一世一定会更幸运，可能会变得富有。她也认为克丽茜下一世一定会有健康的身体，过更幸福的生活。

但是女儿离开时她没有帮上忙，彭妮觉得都怪自己，是她让女儿在离开时痛苦不已。是因为她，克丽茜才饱受折磨，痛苦万分，迟迟得不到解脱。尽管彭妮不记得克丽茜最后是怎么离去的了，但是她知道自己本应该陪在女儿身边，告诉女儿："离开吧！安心离开吧！是时候了，你不用在这里继续陪我了。"

她说话间，我想到了自己正值青年的儿子。如果换作我，我会这么做吗？我会让他别留恋，告诉他"放手吧！安心离去吧"吗？他那阳光灿烂的脸庞在我脑海里挥之不去，一想到那个场景，我就仿佛被一种难以言说的痛苦笼罩。

"不！"我将内心的那个声音呐喊出来后，痛苦才得到释放。其他人，包括无法帮助她的治疗师，听到这些可能都会情绪泛滥。我意识到，在与彭妮的访谈过程中，我必须把自己置身事外。

"所以你愧疚的根源主要有两点。其一，你没有帮助克丽茜说出心中对死亡的看法；其二，克丽茜死前很痛苦，你却没有在身边让她及时解脱。"

听着我的分析，彭妮点点头，停止了抽泣。

心理治疗中，简要的总结，尤其是一一列举出要点，会提供强烈的虚假安全感。我说的话也激励了自己：问题一下子变得清楚、熟悉、有办法解决了。尽管我没有接受过经历丧子之痛的患者，但是彭妮的悲痛都转化为了愧疚，我应该能够帮助她。无论是从个人角度还是专业角度，我都对愧疚感很熟悉。

之前，彭妮说自己经常去陵园陪伴克丽茜，每天都会花一小时，把墓地装饰一下，再和她说说话。彭妮在女儿身上花费了大量的时间和精力，所以婚姻也难以维系。两年前，丈夫永远地离开了她，但是她竟没注意到。

为了纪念克丽茜，彭妮将克丽茜的房间维持原样，衣服和其他所有物品（包括克丽茜最后还未完成的作业）都摆放在原位。唯一变化的，是彭妮把克丽茜的床搬到了自己房间，每晚伴着自己入眠。后来，我又访谈了更多丧子的父母，发现他们的行为都惊人地相似。但是我当时却不识时务地以为这样做很荒唐，一定要纠正过来。

"所以你应对自己的愧疚感的方式是一直纠结于克丽茜，不回到你自己的正常生活？"

"我就是忘不了她，我不是机器，不能通过按一个按钮就控制开关！"

"没有人让你完全遗忘，你只是需要对此释怀。"我知道要立刻回应彭妮，这很重要：如果我强硬一点，她会更能听得进去。

"如果我忘掉了克丽茜，就好像我从未爱过她。这就像你对自己女儿的爱只是短暂的、终将褪去似的。我不会忘记她的。"

"不会忘记她的。不，这和按开关不一样。"她忽视了我对忘记和释怀的区分，我也不再纠结于此。"要想在这件事上释怀，你必须先想通，必须愿意释怀。我们试着一起理解。现在，你还沉浸在克丽茜离世的悲痛中，因为你选择这样做，但是这对你有什么好处呢？"

"我不知道你在说什么。"

"不，你知道的！你只是在跟我开玩笑。你纠结于克丽茜，能得到什么呢？"

"在她生命的最后一刻，在她需要我的时候，我却不在她身边。我不会再把她抛到脑后了。"

彭妮还没理解，在她想陪伴克丽茜的决心和她对轮回的信仰之间有着不可调和的矛盾，她陷于其中无法自拔。彭妮的悲痛因这种矛盾被堵塞。如果她直面这种矛盾，也许她能重新开始悲痛。

"彭妮，你每天都和克丽茜聊天，但是她在哪里呢？她存在于何处呢？"

彭妮瞪大了眼睛，从来没有人问过她这么尖锐的问题。"从她离开的那天起，她的灵魂就和我同在。我在开车时能感觉到。一开始克丽茜在身边陪着我，有时她待在自己的房间里。之后，我去墓地时都能和她沟通。她知道我的近况，但也想知道她的同伴和兄弟们过得怎么样。所以我一直和她的同伴保持联系，这样克丽茜就能了解了。"说到这里，彭妮停了下来。

"现在呢？"

"现在我渐渐感觉不到她的存在了。这是好事，说明她转世了，获得了重生。

"那她对上一世的事还有记忆吗？"

"不，她现在是另外一个全新的生命，不可能对上一世有记忆。"

"所以她已经开始了新的生活，而你还不肯放下。"

彭妮接不上话了，只是看着我。

"彭妮，你对自己太苛刻了。你一直为没有在克丽茜离开前陪在她身边而惩罚自己、怨恨自己，这个惩罚过重了。其他父母也做不到你所想的陪伴。说实话，如果我的孩子即将离去，我也做不到。更糟糕的是你不肯放过自己——你对自己太苛刻了。你的话告诉我，你的愧疚和悲痛已使你的婚姻破裂。你这样惩罚自己太久了！最让我震惊的是，已经过去四年了，你什么时候才肯放过自己呢？明年？或者四年后？十年后？还是一辈子就这样了？"

我整理了一下思路，想让彭妮意识到她是如何惩罚自己的。彭妮一动不动地坐着，香烟还在她腿上的烟缸里燃烧着，她的眼神黯淡无光，只是一直看着我。她看起来平静得像是没有呼吸。

我继续说："我一直在试着理解，现在我想通了。你并不是在为四年前克丽茜离世的事惩罚自己，你是为现在所做的事而惩罚自己，此刻依然如此。你无法走出克丽茜离世的阴影，想让她留在你的生活中，哪怕知道她应该去往别处，重获新生。放下她并不代表抛弃了她或者不爱她了，恰恰相反，如果真正爱她，你应该释怀，接受她已经过上全新生活的事实。

彭妮还是看着我，虽然没说话，但仿佛被我所说的话触动了。我说的话有点重了，我也知道可能仅仅和她一起安静地坐着会更好，但我还是决定说点什么，也许这对彭妮过度残忍了。

"回想一下，回想你本应该让克丽茜安心离去的时刻，回想你从记忆中抹去的那个时刻，那个时刻在哪里？"

"什么意思？我不明白。"

"它在哪里？它存在于何处？"

我紧紧追问着，彭妮好像对这种咄咄逼人的问题感到焦虑，有些不耐烦了。"我不知道你指的是什么，都是过去的事了，已经过去了。"

"克丽茜重生后，这辈子的记忆还存在吗？你说她一点也不记得今生的事了？"

"都化作乌有了。她不记得，我也不记得。那又怎样呢？"

"所以你还是在为某些已不存在的记忆——某种'虚幻时刻'而折磨自己。如果你听到其他人如此，一定会认为人家很傻。"

现在回想起那时和彭妮的交流，我觉得自己像在诡辩。但是当时，那些话听起来很深刻，让人心服口服。彭妮总是会以自己通俗的方式回答我所有的问题，但当时她只是安静地坐着，仿佛被震惊了。

两个小时的访谈快要结束了，彭妮没有提出继续会面的要求，但是显然我们需要更多时间。有太多要解决的问题：从专业角度，如果我不提出加时，就是不负责任。彭妮仿佛对我提出的加时并不意外，立刻就同意了下周同一时间再来见我。

如果要用一种隐喻来形容长时间的悲伤，"冻僵"就很合适。身体僵硬，脸部紧绷，脑海里反反复复都是一样的令人生寒的想法，不再能思考。而彭妮现在就已"冻僵"。我们刚才的对话能打破这种僵局吗？我对此持乐观态度。虽然我猜不出结果会怎样，但是我想彭妮很可能会在这周内有很大的转变，我对下一周的会面充满了好奇。

第二次会面时，彭妮一来就重重坐在椅子上，说："真庆幸来见了你！上周感觉好极了。"

她仿佛有些强颜欢笑，告诉我说上周她的愧疚感已经不再那么深了，也不过分纠结于克丽茜了。然而，她和大儿子吉姆有了些摩擦，所以在整整一周中，她不是怒气冲天，就是又哭又闹。

除了克丽茜，彭妮还有两个孩子——布伦特和吉姆。两人都辍学了，还不断生事。布伦特才16岁，却因为入室盗窃被关押在少年拘留所；吉姆19岁，已经吸毒成瘾。上次会面的第二天，彭妮发现过去的三个月，吉姆都没有按照墓地协议存钱，所以矛盾爆发了。

墓地协议？我一定是听错了，让彭妮又重复了一遍。她说的确实是"墓地协议"。大概五年前，克丽茜还在人世，但是身体已十分虚弱。彭妮起草了一份关于墓地的协议，她想花重金买下一大片墓地，让一家人"以后都能埋在一起"（似乎这是理所应当的）。每一位家庭成员，彭妮、前夫杰夫和两个儿子在她的逼迫下，同意在七年内每个月存一些钱，以作为购买墓地的经费。

虽然大家都同意了，但经济重担还是落在彭妮一个人身上。杰夫已经离开两年，不管是生前还是死后，他都不想再跟彭妮扯上半点关系。小儿子之前利用课余时间兼职，会贡献出一小部分钱，但他入狱了，没有办法承担自己的部分。而现在，她发现吉姆也没有拿出自己应负担的一份，并且还在骗她。

　　她的两个孩子显然已自顾不暇了，我实在不能理解彭妮还让他们拿出墓地的钱的古怪行为。我正准备指出这一点时，彭妮告诉我这周的争吵还有其他原因。

　　那晚她刚和吉姆吵完架，吉姆走后，突然有两个人来敲门找吉姆，他们一看就是毒贩。彭妮说吉姆不在家，这两人就叫她告诉吉姆，他如果再不还钱就别想再回家了：他们会让吉姆无家可归。

　　对彭妮来说，此时没有比房子更重要的事。她的父亲去世时，她才8岁，自那以后，她的母亲就带着彭妮姐妹几人不停地搬家，至少搬了20次，经常在一个地方待了两三个月后就因为交不起房租被赶出来。那时她就发誓，以后一定要为家人提供一个真正的家，为了实现这一诺言，她拼命地工作。每月的房贷很高，杰夫离开后，这个重担就压在彭妮一个人身上。虽然她现在每天工作很长时间，但只能勉强维持生计。

　　那两个毒贩惹怒了彭妮。他们离开后，彭妮在门口呆呆地站了好久，然后开始咒骂吉姆只花钱来吸毒，不负担自己该为墓地出的钱。越想越生气，后来用她自己的话说，她"彻底失控了"，开始追赶那两个人。他们已经开车走了，于是彭妮跳上自己的皮卡，猛踩油门在高速公路上追着他们，想把他们逼出车道。彭妮连撞了几次，毒贩把自己的宝马加速到每小时160公里，甩开了彭妮。

　　然后她报警说自己受到了威胁（当然不包括在高速上追车的部分），所以过去的一周，她的房子一直在警方的严密监控之下。吉姆那晚回家后，听说了发生的事，赶紧整理行李逃走了，从那以后，彭妮也失去了他的音讯。讲述时，她的语气里没有一丝后悔，相反，她好像乐在其中。那晚，她越想越气，几乎没睡着，还做了个梦。

> 我在一所旧房子里逐个房间地搜寻。终于，我打开门，看到两个年轻男孩站在一个平台上，仿佛在被展览。他们看起来很像我的两个孩子，但是却留着女生一样的长发，穿着裙子。一切都颠倒了：他们的裙子很脏，也穿反了，鞋子左右脚也穿反了。

我感觉喘不过气，这个梦有很多切入点，我不知道哪个才是对的。我想到彭妮迫切地希望所有家庭成员团结起来，希望创造一个安稳的家，这是她童年未曾拥有过的。她对拥有一所房子的决心以及墓地协议，都是这一愿望的体现。而现在，一切都在分崩离析，计划泡汤了，家庭也四分五裂：女儿不在了，丈夫离开了，一个儿子在监狱，另外一个只能在外躲藏。

我能做的只有和她说出自己的想法，对她表示同情。我很希望有足够的时间去帮助她，尤其是听到她最后讲述自己两个儿子的时候，这种想法更加强烈。心理治疗过程中，患者讲述的第一个梦境，尤其是内容具体、细节详尽的梦境，通常都能反映患者内心深处的想法。

我让她描述一下对这个梦的主要感受。彭妮说她梦醒后在哭，但是她也不知道为何伤心。

"是因为那两个小男孩吗？"

她说两个男孩的着装（穿反的鞋、脏兮兮的衣服）确实让人心生怜悯，可能也有伤心。裙子呢？长头发和裙子意味着什么呢？彭妮也不知道，她觉得这可能说明生出这两个孩子从一开始就是错误的。也许她希望自己生的是女孩？克丽茜就是所有家长梦寐以求的孩子，她长得很漂亮，勤奋好学，还有音乐天赋。我猜彭妮把未来都寄托在了克丽茜身上。这个家庭穷困潦倒，家人还犯错入狱，克丽茜或许能改变这一命运。

彭妮悲伤地说："是的，这个梦就是关于我的两个儿子的——衣服和鞋都穿错了。他们的一切都是错的，一向都是如此，他们带来的只有麻烦。我有三个孩子，一个是天使，但是另外两个呢，一个入狱了，一个有毒瘾。我本来有三个孩子——死的不该是克丽茜。"

彭妮要喘不过气了，用手捂着嘴。"我之前就是这么想的，只是从未说出口。"

"说出来感觉如何？"

她低着头，就快要把头埋在膝盖里了，不停地流着眼泪，泪水滴在了她的牛仔裙上。"这种想法太不人道了。"

"不，恰恰相反，这都是很正常的感受。可能听起来不太好，但是人性就是如此。如果处于和你一样的境况，哪个父母不会这么想呢？我想所有父母都会！"

我不知道还能说些什么，但是她好像没听进去，所以我又重复了一遍。"换作我的话，我也会有同样的想法。"

她还是低着头，但听我说完轻轻地点了点头，如果不仔细观察甚至看不出来。

会面又要结束了，我已经把与彭妮的会面当作心理治疗，没必要掩饰这点了。所以我直接提出，再继续进行六次会面，我们都尽力。由于我有其他事务和旅行计划，我强调说我们最多只能再进行六周的治疗。彭妮同意了，但表示治疗费用是个大问题，问我可以分期付款吗。我向她保证不收费：我们做访谈的初衷就是做研究，现在如果突然向她收费，我良心上也过不去。

其实，我也不需要向彭妮收费：我本来就想对丧亲的感受有更多的了解，她为我提供了很好的素材。从这一次和她的会面中，我学到了一个在以后应对丧亲的患者时受用的概念：要学会对待死者，必须先学会对待生者。在维系人际关系方面，彭妮还要加把劲，尤其是要处理好她与儿子的关系，或许还有与前夫的关系；我觉得这是我们未来六小时治疗中需要解决的主要问题。

死的不该是她，死的不该是她。我们在后两次治疗中谈及了很多难题——这一过程被称为"修通"。彭妮对她的两个儿子很生气——不仅因他们不争气而生气，就连想到他们还活着都生气。八年（从克丽茜第一次确诊绝症到现在）过去了，彭妮终于大胆说出了内心的想法——她放弃了她的儿子。布伦特虽然才16岁，但是已经无药可救。几年来，她都祷告着克丽茜可以拥有吉姆的体魄。（他有健康的身体又怎样呢？总有一天会被毒品、艾滋病毁了。为什么他身体健康，而可爱的克丽茜才那么小就要忍受病痛的折磨？）——只有把这些想法都吐露出来，彭妮才能停止这些想法，并且进行反思。

我只能坐着倾听，一遍又一遍地向她保证这些都是正常的想法，她是正常的人。终于，是时候帮助她关注两个儿子了。我准备了很多问题，一开始是小问题，后来问题会越来越有挑战性。

儿子们对她来说一直都是大麻烦吗？从他们生下来就是？他们经历了什么，才会走向这样的道路？克丽茜离去时，他们是怎样应对的？他们害怕吗？有人和他们聊聊对死亡的看法吗？他们对买墓地这件事是怎么看的？对以后埋在克丽茜旁边怎么想？父亲抛弃了他们，他们对此感受如何？

彭妮不愿意回答这些问题。一开始，她甚至对这些问题感到震惊和愤怒。后来，她才开始意识到经历了这么多家庭变故，她却从未考虑过儿子们的感受。她和所有男性相处得都不好，儿子们在成长过程中可能也由此受到伤害。彭妮讲述了她生命中的男性：父亲（她的个人记忆中缺失了这一角色，但是母亲总会帮她想起）在她 8 岁时离开了人世；母亲的情人都是些让人讨厌的人，还只在晚上出现；她的第一任丈夫在婚后一个月就抛弃了她，第二任丈夫酗酒，在她悲痛不已时也离开了。

毫无疑问，过去八年来，她忽视了她的两个儿子。克丽茜生病时，彭妮几乎时刻在克丽茜身边陪伴。克丽茜离开后，彭妮也没有关心儿子们：她很生气，只因为他们还活着，但克丽茜香消玉殒了，所以母子之间几乎没有过沟通。她的儿子们的成长过程很艰辛，他们和彭妮渐行渐远。他们在还愿意对彭妮敞开心扉时，曾说过自己的愿望：彭妮用每天花一小时去墓地看克丽茜的时间来陪陪他们。

克丽茜的离去对两个儿子有什么影响呢？克丽茜患病时，他们一个 8 岁，一个 11 岁。他们也会因克丽茜的病情而害怕，也会伤心，会开始意识到自己将来也会面对这样的一天，会因此而担忧，但这些彭妮都没考虑过。

儿子们的卧室也是个问题。彭妮买的房子很小，只有三间小卧室，所以一直是两个男孩共用一间，克丽茜单独一间。我想克丽茜还活着时，他们肯定就不喜欢这样的安排，在克丽茜离开后，彭妮还是拒绝让他们使用那间卧室，这怎么可能不让他们生气？四年过去了，克丽茜最后的心愿清单仍被用草莓形状的吸铁石贴在冰箱上，对此两个男孩会做何感想呢？

彭妮为了纪念克丽茜，每年还给她庆祝生日，他们对此一定很有意见。男孩过生日时，彭妮又做了什么呢？彭妮羞愧地红了脸，支支吾吾地回答道："就是一些普通的事。"我知道我说对了。

也许彭妮和杰夫的婚姻注定失败，女儿离世的悲痛只是加速了这一进程。他们两人表达悲痛的方式不同：彭妮沉浸在回忆里；杰夫会压抑在心里，做其他事情来分散注意力。这时候他们在其他方面的处事方式是否相同似乎都不重要了：他们表达悲痛的方式完全不同，并且相互妨碍。彭妮在墙上挂满了克丽茜的照片，睡在克丽茜的床上，将克丽茜原来的房间也维持原样，这样杰夫怎么能走出悲痛呢？杰夫甚至不愿意谈起克丽茜，克丽茜离开六个月以后，杰夫拒绝出席她生前初中班级的毕业典礼（因此引发了一场激烈的争吵），这样彭妮怎么表达自己的悲痛呢？

我们的治疗一直朝向帮助彭妮"学会更好地对待生者"迈进，但是第五次会面时，这个进程因为彭妮提出一个特别的问题而被打断了。彭妮越想她的家人，想她死去的女儿，以及两个儿子，就越忍不住思考："我活着是为了什么？活着有意义吗？"成年后，她在生活中就遵循着一个准则：自己之前没有过上幸福的生活，所以要为孩子们提供更好的生活，但是现在回首过去 20 年，她做到了吗？她是在浪费生命吗？还有必要这样生活下去吗？为什么她要这么拼命地还房贷？未来会是怎样的呢？

我们的治疗也改变了焦点。抛开彭妮和两个儿子以及前夫的关系不谈，我们开始思考另外一个经历丧子之痛的父母们都会面临的重要问题——看不到生活的意义。父母或是挚友的离开，好像让过去的生活也一并消失了。离开的那个人可能是过去那些美好回忆的唯一见证者。而丧子对一个人来说就像是没有了未来，他失去了生活目标：生命的追求，未来的规划，以及超越死亡的希冀（确实，孩子是父母的全部寄托）。因此，用专业术语说，孩子丧亲是"客体失落"（"客体"指在一个人的内心世界建构中发挥重要作用的人物）；父母丧子则是"主体失落"（丧失了生活的核心准则，不知因何、怎样生活）。一些人认为丧子之痛是最难以接受的，许多父母可能过了五年还走不出来，甚至有的父母可能永远无法从悲痛中恢复。

在探寻人生的意义方面，我们并没有取得多少进展（这是可以预料的：缺乏意义感是人生的普遍问题，不是彭妮个人的问题），彭妮又转移了话题。我现在已经习惯她总是能提出新的困惑。我一开始以为彭妮善变、无法集中注意力，但事实并非如此。相反，她是在勇敢地拆解内心的种种痛苦。她还会对我倾诉多少呢？

其中一次会面，我记得是第七次，彭妮说出了两件事：其一是她做过的一个生动的梦，其二是她又一次失去意识的经历。

那次失去意识后，她在药店（就是上一次她突然发现自己拿着玩具准备付账的那家店）清醒过来，紧紧抱着一张高中毕业贺卡痛哭。

那个梦虽然不是噩梦，但是醒来后，彭妮感觉十分失落和焦虑。

> 一场婚礼正在举行。克丽茜嫁给了邻居家的男孩——一个十足的笨蛋。我要赶紧换衣服，我当时正在一所很大的马蹄形房子里，里面有很多很多小房间，我试着一间一间地找，想找到能换衣服的地方。我拼命地找，但就是找不到。

接着梦里又出现了一些片段：

> 我在一辆火车上。火车越开越快，后来沿着一条巨大的弧线冲向了天际。画面很美，有很多星星。梦里的某处，好像有字幕出现了"进化"这个词（但是不可能是，因为我不会拼写）——我有一种强烈的感觉，就是这个词。

这个梦一定和克丽茜有关。我们聊了聊梦境里那场糟糕的婚礼。也许新郎代表的是死亡：彭妮当然不希望那是自己女儿的婚礼。

进化代表什么呢？彭妮说再去墓地（频率已经减到每周两三次）时，她已经不再感觉到能和克丽茜交流了。我说"进化"可能意味着克丽茜彻底离开了，去往了另一个生命。

也许吧，但是对于为什么在恢复意识和梦醒后感到悲伤，彭妮有更好的解释。她在药店清醒后，强烈地感觉手里那张毕业卡片不是克丽茜的（虽然这时候克丽茜本应高中毕业），而是她自己的。彭妮早早辍学了，所以克丽茜完成学业同时也是在完成母亲的理想（克丽茜本应代表她们两人去上斯坦福大学）。

彭妮认为她关于婚礼和一间间找房间的梦境，代表的是她拥有过的不幸婚姻，以及她现在对改变自己生活的尝试。梦境里的那所房子也有含义：那所房子很像我所在的诊所。

进化也是指她自己，而不是克丽茜。彭妮已经准备好做出改变了，她下定决心取得进步，在上流社会获得自己的立足之地。这么多年来，她听了搭乘她的出租车的乘客讲的很多励志故事，有人词汇量大有进步，有人出了书，还有人学会了艺术鉴赏。彭妮觉得自己很有天赋，只是从未将天赋发掘出来，从13岁起，她就不得不打工以维系生计了。如果她不用工作了，能做些提升自己的事，比如读完高中、去上大学、不间断地学习，就能像梦境里的那列火车一样，直飞云霄！

彭妮的关注点也不同了。她不再提起克丽茜的悲惨命运，接下来的两次会面中，她都只是讲述自己生活的不幸。第九次会面是最后一次了，我提出违背承诺，再为她加三次会面，之后我就休假了。对彭妮的治疗很难结束，有很多原因：她十分痛苦，我必须陪着她。我很担心她的状况，感觉自己对此负有责任。一周周过去，彭妮总是讲述新的焦虑，也变得越来越沮丧。她真的充分利用了自己的治疗时间，我对此很佩服，从来没有一位患者和她一样有极强的倾诉欲。实话实说，我惊呆了——彭妮每周都能带来全新的、让人兴奋的情节，完全出乎我的意料。

她还记得在佐治亚州亚特兰大的童年生活，那时家里很穷，生活也平淡无奇。她那疑心很重、终日愤愤不平的母亲，光是让彭妮姐妹几个吃饱穿暖都很艰难。她的父亲是商店的送货员，收入不算低，但据她的母亲说，父亲是个冷酷无情、不苟言笑的人，在她8岁时就因酗酒而去世。父亲死后，一切都变了。家里难以维持生计。母亲给人洗衣服，一天工作12个小时，下了班夜夜买醉，在酒吧勾搭男人。那时起，彭妮就开始变得独立了。

自那以后，她们家漂泊不定，经常因为交不起房租被人赶出来，只能不停地搬家。彭妮13岁就出去打工了，15岁辍学，16岁时也有了酒瘾，18岁前就经历了结婚、离婚。19岁时再婚，搬到了西海岸，在那里生了三个孩子，定居，送走了女儿，与丈夫离婚，又开始攒钱买墓地。

在彭妮讲述的生活经历中，有两件事让我最为关注。其一是彭妮被欺诈过，8岁时债台高筑。她说她最大的愿望就是自己和克丽茜在下一世中能沾满"钱的铜臭味"。

其二是"逃离"，不仅是物理上逃离亚特兰大，逃离自己的家庭，逃离贫穷和酒精的循环，还是逃离成为她母亲一样"穷困又疯癫的老妇人"的命运。彭妮最近才知道，母亲在过去的几年里，频繁地去精神病院住院。

彭妮一生的主题就是为改变命运而奋斗——摆脱原先的社会阶层，摆脱和母亲一样的命运。她来找我也是为了避免自己变得神经质。用她自己的话说，她能尽力摆脱穷困的生活。确实，她迫切想要改变命运，所以成了工作狂，每天超负荷地工作。

很讽刺的是，尽管彭妮拼命摆脱贫穷和失败的命运，但还是逃不过一种更深层的命运，不得不面对生离死别。彭妮从未与死亡的不可避免性妥协。她是个典型的行动派，我想到了她在高速公路上追两个毒贩的画面。在克丽茜离开后，彭妮面临的最大困难之一可能就是自己的无助感。

尽管对于彭妮总能讲出新的重要问题，我早已习以为常，但是在第 11 次面谈时，彭妮仿佛丢了一颗重磅炸弹，令我感到猝不及防。治疗就要结束了，彭妮说早已习惯了每周来和我聊聊，下周就是最后一次会面了，还真有些不习惯，感觉像是丢失了什么。然后她用漫不经心的口气说："我有没有跟你说过 16 岁那年，我生了一对双胞胎？"

我真想大声叫出："你说什么？双胞胎？在你 16 岁那年？你问有没有告诉过我是什么意思？你明知道从没有提过这件事！"但是鉴于我们的疗程只剩下两次会面了，我需要忽略她这种讲故事的方式，只能自己慢慢消化这个惊人的信息。

"不，你从没有说过，跟我讲讲吧。"

"我 15 岁那年就怀孕了，也因此辍学。我对谁都没有说起过，后来实在没有办法，只能生出孩子，那是一对女孩。"彭妮停了下来，说自己嗓子疼。显然，虽然看似云淡风轻，但其实说起这件事对她来说很困难。

我问她后来那对双胞胎怎么样了。

"福利机构说我没办法抚养她们，虽然他们说得没错，但我还是没有放弃，我试着照顾她们。六个月后，机构还是把孩子带走了。在她们被收养前，我还去看了好几次，后来再也没有她们的消息了，我也不想去打听。我离开亚特兰大就是想彻底告别从前的生活。"

"你会时常想起她们吗？"

"之前没有，后来才开始想的。克丽茜离开后，她们时不时出现在我脑海里，但也只是最近几周而已。我会想她们现在在哪里，过得怎么样，家庭是否富裕——我对收养机构提出的唯一愿望就是让她们被富裕的家庭收养，机构说他们会尽力。最近，我总是在报纸上看到有穷困潦倒的母亲把孩子卖给有钱人家。但是那时我知道什么？"

在这次会面余下的时间和下一次会面的部分时间里，我们一直围绕这个话题深入挖掘。很奇怪，彭妮讲述的故事似乎有助于我们给治疗画上句号，让我们转了一圈，回到了治疗初期，回到了关于两个儿子穿着裙子被展览的梦境。克丽茜的离开以及彭妮对两个儿子的失望，让她越发觉得不该放弃当初那一对双胞胎，她觉得不光死的不该是克丽茜，当初也不应该让两个女孩被收养。

我问她对放弃她的孩子是否感到愧疚，彭妮如实回答说她所做的是对她自己和两个姑娘最好的选择。如果她16岁那年留下了双胞胎，那么她可能会重复母亲的命运，孩子们不会幸福，她甚至不能做个称职的母亲——听到这里，我才知道为什么彭妮拒绝向我透露更多关于双胞胎的信息。她不知道孩子的父亲是谁，也对此难以启齿。她青少年时期私生活就很混乱，是公认的"荡妇"（她自己如是说），双胞胎的父亲就是和她厮混的少年中的一个。她现在的生活中所有人，甚至是她的前夫，都不知道这段过去，包括这对双胞胎和她在学校的叛逆历史——这段经历也是她一直努力摆脱的。

最后一次会面时，她说："你是唯一一个知道这些的人。"

"对我说出来感觉如何？"

"心情很复杂。我一直在想要不要告诉你，也在脑海里设想了很多对话场景。"

"怎么个复杂法？"

"恐惧，感觉时好时坏，情绪起伏不定……"彭妮脱口而出。她很不适应展示内心脆弱的一面，所以变得烦躁。她放慢了语速："可能我害怕你会指责我。希望最后一次谈话时，你能依旧对我保持尊重。"

"你觉得我对你不尊重吗？"

"我怎么知道？你只是一直在问问题。"

她说得没错。我们的 11 次会面要结束了——我不用再隐藏什么了。

"彭妮，你不用担心我对你的看法。你说得越多，我就越喜欢你。你克服了生活中的种种困难，你拼命想改变自己的命运，我很敬佩。"

彭妮突然哭了，她指了指表，提醒我时间快到了，然后用纸巾捂住脸冲出了办公室。

一周后，在我们最后一次会面时，我才知道这周她整日以泪洗面。上一次会面结束后，她在回家途中去了墓地。和往常一样，她坐在克丽茜的墓碑旁边，想到女儿就忍不住哭。但是那天眼泪仿佛流不尽。她躺下，躺在墓碑边上，哭得更加伤心了——她不仅想到了克丽茜，还想到了很多事情，想到自己失去了很多。

她想到了儿子们，想到了无法挽回的岁月，想到了生命中的种种磨难。她想到自己不知身在何处的两个女儿。她想到了父亲，尽管对他已经没有记忆。想到了前夫，想到他们年轻时对生活充满期待，而现在这些都一去不复返了。她甚至还想到了自己20年前抛弃了的贫穷的老母亲和姐妹们。但是她更多还是为自己而哭泣，为她曾梦想但从未实现的生活而哭泣。

治疗时间很快就结束了，我们站起来，一同走向门外，握了握手便分开了。我目送她下楼梯，她看到我还站着，转身对我说："别担心我，我会没事的。"她握着脖子上的银项链："要记得，我从小就是个自己照顾自己的孩子。"

后　记

一年后，我休假结束了，又见到了彭妮一次。让我欣慰的是，她的状态好了很多。尽管她向我保证她会没事，但我还是很担心。在此之前，我从来没有遇到过像她一样短时间内就揭开了自己那么多伤疤的患者，也没有一个患者像她那样哭得那么大声。（秘书的办公室就在我的办公室旁边，彭妮接受治疗时，她已经习惯了延长咖啡时间。）

我们第一次会面时，彭妮就说："你只需起个头，剩下的我来说。"我们治疗结束后的这一年，彭妮没有听取我的建议再找其他治疗师咨询，只是自己一个人努力进步。

一年后的这一次会面中，彭妮凝滞的悲伤明显可以自由流露了。她仍有些心事重重，但是困扰已不再来自过去，而是来自现在。她现在不再因为对克丽茜的离去无法释怀而痛苦，她的问题来自她对两个儿子的忽视。

其实，她对两个儿子的行为变化十分明显。两个儿子都回家了，尽管他们母子之间还有矛盾，但是母子关系已经大有不同。他们不再为墓地筹款和庆祝克丽茜生日的事而争吵，但还是会因为布伦特借皮卡和吉姆不停换工作而争执。

更可喜的变化是，彭妮渐渐走出了克丽茜离去的阴影。她去墓地的频率越来越低，待在墓地的时间也越来越短。彭妮把克丽茜的衣服和玩具都送了出去，把克丽茜的房间腾出来给布伦特住。彭妮把冰箱上贴的克丽茜的遗愿清单取下来了，不再给克丽茜的朋友们打电话，也不再幻想如果克丽茜还活着，现在会做些什么——比如会去舞会、申请大学等。

彭妮是个幸存者，我想我从一开始就知道。我回想起我们第一次见面的场景，那时我坚定地认为绝不会为她提供治疗，然而彭妮得到了她想要的：一位斯坦福大学的教授提供的免费治疗。这一切是怎么发生的？是顺其自然吗？还是我被操控了？

还是说我才是操控的那个人？这都不重要了。从与彭妮的治疗中，我也获益了。我想了解丧亲者的心理状况，而彭妮仅用了20个小时，就一层层地向我揭开了她的伤疤。

首先，我们探讨了丧亲者难以避免的愧疚感。彭妮为自己对女儿离世时记忆的缺失而愧疚，也为没有和女儿聊死亡的话题而愧疚。其他丧亲者也会感到愧疚，愧疚于自己做得还不够，没有及时让逝者就医，或者没有将逝者照顾得更周到。我的一位患者十分细心，在她丈夫住院的最后几周里，几乎寸步不离，然而在她出去买报纸的几分钟时间里，丈夫离世了，她因此饱受了数年的折磨。

在我看来，这种"本可以做得更多"的心态其实就是想对不可控的现实获得更多的掌控感。毕竟，如果一个人因为自己没有做到本应该做到的事情而愧疚，那么一定有一些事情是他本可以做到的——这种想法可以将他从面对亲人死亡的无助感中解脱出来。每个人（至少在中年危机以前）都会有关于无限力量和进步的可能性的幻想，都会相信生命是不断上升的螺旋，其运转仅仅取决于意志。

这种幻想能予人慰藉，但是在经历一些紧急、不可逆转的事件——哲学家称之为"边界体验"时，幻想就会破灭。在所有可能的边界体验中，没有什么比面临自己的死亡（就像"如果强暴不违法……"中卡洛斯的故事）更让我们体会到生命的有穷和不可预见（也更能让人即刻发生巨大的个人转变）。

另一个显著的边界体验是重要他人（可能是挚爱的丈夫、妻子或朋友）的离开，这也会打破关于自身不受伤害的幻想。对大多数人来说，最难以忍受的莫过于丧子。经历丧子之痛后，父母可能会觉得自己的世界分崩离析：无力改变现状，因此感到愧疚和恐惧；对医务人员的麻木不仁和漠不关心感到愤怒；也会抱怨上帝或者世界的不公平（许多人最终都会明白曾经他们认为的不公平其实是宇宙性的冷漠）。父母失去孩子的同时，自己也经历了一遭死亡：他们不能保护毫无防备的孩子，时间流逝，他们会更加深刻地体会到等到他们自己面对死亡时，他们同样不受保护。正如约翰·邓恩写道的那样："不要问丧钟为谁而鸣，丧钟为你而鸣。"

我能看出彭妮也害怕自己的死亡，虽然这种恐惧在治疗中没有直接表现出来。比如她很担心"时间不够了"——人生短暂，还要接受教育、去度假、为后代留下些物质遗产。我们没有时间完成自己的全部理想。在治疗初期，她的梦境也能体现出她对于死亡的焦虑。她有两次梦到自己快要淹死了：第一个梦里，水位不断上涨，没过了嘴巴，她只能紧紧地抓住一块漂浮的薄板；第二个梦里，她紧紧地抓着漂浮中的房子残垣，向一个身穿白大褂的医生求助，但是医生没有把她从水中救起，反而踩她的手指。

在分析这两个梦时，我没有强调她对死亡的恐惧，12个小时的治疗时间远远不够识别、表达并处理这种死亡焦虑。不过，我用梦境中的内容来探索治疗中浮现的主题，这种做法在治疗中是常见的。梦境就像症状，没有单一的解释：它们包含很多因素，蕴含多层含义。没有人能够详尽地分析一个梦境，但是，大多数治疗师会利用梦境材料，通过分析梦境来推动治疗进程。

我关注的是彭妮在梦里失去了自己的房子，生活的支柱被冲走。我也想借由这些梦推动我们的关系更进一步。潜入深水中也象征着探寻自己的潜意识，这种象征并不少见。我当然是身穿白大褂的医生，没有帮助她，反而还踩了她的手指。接下来的谈论中，彭妮头一次说她希望得到我的支持和引导，希望我把她看作患者，而不是一个研究对象。

彭妮心感愧疚，执着地怀念女儿，对此我采用了理性的方法：我说她对轮回的信仰和目前的行为很不相符。虽然这种理性的方法通常不起作用，但彭妮是个真正坚强、聪明的人，她听进去了这些说服性的话。

在下一阶段的治疗中，我们围绕的主题是"要学会对待死者，必须先学会对待生者"。我现在已经不记得这句话是谁说的，但是我确定是彭妮让我意识到这个概念的重要性。

和其他经历兄弟姐妹离去的人一样，彭妮的两个儿子也是受害者。通常还在人世的孩子会更痛苦，因为父母会把精力都放在离去的孩子身上，并将离去的孩子理想化。父母无暇顾及孩子，孩子可能会对离去的兄弟姐妹心生厌恶，但是他们也很痛苦，也能理解父母的处境。丧子家庭中活着的孩子会产生深深的愧疚、无价值感。

另一种可能的情况是父母会立刻孕育出新的孩子作为死去的孩子的替代，幸好彭妮不用经历这种事。有时这也不失为一种应对方法，但有时这带来的麻烦却比解决的问题更多。首先，这会伤害父母与活着的孩子之间的感情。其次，那个成为替代品的孩子也会很痛苦，尤其是在父母没能成功排解内心的伤痛时。在这个孩子的成长过程中，父母会寄希望于他完成他们未竟的梦想，这已经够艰难了，要在体内安放死去的哥哥或姐姐的精神会带来更大的负担，影响到人格建立的过程。

还有一种常见的情况是父母会对活着的孩子过度保护。在一年后的会面中，我了解到彭妮陷入了这种状态：儿子们开车会让她感到十分害怕，所以她不愿把皮卡借给他们，也坚决不允许儿子们买摩托车。彭妮还坚持让儿子们频繁去体检，做癌症筛查，尽管这并没有必要。

在谈到她的儿子们时，我发觉自己必须谨言慎行，帮助彭妮理解儿子们是怎么看待克丽茜离世的。最近彭妮的愧疚感减少了很多，我不想让她"发现"自己极大地忽视了两个孩子，再心生新的愧疚感。终于在几个月后，彭妮对自己和儿子们的关系开始有了愧疚感，不过那时，她已经能够很好地处理了，也能通过改变自己的行为来修补关系。

彭妮所经历的婚姻破裂，是很多丧子的家庭都难以避免的。研究表明，经历丧子的痛苦并不能像人们预期的那样把家庭维系在一起，反而会让许多夫妻的婚姻更加不和谐。彭妮的婚姻走向终点也是正常的：夫妻二人表达悲痛的方式不同——甚至截然相反，彼此之间总是无法相互理解、提供支持，而且一个人表达悲痛的方式会极大地影响另一个人，从而造成摩擦，导致夫妻疏远，最后分开。

治疗可以为悲痛的父母提供极大的帮助。夫妻两人共同参与治疗有助于发掘婚姻紧张的根源，有利于两人互相尊重对方表达悲痛的方式。个体治疗有助于改变不合理的哀悼方式。虽然我通常反对一概而论，但是在这种情况下男性和女性的刻板印象模式确实成立。许多女性可能都和彭妮一样，需要将自己的痛苦一遍遍倾诉，需要反复做能为自己的生命提供意义的事情。男性则通常需要人指导才能将悲痛倾诉出来（而不是压抑在心里或逃避）。

在彭妮处理悲痛的下一阶段，她的两个梦境（一个是火车直上云霄，一个是婚礼上不停地搜寻房间）帮助她取得了很重要的发现，即她对克丽茜离去的悲痛与对自己未实现的梦想和潜能的悲伤交织在了一起。

治疗的结束让彭妮发现了悲伤的最后一处来源。她害怕治疗结束，显然她会怀念我提供的专业指导，她也会怀念我，毕竟她之前从未信任过男性，也从未接受过男性提供的帮助。除此之外，治疗的结束也唤起了彭妮经历过的各种失去的痛苦，她已经承受这些痛苦很久了，却从未让自己去真正感受和表达。

彭妮在治疗中发生的改变都是靠她自己完成的，这对治疗师来说是个重要的启示。这让我想到在我受训时一位老师分享的心得："记住，你不能完成所有的工作。帮助患者意识到哪些事情必须要做，然后相信他们改变和成长的决心，这就足够了。"

第四章

胖 女 士

　　世界上最出色的网球运动员每天训练五个小时，才能确保
自己在竞赛中状态良好。禅宗大师不断追求内心平静，芭蕾舞演
员不断追求完美的平衡力，神父时刻检验自己的道德。每个人都
在自己从业的领域力求完美。在心理治疗领域，有一门课程需要
不断自我提升、终身学习——处理反移情。移情是指患者错误地
产生对治疗师的依赖感，但这种依赖其实源自患者之前的人际关
系，反移情则相反，是治疗师对患者产生的类似的不理性感情。
有时反移情很强烈，使得治疗无法深入进行：想象一下如果犹太
心理医生遇上了纳粹患者，或者一个曾遭遇性侵的女医生治疗强
奸犯，会是什么结果。事实上，轻度的反移情隐藏在每一次心理
治疗过程中。

贝蒂身高 5.2 英尺（约 1 米 57），体重 250 磅（约 113 公斤），那天她一进我的办公室，缓慢笨拙地走向对她来说过于小巧的办公椅时，我就知道这对我来说会是一次很好的反移情实验。

我一直很排斥肥胖的女士，对她们很反感：她们十分荒谬地侧着身子蹒跚前进，也没有女性应有的曲线——胸部、膝盖、臀部、肩膀、下巴、颧骨，所有我欣赏的女性之美，仿佛都在一场雪崩中被掩埋了。我也讨厌她们的着装——要不就是松垮肥大的裙子，要不就是紧箍在大象腿上的蓝色牛仔裤。她们怎么敢以这样的身材示人？

这些不该有的想法来自哪里？我从没想过去探究。但这些想法已根深蒂固，我甚至没有把它们视作偏见。如果要我解释，我想我会归咎于家庭中肥胖又有控制欲的女性，包括我母亲——或者说以母亲为代表，我童年时身边都是她们的身影。肥胖是我家族的遗传病，我必须要摆脱它。我是家族中在美国出生的第一代，我有抱负、有动力，下定决心要摆脱俄罗斯犹太人村落的烙印。

我想还有别的原因。我一直比多数男性都更仰慕女性的身体。不，不只是仰慕：我已经将女性的身体理想化，升级到一个新的层次，使其成为一个超越一切的追求。那些胖女士浇灭了我的幻想，她们身体肿胀，亵渎了我所珍视的女性每一处迷人的部位，我是因此而厌恶她们的吗？因为她们让我美好的幻想破灭，暴露出的都是肥肉？

我生长在种族隔离的华盛顿特区，是黑人社区里唯一白人家庭的独子。在街上，我会因为肤色受到黑人的攻击，在学校，白人会因为我的犹太血统欺凌我。我身边总有肥胖、体格庞大、总是被大家取笑、各项运动队伍都不会选择甚至无法在操场上跑完一圈的孩子。我也要找到情绪发泄的出口，也许我对肥胖女士的反感就是从那时候开始的。

当然，不止我一个人持有这种偏见，这种偏见在文化中无处不在。谁会愿意与肥胖的女士为善呢？但是我对肥胖女士的蔑视超越了一切文化规范。职业生涯早期，我曾在一个安全等级最高的监狱里工作，在那里，我的患者所犯下的罪行最轻微的也是一次谋杀。但是我很容易地接受了他们，试着理解他们并提供支持。

然而，当我看到一位胖女士进食时，我丝毫不能理解她们，我想把所有食物都扔掉。"别再吃那么多了！天哪，你们吃得还不够多吗？"我真想把她颌骨缝住！

感谢上帝，可怜的贝蒂走向我时并不知道这些。她慢慢坐下，整理了一下衣服的褶皱，脚没有完全触地，抬起头满怀期待地看着我。

我心想，为什么她的脚没有触地呢？她没那么矮。她坐得很高，好像坐在自己腿上一样。难道是她的大腿和臀部太过臃肿，所以脚碰不到地面？我很快就把大脑里的杂念清空了——毕竟她是来寻求帮助的。没过一会儿，贝蒂又让我想到了电影《玛丽·波宾丝》（*Mary Poppins*）中胖女人的卡通形象了——那个唱"难以置信的奇妙"的女士。我再次试着清空了杂念，但和她在一起的一小时里，我全程都在重复这样的过程：一个又一个地清除脑袋里不好的想法以集中注意力。我想到了米老鼠——动画电影《幻想曲》中魔法师的学徒，想象用魔法让所有分散注意力的念头都消失，最后要让魔法师的画面也消失，才能全然关注贝蒂。

和往常一样，我开始提一些关于患者背景的问题。贝蒂今年27岁，单身，在一家大型零售连锁店的公关部门工作。公司的总部在纽约，三个月前，她调到了加利福尼亚州，要在这里工作18个月，协助开设新的连锁店。

她在得克萨斯州一个贫瘠的牧场长大，是家里的独女，父亲15年前去世后，母亲一个人在那儿生活。贝蒂成绩很好，在州立大学读书，毕业后去了得克萨斯一家百货商店工作，两年后就调到了在纽约的总部。贝蒂一直有肥胖问题，在青春期快结束时就严重肥胖了。除了两三次通过速效节食减下来大约20公斤之外，贝蒂21岁后体重就一直在90公斤到115公斤之间徘徊。

我用标准的开场问题切入了正题："因为什么事烦恼？"

贝蒂回答我说："所有事。"她的生活一团乱，其实，她的原话是，她没有生活。调到加利福尼亚后，贝蒂每周工作60个小时，没有朋友，没有社交活动。她的生活似乎留在了纽约，但是现在申请调动只会让自己的职业生涯走到尽头，况且因为不受同事欢迎，她在纽约本来就要干不下去了。公司原本对她和其他八位新人一起进行了为期三个月的强化培训，后来其他八位同事都有了很好的表现或得到提拔，她却没有，因此她心事重重。她住在郊区一间带家具的公寓里，除了上班、吃饭、打发时间，她什么也不做，打算就这样待到18个月结束。

贝蒂在纽约找了精神科医生法伯，进行了大概四个月的治疗，医生给她开了些抗抑郁药物。她现在还在吃药，但是一点也不管用：她非常沮丧，每晚以泪洗面，觉得自己还是死了好。她睡眠质量也很差，经常凌晨四五点就醒了。她待在房间里闷闷不乐，周末休息时，也不愿意打扮，整天就坐在电视机前边吃糖边看电视。上一周，她联系了法伯医生，法伯向她推荐了我，所以贝蒂和我预约了咨询。

"跟我说说生活中让你烦恼的具体事情吧。"

"我管不住自己的嘴。"贝蒂轻笑了一声，继续说，"其实我一直都管不住嘴，现在彻底失控了。过去的三个月，我体重又涨了 10 公斤，大部分衣服都穿不上了。"

我感到意外，她的衣服看起来松松垮垮，好像可以无限撑大。这样的衣服也会穿不上？我无法想象。

"你来找我还有其他的原因吗？"

"上周，我因头疼去看医生，医生说我的血压太高了，低压110，高压220，很危险，必须开始减肥了。他看起来心烦意乱，我不知道该不该把他的话当真——毕竟加州的每个人都注重养生。这个医生在办公室还穿着牛仔裤和跑鞋。"

她说这些时的口吻就像在闲聊，好像我们俩是大二学生，在一个下雨的星期日下午窝在宿舍里互相八卦一样。她想逗我笑，她很会讲笑话。贝蒂很有模仿别人口音的天赋，她会模仿她在马林郡看的懒散医生、她的中国客户和来自美国中西部的老板的口音。治疗过程中，贝蒂至少大笑了 20 次，虽然我不想被迫和她一起笑，但贝蒂依旧热情高涨。

对于和患者签治疗协议这件事，我一向很谨慎。我一旦接受某位患者，就要承诺始终陪伴在旁：为了让患者情况好转，我会付出自己的全部精力和时间，最重要的是我会和患者建立起亲密、真诚的关系。

但是我能和贝蒂建立起这样的关系吗？我只是集中注意力看着她的脸和被衣服勒出的一层层赘肉都需要付出极大的努力。贝蒂还总说些蠢话，这同样让人恼火。第一次谈话快结束时，我有些恼怒，也颇感无聊。我能和她建立起亲近的关系吗？她大概是我最不想亲近的单身女性，但是这不是贝蒂的问题，而是我需要解决的问题。积累了25年的治疗经验后，我应该有所改变了。贝蒂是我对反移情的终极挑战，也正因此，我同意为她治疗。

作为一个治疗师，我想要努力提高治疗技能，一定不会有人对此提出质疑。但是想到患者的利益，我感到些许不安。治疗师想消除一些不光彩的反移情问题，和舞蹈演员、禅宗大师想在自己领域寻求完美是否真的没有区别？想要提高自己的业务能力是一回事，但是如果这会损害另一个脆弱且面临烦恼的人的利益，就又是另一回事了。

这些想法总会浮现在我脑海中，但是我又总能找到理由为自己开脱。贝蒂确实给了我一个提高业务能力的机会，我未来的患者也会从中受益。另外，医生的经验都是从患者身上积累的，除此之外别无他法。比如，如果一个医学生没有临床经验，那么他怎能完成学业、成为医生呢？此外，我发现一些治疗师缺乏经验但认真负责，他们传达出了自己的好奇和热情，进而能够建立起很好的医患关系，疗效也能媲美一位经验丰富的治疗师。

医患关系很重要，医患关系很重要，医患关系很重要——

我从专业角度这样安慰自己。我也经常这样教导学生。我也经常教怎样和患者建立关系——无条件地认可和关心，不带批判地接受，真诚地参与，以及富有同理心地理解。我怎样通过和贝蒂建立关系来治愈她呢？我能表现出怎样的真诚、同情和接纳呢？我能表现得多诚实呢？当她问我对她的看法时，我要怎么回应呢？我希望通过这次治疗，我和贝蒂都能有收获。有时候，我会觉得贝蒂和人打交道的方式原始而肤浅，没有必要与她建立深入的医患关系。

我曾经偷偷地期待贝蒂的某些特质可以弥补她的外表，我也遇到过一些胖女士，她们性格开朗，思维敏捷——但是贝蒂不是这样的。我对她了解得越深入，就越觉得她很无趣。

在最开始的几次会面中，贝蒂总会十分细致地描述她在工作中和客户、同事、老板打交道时遇到的问题。贝蒂经常通过角色扮演还原各种无关紧要的对话，我只能在心里叹息——我一向都不喜欢这样。她会讲各种无聊的细节，比如每一位潇洒英俊的男同事，还有自己和对方几分钟的对话。多可悲啊，我想让自己消失，贝蒂却丝毫不肯放过我。

我们初次试探性的"边喝鸡尾酒边聊天"式的对话无限延长，并且我还有种强烈的预感，即使我们度过了这一阶段，对话也仍只会停留在这些无关紧要的事情上——贝蒂和我一见面，就一定会聊体重、饮食、工作中的琐事和烦恼，以及她不愿意上健身课的原因。天哪，我给自己找了个什么好差事？

治疗早期，我每一次治疗的笔记上都写着这样的话："又是一次无聊的谈话""今天每三分钟就看一次钟""真是我见过最无聊的患者""今天又快睡着了——必须要站着才能保持清醒""今天差点从椅子上摔下来了"……

在我考虑换个坐着不太舒服的硬椅子时，突然想到在我接受罗洛·梅（Rollo May）的治疗时，他就习惯坐在直背的木质椅子上。他说自己背不好，但是在后来和他来往的多年时间里，我从没听他提到过背部问题。所以会不会是他觉得我……？

贝蒂说过她不喜欢法伯医生，因为他总是在治疗期间打瞌睡。现在我知道原因了！法伯医生给我打电话时当然不会提到这一点，但是他确实说过贝蒂不知道怎样有效利用治疗时间。现在，我理解了法伯为什么给贝蒂开药，在治疗没有任何进展时，我们精神科医生都会采用这种方法。

从哪里开始？怎么开始？我无从下手。从体重切入似乎没有意义。贝蒂确实一开始就表明，希望治疗能让她重视起减重，不过现在距离这个目标还很远。"在我抑郁时，吃就是我活下去的唯一动力。"

当我聚焦于贝蒂的抑郁问题时，贝蒂又令人信服地说抑郁是她对自己当前生活状态的合理反应。18个月来一直待在加利福尼亚郊区一间小公寓里，从真实生活中抽离——没有家庭，没有社交，没有朋友，在这种情况下，谁会不抑郁呢？

于是我想试着让她从生活状态说起，但是也毫无进展。她能找出一堆令人头疼的解释。她说自己很难交到朋友，但是所有的胖女性都是如此。（我对这点再清楚不过了。）加利福尼亚人一向有自己紧密的小团体，不欢迎陌生人。她只在工作中与人打交道，但是大多数同事对她当上主管这件事都心怀嫉妒。还有，就像其他加利福尼亚人一样，他们热爱运动，喜欢冲浪和跳伞。贝蒂做得来这些吗？我脑海里突然闪过她在冲浪板上慢慢下沉的画面，贝蒂说得对，她不可能做这些运动。

还有什么别的选择吗？她问道。肥胖人群几乎是不可能找到对象的。为了证明这一点，贝蒂说起了她几个月前的一次约会，那是她几年来的唯一一次约会，结果却让人心灰意冷。贝蒂在当地的《湾区卫报》个人版面看到一则征婚广告，联系了对方。大多数男性发布的广告都会明确标注仅限"苗条"的女性，但是这则没有。于是贝蒂联系了发布广告的叫乔治的男士，他们约定一起吃晚餐，乔治让她在头发上束上一朵玫瑰，在当地一家餐厅的吧台等他。

据贝蒂说，乔治一看到她脸色就变了，但是出于个人修养，他没有否认自己的身份，吃晚餐时也表现得很绅士。之后贝蒂再也没有和乔治联系，但还会时常想起他。贝蒂之前也有过好几次约会的尝试，但可能那些男士老远看到了她，就放了鸽子，甚至连招呼也没打就走了。

我一直在探寻帮助贝蒂的方法，也许是我太过用力（想掩饰自己的消极感受），我犯了新手才会犯的错误，竟开始帮她想其他的社交方法。她有没有考虑过加入远足俱乐部？不，她没有远足所需的耐力。或者加入暴食者互助会呢？在那里应该能认识更多的人。算了，她讨厌一群人待在一起。其他的建议也无疾而终，但我相信一定有办法。

所有治疗性改变的第一步都是患者承担起责任。如果患者意识不到自己才是导致这种处境的罪魁祸首，那么怎么能指望他改变呢？这正是贝蒂面临的境况：她会把所有的问题都归咎于客观原因。反正自己没有错：错在工作调动、刻板的加州文化、文化活动的缺乏、全民对运动健身的看重，或是全社会对肥胖人群的恶意。我再怎么努力，贝蒂也不承认她悲惨的生活部分源于她自己的问题。

理智上，贝蒂同意只要自己不再暴食、成功减重，人们对她的态度可能就会不一样。但是这似乎很难实现，她已经无法控制暴食了。贝蒂还在找其他原因推脱责任：遗传基因（她父母的家族中都有很多肥胖的人）。她还说新的研究显示肥胖人群的生理指标会出现异常，代谢率比常人低，所以体重更不可控。不，这样行不通。我想让她承认外貌和体形是自己可控的，但目前好像不太可能实现。我必须采用能更快速起效的方法，我知道一个方法。

心理治疗师会用到的一种最重要的方法叫"过程"聚焦，聚焦过程而不是内容。在对话中，内容包括所说的具体话语和讨论的话题；过程是指表达出内容的方式，以及这种表达模式所体现的对话者之间的关系。

我要做的就是要抛开内容，例如不再试着为贝蒂提供简单的解决方案，转而关注过程，关注我们之间的关系。我们之间的关系有个显著的特征——无趣。这也正是反移情带来的麻烦：我必须清楚这种无趣中有多少是我的问题，清楚我是否和任何胖女士在一起都会感到无趣。

我小心翼翼地推进对话——其实过于谨慎了。我的消极感受拖了后腿，我害怕自己的转变太明显，一下子被发现。我对其他患者从未有这么多的耐心。我激励自己采取行动。要想帮助贝蒂，必须要整理、相信自己的感受，让感受指导行动。

贝蒂确实是个无趣的人，我必须要以她能接受的方式直面她的无趣。我可以容忍她为其他任何事情（没有朋友、一人艰难度日、住在郊区的惶恐）推卸责任，但是我一定要让她承认，她为让我感到如此无趣负有责任。

我不敢说出无趣这个词——这个词太含糊，也太伤人了。我的措辞必须准确、有建设性。我问自己贝蒂到底哪里无趣，然后找出了两个显著的特征。首先，她从没有透露过任何关于自己的私密的事情。其次，她那傻笑声让人讨厌，她还总是强颜欢笑，在应该严肃的时候也严肃不起来。

在不伤害贝蒂的前提下让她意识到这些是很困难的。我想出了一个大致的策略：基本立场是我想和她建立更紧密的关系，但是她的行为特质不允许。我想我这么说，贝蒂应该不会因为对她行为的批评而感到冒犯吧。只要我表示想更深入了解她，她就应该会高兴。我决定在这次极其令人困倦的会面快要结束时，大胆尝试一下，就从她不愿自我揭露说起。

"贝蒂，我想试试一个新的方法，我之后再向你解释为什么要这么做。从 1 到 10 分，你能评判一下你在今天的谈话中说了多少关于自己的事吗？ 10 分代表对自己的一切都非常坦诚，1 分代表谈话中都是你和电影院同坐一排的陌生人聊天时才有的内容。"

不该做这个类比。接着贝蒂花了好几分钟解释不会独自一人去看电影，觉得其他人会因为她没有朋友的陪伴而可怜她，她也感觉坐在她旁边的人会因为位置过挤而紧张。她会看到大家脸上的好奇和困惑，他们会想她能否挤进电影院狭窄的座椅内。完全偏题了——贝蒂又讲到飞机上的座位，说自己在过道上找座位时，已经坐下的乘客会因为害怕和她坐在一起而脸色煞白。我立刻打断了她，重复了一遍我的问题，解释说1分代表"和同事闲聊时的对话"。

贝蒂回答说"10分"。我惊呆了（我以为她会说2分或3分），也如实把我的想法告知了她。贝蒂解释说评判的依据是她之前从未将这些和我分享的事情告诉过其他人。这些事情包括她曾经在药店里偷了一本杂志，还有她害怕独自一人去吃饭或者看电影。

贝蒂坚持认为自己担着很大的风险，但是我告诉她："贝蒂，你给自己评了10分，但是我却不这么认为，我并不觉得你说了什么不得了的事情。"

"可是这些事情我从未向其他人提过，哪怕是法伯医生。"

"那你告诉我这些事情时感觉如何？"

"感觉还好。"

"你能用其他词表达吗？第一次说这些事情时应该会害怕或者如释重负！"

"我感觉还好。我知道你是从专业角度倾听的。还好，我感觉还好，我不知道你想听什么答案。"

"你怎么确定我是从专业角度听的？没有一点疑虑吗？"

注意，注意！我不能太过坦诚。如果我流露出负面感受，贝蒂会没办法应对的。她还是矢口否认——告诉我法伯医生在对她的治疗过程中睡着了，还补充说我似乎比法伯对她更感兴趣。

我想从她那里得到什么？在她看来，自己已经足够坦诚了，我必须要理解这一点。为什么她如此坦诚而我却不为所动？贝蒂说的话总是偏离正题——都是在其他时间、其他地点发生的事。她不能或者不愿意在我们相处的短时间里完全敞开心扉。所以不管我何时问她当下的感受，贝蒂的回答永远是"不错"或者"还好"。

这是我对贝蒂取得的第一个重要发现：贝蒂极度孤僻，只有通过维持"私人生活在别处"这样的想法，她才能支撑下去。她的朋友、熟人都不在这里，都在别处，都在纽约，在得克萨斯，在过去。所有重要的东西都在别处。这时我开始怀疑贝蒂是否一直这样认为。

还有一件事：如果她从未将和我说的事情分享给其他人，那她和其他人的关系是怎样的呢？贝蒂告诉我说，身边的人认为她是很好的倾诉对象。她觉得她和我扮演的角色是一样的：别人都愿意来找她谈心，但朋友虽多，却没有人真正懂她。在大家眼里，贝蒂是个很好的倾听者，也很有趣。她讨厌这种想法，不过这一刻板印象却很贴切：贝蒂看起来是个快乐的胖女士。

我很自然地找到了贝蒂让我感到无聊的主要原因：她没有对我坦诚——我们面对面交谈时，她向我展示的也不是真实的自己，全都是故作姿态和强颜欢笑。

"你说自己很快乐，或者表面上装作很快乐，我对这点很感兴趣。我想你一定下定决心在我面前也要表现出快乐。"

"嗯，很有意思的想法，博士。"

"自从我们第一次见面，你就在强颜欢笑。你说对生活感到绝望，却又表现出一副'难道我们的生活不美好吗'的样子。"

"我习惯这样了。"

"你表面如此开心，我都快忘了你正经受的痛苦。"

"总比沉浸在痛苦里好。"

"但你是来寻求帮助的，为什么一定要想办法逗我开心呢？"

贝蒂脸红了，好像被我的质问震惊到了，只能埋着头缓解尴尬。她拿起小手帕擦了擦额头，一直拖延时间。

"我有权拒绝回答。"

"贝蒂，我今天想一探究竟。如果你不再取悦我，会有什么结果？"

"我不觉得这样有什么问题，为什么要把每件事都看得这么……这么……我不知道——你总是这么严肃。这就是我，我一直都是如此，我也不明白你到底是什么意思。你说我取悦你，这是什么意思？"

"贝蒂，这很关键，这是我们到目前为止遇到的最关键的问题。不过你说对了，你得明白我是什么意思。从现在开始，我想在你取悦我时打断并指出来，你介意吗？"

贝蒂同意了，她几乎不能拒绝。现在我有了强有力的武器。在她傻笑、无意义地模仿口音、试着逗我笑或者顾左右而言他时，我都能直接打断（当然，在我们的约定中是"提醒"）她了。

在接下来的三四次会面里，贝蒂不再"娱乐至上"了。她第一次开始严肃地谈起自己的生活。她反思道，自己之前必须愉悦他人才能博得关注。我告诉贝蒂，在这间办公室里恰恰相反：她越是努力取悦我，我就越觉得和她疏远，也更加提不起兴趣。

但是贝蒂不知道还能怎么做：我是在让她放弃她全部的社交武器库。敞开心扉？如果要坦诚，她能展示什么呢？她的内心世界如此贫瘠，如此空虚。（随着治疗的推进，我越来越多地提到了空虚这个词。在对饮食失调患者的治疗中，心理"空虚"是个常用的概念。）

这时我只能尽可能为贝蒂提供支持。我对贝蒂说，她在冒险，现在她的坦诚度已经达到了 8 ~ 9 分。她能感觉到什么不同吗？贝蒂很快就感受到了，她很害怕，那感觉就像不带降落伞跳飞机一样。

我不再感到那么无趣了，看表的频率也越来越低。有一次我瞄了一眼时间，但不像从前是为了计算我还得忍受多久，而是想看看如果再提出一个新的话题时间是否充裕。

现在我也不必一直清除脑海里关于贝蒂外表的不好的想法了。我不再关注她的体型，还会和她有眼神交流。其实，我意外地发现自己竟然与贝蒂产生了共鸣。贝蒂说有一次在去一家酒吧的路上，有两个乡巴佬跟在她身后，学母牛的叫声嘲弄她，我同样对此感到愤怒，也和贝蒂分享了自己的感受。

我对贝蒂的看法有了很大的转变，所以回想起第一次会面时对她的态度，我感到很惭愧。回想起之前不友善地对待其他肥胖女性的经历，我感到十分难堪。

这些改变表明我们在取得进展：我们成功探寻到了贝蒂内心深处的孤独和对亲密关系的渴求。我希望能让贝蒂知道，会有人在完全了解贝蒂之后，依然珍惜她。

贝蒂现在也全身心地投入了治疗，她会思考我们在治疗中探讨的问题，然后用一周时间虚构我们之间的对话。她很期待再次会面，有一次因为出差错过了一次治疗，还感到生气和失望。

但与此同时，不知何故，贝蒂感到越发沮丧、失落和焦虑。我抓住这一机会想了解其中的缘由。患者出现与和治疗师的关系有关的症状时，治疗才算真正开始，探究这些症状有利于找到问题要害。

贝蒂的焦虑与她害怕太过依赖或沉迷治疗有关。我们的治疗已经成了她生活中举足轻重的事。她不知道如果每周不来"修补"结果会怎样。在我看来，贝蒂依然排斥建立亲密关系。她选了"修补"这个词，而不是和我会面，我会慢慢向她指出这一点。

"贝蒂，让我成为一个对你重要的人有什么危险吗？"

"我不知道。我害怕，怕我会对你过于依赖。我不确定你会不会一直陪伴我。别忘了，一年后我就要离开加州。"

"一年时间很长。所以你现在排斥我是因为以后我不能再陪伴你了？"

"我知道这听起来很荒唐，但是我对加州也是这样想的。我喜欢纽约，不想喜欢加州。如果我在这里交了朋友，会开始喜欢这里，那么我可能就不愿意离开了。我还会想'为什么要费功夫呢'，我在这儿待的时间又不长，谁想要短暂的友谊呢？"

"你如果这么想，就注定会孤独一人，也许这就是你感到内心空虚的原因吧。换句话说，天下没有不散的筵席，没有什么是能终生保质的。你的做法就像你不愿意欣赏日出，是因为不想迎来日落的那一刻。"

"这样的比喻听起来很荒唐，但是我确实是这么做的。在遇到一位我很喜欢的新朋友时，我会马上想到不得不和他们分别的那一刻。"

我知道这是个关键点，我们之后还会回到这个话题。奥托·兰克（Otto Rank）用了一句绝妙的话来形容这样的生活："因为害怕以死亡还债而不敢接受生命的贷款。"

贝蒂现在正经历短期抑郁，并且陷入一种矛盾。我们的关系越来越紧密，彼此越来越坦诚，她又有了活力，但是她并没有享受这种感觉，反而发觉自己之前的生活从未有过这种亲密感，因此感到沮丧。

我想到一年前治疗的另外一位患者，她当时 44 岁，是一位兢兢业业、一丝不苟的物理学家。一天晚上，她和丈夫发生了争执，于是借酒消愁，结果喝多了，不停地扔盘子，还差点把柠檬派扔到丈夫身上。两天后我见到她时，她脸上写满了愧疚和失落。为了安慰她，我试着劝说她有时失控也不见得那么糟，但是她打断我，说我误解了：她并不感到愧疚，只是后悔到了 44 岁才把真实的情感发泄出来。

除了体重 113 公斤外，我们很少谈起她暴食和体重的问题。她倒是经常说起母亲和其他朋友试着帮助她控制饮食（基本都毫无效果），为此还和他们展开了艰苦的斗争。我一定要避免这种事情发生在我们之间，我相信如果能帮助她清除路上的阻碍，她自然能主动控制自己的体重。

目前，通过帮助贝蒂处理孤独感，我已经清除了一个重要的阻碍。她的抑郁有所缓解；而且在有了社交活动后，她不再将食物作为唯一能满足自己的东西。但是这还不够。还有一次偶然的经历，让她对自己心中与减重相关的危险联想有了重要的发现，之后她才下定决心开始节食。那次经历是这样的。

贝蒂参与治疗已经有几个月，我想如果她加入团体治疗，进步一定会更大。首先，我确定如果有一群人为她提供支持，那么在节食的艰难时日中，贝蒂会更有动力坚持下去。其次，团体治疗可以让贝蒂有机会探索自己在人际交往中的问题，这些问题在我们之前的会面中已经浮现——她封闭自己，取悦别人，感觉自己没有什么价值。贝蒂很害怕，一开始拒绝了我的建议，但最终还是同意加入由两位精神科住院医师带领的治疗团体。

她参加的第一次团体会面很不寻常，正好我的另一位患者卡洛斯（详见"如果强暴不违法……"）也参与其中，还在会面中说自己得了不治之症。贝蒂12岁时，父亲死于癌症，之后她就害怕疾病。大学期间，她本来选了一门医学预科课程，但是由于太害怕和患癌病人接触，最后只能放弃。

接下来的几周，贝蒂不可避免地要和卡洛斯打交道，她因此十分焦虑，我不得不进行几次紧急治疗，却也难以劝说她继续留在小组。贝蒂的身体也出现了不适症状——头疼（她的父亲死于脑瘤）、背疼、气短。她执意认为自己也得了癌症，饱受折磨。她害怕去医院（由于对身材的自卑，她几乎没体检过，也从未做过妇科检查），所以她的身体状况很难确定。

目睹着卡洛斯日渐消瘦，贝蒂想起父亲曾在一年内就从一位肥胖人士瘦成了皮包骨。父亲的离世让贝蒂觉得体重减轻会让她更容易得癌症，但她也知道这不合逻辑。

脱发也会引发贝蒂强烈的情绪反应，她最初加入团体时，卡洛斯戴着假发（头发因为化疗都掉光了），但是自从他告诉小组成员自己得了癌症后，就不再戴假发了。贝蒂吓坏了，她回忆起了父亲为了做手术剃光头发的画面。她还记得在之前尝试节食时，她也曾大量脱发，感到害怕极了。

这些复杂的情绪加重了贝蒂的肥胖问题。食物能为她带来满足感，也能填补心灵的空缺，消瘦让她想起父亲的离世，最重要的是，她无意识地认为减重就意味着死亡。

渐渐地，贝蒂不再那么焦虑。她之前从没有与人谈论这些问题，也许情绪宣泄有所帮助；也许她意识到了自己的想法多么荒唐；也许是以平静、理性的口吻说出自己一些可怕的想法让她对这些想法脱敏了。

那段时间，卡洛斯对她的帮助也很大。直到最后时刻，贝蒂的家人始终否认父亲病情的严重性。这样一味否认只会让亲人更加痛苦，贝蒂对父亲的离去毫无准备，甚至没有机会和他道别。卡洛斯的做法完全不同：他很勇敢、理智，会把自己的病情和即将面临死亡的感受都坦诚说出来。更重要的是，卡洛斯对贝蒂十分友善——也许是因为他知道贝蒂是我的病人，也许是因为贝蒂出现时卡洛斯刚好学会以包容之心对待他人（"人人都有感情"），也许只是因为他一向对胖女士有好感（不得不承认，我总是觉得卡洛斯有怪癖）。

贝蒂很清楚一场恶战就要拉开序幕，她一定觉得减重路上的阻碍已经清除得差不多了。贝蒂做了很多精细的准备工作，几乎面面俱到，我不由感到意外。

她先是在我工作的诊所报了一个针对进食障碍的项目，签了一份颇有挑战性的协议，其中包含复杂的体能锻炼和一系列心理测试。然后贝蒂把自己公寓里的食物全部清走了——包括所有的瓶瓶罐罐和大包小包。她计划参与额外的社交活动，因为不吃午饭和晚饭减少了她社交的机会。让我意外的是，她加入了广场舞小组（我心想这位女士可真胆大），和每周都有活动的保龄球联盟——小时候，父亲经常带她去玩保龄球。贝蒂还买了一架静态自行车，安在电视机前。她对自己的老朋友——鹅奶奶夏威夷口味薯片、菲尔斯巧克力曲奇，还有她最爱的蜜汁甜甜圈说了再见。

此外，她还在做大量的心理准备，对此贝蒂觉得很难描述，只能说她"在做心理建设"，等待着合适的节食时机。我开始失去耐心了，只能自寻乐趣，幻想着一个体积巨大的日本相扑手缓缓踱步，故作姿态，咕哝着说自己准备好了。

突然间贝蒂就开始行动了！她开始吃流质代餐，不吃任何固体食物，每天早晨蹬40分钟自行车，下午步行5公里，每周打一次保龄球，跳一次广场舞。她的体型开始改变，一层层赘肉慢慢减少，很快体重就开始小幅下降——有时一周能减掉2公斤。

她每次来见我时都会做一个进度报告：共减掉5公斤了，接着是10公斤、15公斤。很快体重掉到了110公斤，然后是105公斤、100公斤，速度快得惊人，看起来也并不费力。我为贝蒂高兴，也很佩服她每周坚持自己的计划。不过在刚开始的几周里，我注意到内心有个冷酷的声音在说："天哪，她减得这么快，得少吃了多少啊！"

　　几周过去了，贝蒂还在按计划进行减重。3 个月后，她的体重已经减到了 95 公斤，然后是 90 公斤，一共减掉 25 公斤了！接着是 85 公斤。但是贝蒂的抵触情绪越来越强烈了，有时她会哭着来我办公室，因为一周没有进食，体重却没什么变化。她身体的每一个细胞都在抗议，但她仍然坚持控制饮食。

　　那几个月很难熬，贝蒂对所有事情都提不起兴趣，生活仿佛处处都是考验——令人作呕的流食，静态自行车，饥肠辘辘之感，电视上魔鬼般的汉堡宣传广告，到处都充斥着的食物香味：电影院的爆米花、保龄球馆里的比萨、购物中心的羊角面包以及渔人码头的螃蟹。世界上就没有一个没有香味的地方吗？

　　每一天都很糟糕，生活中没有任何乐趣。进食障碍项目中的减肥小组里，很多人都放弃了，但是贝蒂还在苦苦坚持。我对她更加敬佩了。

　　我也爱美食，有时一整天的盼头就是吃顿特别的晚餐。食欲大发时，我会不顾一切，去找点心店或者冰淇淋摊位。现在看着贝蒂减重这么痛苦，我吃东西时会有罪恶感——好像我在伤害她。只要我坐下来吃东西，无论吃的是比萨、热那亚青酱意面、青酱辣肉馅玉米卷、德式巧克力蛋糕冰淇淋还是其他我知道贝蒂爱吃的特色食物，我都会想到她。想到贝蒂拿着开罐器准备吃代餐奶昔，我不禁瑟瑟发抖。有时我会暂停几秒钟，表示对她的敬意。

　　那段时间，我的体重也超出了自己能接受的上限，我开始了为期三周的饮食控制。我的计划主要是戒掉冰淇淋和薯条，因为只是不吃快餐，我甚至不好意思跟贝蒂说我正和她统一战线。然而那三周时间里，我能真切地体会到她的感受。她说自己每晚哭着入睡，现在我能感同身受了。贝蒂说她就像一个饥饿的孩子哭喊着："喂我吃的！喂我吃的！"我也为她感到难受。

80公斤，75公斤，已经减去40公斤了！贝蒂的情绪波动很大，我越来越担心她了。贝蒂在逛街买更小号的衣服时，会感到短暂的骄傲和兴奋，但是更多的还是沮丧，只能强迫自己每天继续计划。

有时，贝蒂会很烦躁，也会为一些困扰她已久的话题向我抱怨。我让她加入治疗团体是想摆脱她吗？或者说是想卸下一点负担，让自己责任不那么重吗？为什么我不问她更多关于饮食习惯的问题呢？毕竟，吃是她生命中最重要的事。如果我接纳她，就应该接纳她的饮食习惯。（当心，当心，她就要爆发了。）为什么在她列出一条条不适合去上医学院的原因（年龄、没有毅力、懒惰、没有基础、资金不足）时，我没有反驳她？贝蒂告诉我，她把我对她可以去做护士的建议看作侮辱，就好像我在说："这位女士不够聪明，不适合上医学院——还是去做护士吧！"

有时她会表现出任性和退行。比如有一次我问她为什么在治疗团体中表现不积极，她只是怒视着我，不愿意回答。我逼迫她说出内心的想法时，她就像孩子一样平淡地说："如果不给我一块饼干，我就不听你的。"

在一段抑郁期间，她做过一个很逼真的梦。

> 我在一个类似麦加的地方，那里自杀是合法的。我和一个好友一起，但不记得是谁了。她想跳入一条很深

的沟壑里自杀。我承诺说会找回她的尸体，但是后来，我才意识到自己必须爬进这条满是腐烂尸体的沟壑中才能找到她的尸体，我觉得自己做不到。

回想梦境时，贝蒂说那天早些时候，她就一直在想自己的减肥大有成效：她减去了40公斤，而她办公室里，正好有个女士只有40公斤。那时贝蒂幻想为自己减去的身体做个"尸检"，再举办一场"葬礼"。她怀疑自己这一惊人的想法反映在了梦境里，表现为她要从沟壑里带回朋友的尸体。

从这个梦境的画面和深度中，我意识到贝蒂已经有了很大的进步。几个月前，她还是个只会傻笑、十分浅薄的人，我都有些不记得了。现在每次治疗会面中，贝蒂时刻都能吸引我全部的注意力。谁能想到，这个曾经说话内容空洞、让历任治疗师都深感无趣的女人，现在已经成为一个体贴、自主、敏锐的人呢？

贝蒂的体重已经降到了75公斤，还有另外一个惊喜。有一天我们坐在办公室里，我头一次注意到贝蒂有了曲线，我又确认了一次。这曲线之前存在吗？也许只是我更多注意她了而已。不，应该不是：从下颚到脚趾，她的身体轮廓一直就像是光滑的曲面。几周后，我看到贝蒂的胸部凸显了出来。又过了一周，我看到了下颌的轮廓，然后是下巴、胳膊肘。都浮现出来了——这个美丽的女子之前一直被埋在脂肪之下。

其他人，尤其是男性，都注意到了这些变化，在谈话间自发和她有了身体接触。公司的一位男士把贝蒂送上车，理发师还免费为她做了头皮按摩，她也确信领导看向了她的胸。

　　一天贝蒂说自己减到了 72 公斤，这是个"处女领域"——高中之后她的体重就没下过 72 公斤。我问贝蒂她是否为进入"处女领域"感到担心，虽然这只是个表示同情的小玩笑，但还是不可避免地引出了一场关于性的重要讨论。

　　贝蒂喜欢幻想美妙的性生活，但是从来没有和任何一位男性有过肢体接触——没有拥抱过，没有亲吻过，甚至都没有被骚扰过。她很渴望体验性爱，但社会对肥胖人群的态度让她得不到满足，她因此而愤怒。现在，贝蒂瘦了下来，有了得到男性青睐的可能。她常梦到居心叵测的男性（一位戴着面具的医生把巨大的针头插入贝蒂的皮下脂肪，另外一个邪恶的男性正从她腹部巨大的伤口处剥皮）。如此，贝蒂才意识到自己对性的畏惧。

　　这个话题勾起了很多痛苦的回忆，贝蒂之前一直被男性拒绝。从来没有人邀请她约会，她也没有参加过校园舞会或派对。她是朋友们的知己，帮很多朋友筹划了婚礼。现在朋友们都结婚了，她不再能逃避自己将别无选择地永远做个旁观者的现实。

　　我们很快从性话题深入到了她对自己基本的性认同。父亲生前很想要个儿子，贝蒂出生时，父亲虽然没说什么，但很失望。有一天，她做了两个关于她"失散的双胞胎兄弟"的梦。第一个梦中，他们两人都带着识别身份的徽章，一直互相交换。第二个梦中，兄弟不在了：他挤进了一个拥挤的电梯里，贝蒂却进不去（因为她的身材）。接着电梯开始下坠，所有乘客无一幸免，而贝蒂留在那里检查他的遗物。

　　在另一个梦中，父亲给了她一匹名叫"她是位淑女"的马。贝蒂一直很希望父亲送给她一匹马，在梦中，自己的童年梦想得以实现，并且父亲因为她是女生而开心。

我们关于性行为和性认同的讨论让贝蒂变得很焦虑，也感到极度空虚，她好几次忍不住吃饼干和甜甜圈满足自己。现在贝蒂可以吃些固体食物——每天吃一顿电视节目教做的节食餐，但她觉得这比只吃流食更痛苦。

很快贝蒂的减重达到的一个里程碑——她一共减掉100磅（约45公斤）了。这个她之前从未实现过的目标带有很深的性内涵。第一，卡洛斯在几个月前对贝蒂开玩笑说，如果她减掉100磅，就带她去夏威夷玩一个周末。第二，贝蒂在节食前做心理准备时，暗自发誓如果减掉100磅，她就联系乔治——那位她之前通过征婚广告约会过的男士，让他惊讶于自己的身材变化，再献身以感谢他当时绅士的行为。

为了缓解贝蒂的焦虑，我委婉地劝说她不要急，不要过于急切地体验性：比如可以多花时间和男性聊聊天，可以自学人体性结构、性技巧和自慰一类的话题。我给她推荐了一些书，鼓励她去做妇科检查，并和她的女性朋友或治疗小组一起探讨这方面的知识。

在贝蒂快速减重的过程中，还出现了一个不寻常的现象。她出现了很多次情绪闪回，会花很多治疗时间含泪讨论一些极为鲜活的记忆，比如离开得克萨斯去纽约的那一天、大学毕业，或者她对母亲不敢去参加她的高中毕业典礼的愤怒。

一开始这些回忆以及随之而来的情绪波动都是随机、混乱的，而几周之后，贝蒂发现它们遵循着特定的模式：在减到一定重量时，她就会重新体验她之前体重相同时的创伤事件或未解决的问题。随着体重的下降，过去的回忆涌上心头：离开得克萨斯州去纽约（95公斤）；大学毕业（85公斤）；决定放弃医学预科课程（也意味着放弃寻找治愈杀死父亲的癌症的方法）（80公斤）；在高中毕业典礼上的孤独——羡慕其他一同前来的父女，在舞会上没有人邀请她跳舞（75公斤）；初中毕业典礼和那时对父亲的思念（70公斤）。这真是潜意识最好的证明！贝蒂的躯体还记得她早已抛之脑后的事情，这些回忆中到处都是父亲的印记。

我们分析得越清楚，就越能看出所有的源头都是父亲、他的离世以及贝蒂那时68公斤的体重。贝蒂的体重越接近那个值，她就越感到沮丧，脑海里都是关于父亲的回忆。

接着，我们把所有精力都放在谈论她的父亲上，是时候揭开尘封的记忆了。我让她慢慢回忆，鼓励她说出全部记忆，关于父亲的病、最后时日在医院的模样、葬礼的细节、那天她穿的衣服、葬礼上的悼词、出席葬礼的人等。

我们之前虽说起过贝蒂的父亲，但是聊得并不深入。她感到从未有过的丧失感，两周过去了，贝蒂还是忍不住地流眼泪。那段时间我们每周见三次，我试着帮她找到悲伤的根源。贝蒂哭泣的一部分原因是丧失感，更大一部分原因是她想起了父亲悲惨的一生：父亲想上学的愿望（或者说是贝蒂想让他上学的愿望）没能实现，眼看就要退休了，却没等到那一天就离世了，从未如愿享受过清闲的时光。我向贝蒂指出，我从她的描述中听到，她的父亲有个大家庭，社交广泛，会和朋友们闲聊，热爱祖国，年轻时在海军服役，有时下午会去钓鱼——这说明她父亲身边的人都很了解而且爱戴他。

我让贝蒂对比一下她和父亲的生活，她才发现自己好像不必悲伤：可悲的是自己的人生，许多想要实现的都没实现，而不是父亲的人生。她的悲伤中有多少是为了那些未实现的希望呢？贝蒂当时才去看过妇科医生，得知自己内分泌失调，可能无法生孩子，所以这个问题对她来说无疑是极其痛苦的。

那几周太残忍了，我们总是会揭开更多伤疤。每次会面都很煎熬，贝蒂离开我办公室时总是愁云惨淡。她开始出现严重的惊恐发作，做了很多让人不安的梦，用她自己的话说，一晚上仿佛经历了至少三次死亡。大多数梦她都不记得了，只记得两个她从青春期、父亲去世后不久就开始反复做的梦。一个梦中，她躺在一个砖砌的狭小壁橱里，不能动弹。另外一个梦中，她躺在医院的病床上，有一根蜡烛代表着她的灵魂，正在床头燃烧。她知道蜡烛燃尽时自己就要死了，所以看着蜡烛火焰越来越弱时，感到十分绝望。

谈起父亲的离世显然激发了贝蒂内心对死亡的恐惧。我让贝蒂说说自己最初的对死亡的体验以及早年对死亡的理解。她住在牧场里，对死亡并不陌生。她看过母亲杀鸡，也听过公猪被屠宰时的嚎叫。贝蒂9岁时，祖父的离世让她感到非常不安。据她母亲说（贝蒂对此没有记忆了），她再三向父母确认只有老人才会死去，后来的几周又缠着父母，说自己不想变老，还不停地问他们多大年龄了。父亲离世后不久，贝蒂才意识到自己的死亡也是不可避免的。她记得很清楚："葬礼结束几天后，我还是没有去学校，老师说我准备好了就应该返校了。我本可以早点回去上课的，但是我感觉太快返校不合适，我担心其他人会认为我没有多伤心。我在房子后面的空地上走着，那时很冷——呼出的气都成了白烟，地上都结冰了，我想到父亲正躺在地下，他该有多冷。突然我听到天空中有个声音在对我说，'下一个就是你！'"

贝蒂停下来看着我。"你是不是认为我疯了？"

"不，我告诉过你，我不会的。"

贝蒂微笑着说："我从未对其他人说过这个故事。其实我早已忘记了，这周才突然想起来。"

"你愿意相信我，我很欣慰，这也很关键。你再说说'下一个'是什么意思吧。"

"我的父亲不在人世保护我了，原本他能保护我不受伤害和死亡的威胁，现在他不在了，我就是下一个。"贝蒂打了个寒战，"你能相信吗？现在想起这件事，我还是感到害怕。"

"你的母亲呢？她在其中扮演什么角色？"

"我也跟你说过，她总是在幕后。她为我做饭，手艺很好，但是她太怯懦了，只能我保护她。你敢相信一个得克萨斯州的人不会开车吗？父亲生病后，我12岁就开始开车了，因为母亲不敢学。"

"所以不再有人做你的后盾了？"

"那时我开始做噩梦。那个关于蜡烛的梦，我至少梦到过20次。"

"那个梦让我想到你之前说过你对减重的恐惧，为了避免和你父亲一样得癌症去世，你必须要保持体重。如果蜡烛火焰烧得'丰满'，你就会活着。"

"也许吧，不过这听着真牵强。"

我想，这又是一个很好的例子，证明治疗师匆忙做解释是无意义的，哪怕所做的解释像我的这个解释一样贴切。所有患者无一例外，都会从自己探索出的事实中受益最多。

贝蒂继续说："今年我突然冒出来一个想法，我可能在 30 岁前就会离世，现在的想法依然如此。"

贝蒂对死亡的恐惧远远比表达出来的更深。她开始没有了安全感。不论是在开车、骑车还是过马路时，她总是小心翼翼，避免受伤。她脑海里充斥着关于死亡不可预测的想法。她说："死亡随时都可能降临，尤其可能在我最预料不到的时候。"父亲一直在攒钱，计划带全家到欧洲旅行，然而计划已久，就在出发前夕，他被诊断出了脑瘤。世间任何一个人都随时可能被打倒。我们该怎样应对这种想法呢？

我现在完全集中在"当下"和贝蒂的相处，不会忽略掉她的任何问题。我与她分享了自己对死亡的恐惧。尽管我们无法忽略终会死亡的事实，但是可以改变对它的态度。从我的个人经历和专业角度来看，越是觉得生命没有意义的人，越害怕死亡。我得到一个定理：经历得越少，未实现的理想越多，对死亡就越焦虑。

我告诉贝蒂，当她全身心专注于好好生活时，对死亡的恐惧也会减少——虽然不能完全消除，但是可以减少一部分。（我们都会对死亡感到焦虑，这是我们获得自我意识的代价。）

有时，我强迫贝蒂思考一下疾病这一话题，她也表达过对此的愤怒。"为什么要考虑死亡？我们无能为力！"我试着让她理解，尽管死亡的事实会摧毁我们，但是思考死亡可以拯救我们。也就是说，对死亡的认知可以帮助我们对生命产生不同的看法，从而促使我们重新规划人生。卡洛斯明白这个道理，这就是为什么他在临终前说自己的生命得到了拯救。

在我看来，贝蒂可以从对死亡的认知中学到的重要一课就是活在当下，生活不能被无限推迟。我向贝蒂指出了她逃避生活的方式：她拒绝交友（因为害怕分离）；她因为暴食和肥胖而错过了生命中很多美好的时刻；她不是沉迷回忆，就是惧怕未来，浪费了很多时间。我还指出她有能力改变——事实上她已经开始行动了：想想她已取得的进展！

我鼓励她倾诉出内心的悲伤，希望她能发现并描述悲伤的方方面面。我一次次地问她同一个问题："你为谁、为什么而悲伤？"

贝蒂回答道："我想是为了爱，父亲是唯一一个拥我入怀的男人，也是唯一说过爱我的男性，甚至是唯一一个说过爱我的人。我不确定自己能否再次感受到爱。"

我们触及了一个我有点不敢踏足的领域。回想起来，不到一年前，我甚至不愿意看贝蒂一眼。现在我对她的态度好了很多，想说点什么安慰她，但是任何语言都显得有些苍白。

"贝蒂，被爱不仅仅靠偶然或者命运，你的力量比你想象中更强大。比起几个月前，你现在更容易找到爱。我知道现在大不一样了，你变美了，和人沟通的方式也不一样了，现在男士会更愿意接近你，你也有更多机会了。"

贝蒂在我面前也能更加坦诚地表达自己的积极情绪了，她说自己幻想成为一名外科医生或者妇科医生，在和我合作，共同完成一个研究项目。她说希望我扮演父亲的角色，这时，我们探寻到了贝蒂痛苦的最后一层，也是让她最痛苦的一层。对于父亲，除了爱之外，贝蒂也有一些负面情绪：她为父亲感到羞耻，因为他的外表（还有他的肥胖），因为他没有文化，没有上进心，缺乏社会常识。说出这些时，贝蒂终于爆发了出来，伤心地哭着。这些话她难以启齿，她对自己的这些想法感到羞耻。

我在想该如何回应时，突然记起我的第一位分析师奥利弗·史密斯（Olive Smith）在 30 年前对我说的话。（我记得很清楚，因为那是她和我在一起的 60 个小时里，她所说的唯一亲切且最有帮助的话。）我谈到我的母亲时，悲从中来，但是奥利弗·史密斯只是靠在沙发上，温柔地说："人生来如此。"

我感激她所说的这句话，30 年过去了，我把这份礼物传递给了贝蒂。虽然已过去了几十年，但是这句话依然有安抚人心的力量：她深吸一口气，努力保持平静，然后坐回了椅子上。我安慰她说自己感同身受，知道一个受过高等教育的成人和没有文化、工薪阶级的父母沟通有多困难。

贝蒂被派到加州待一年半，现在已经快到时间了。她想继续治疗，希望公司能延长外派时间，但是没有得到批准，贝蒂甚至想在加州重新找工作，不过最后她还是决定回纽约。

现在真不是停止治疗的好时候——我们正谈论到很重要的问题，贝蒂仍然在为 68 公斤的问题而困扰！刚开始，我想这可能是结束治疗最糟糕的时间了。后来我才突然意识到贝蒂对治疗如此投入，正是因为时间有限。从奥托·兰克到卡尔·罗杰斯，心理治疗中一直有个传统规律——提前设定治疗期限会提高治疗的效果。如果贝蒂不知道自己的治疗时间有限，她可能就会花更多时间来下定决心开始减重。

现在我们不清楚还能否取得更大的进展。在治疗的最后几个月，贝蒂不再探索一些尚未提及的问题，而更愿意解决已经说出的问题。我建议她回纽约继续治疗，还推荐了一位合适人选，但是贝蒂踌躇不定，她不确定自己是否会继续，也许她的进步已经够大了。

还有其他迹象显示贝蒂不会继续接受治疗。虽然没有再暴食，但是贝蒂也不再节食了。我们都觉得维持体重在 72 公斤就够了，贝蒂已经换掉了整个衣柜的衣服。

有个梦刚好诠释了治疗的这个节点。

> 我梦到有很多油漆工要为我的房子外部刷漆。他们很快就围满了整间房子，每个窗户前都站着一个人，手拿喷枪。我赶紧穿好衣服试图阻止他们。他们正在屋外刷着，突然从地板下冒出了一缕烟，很快就弥漫了整个房屋。我看到一个脸上缠着绷带的油漆工正在刷房子内部。我告诉他不需要，但是他说接到了命令，每个地方都要刷。"哪里冒出来的烟？"我问他。他说那是细菌，是厨房滋生了致命细菌。我很害怕，反复告诉他："我只想刷外部。"

治疗初期，贝蒂确实说过只想"装修外部"，结果接受了一个深度的"内部重建工程"。并且，作为"油漆工"的我把她父亲的死亡以及她未来也要经历的死亡都刷在了"墙"上。现在贝蒂说经历得够多了，该停下了。

距离最后一次会面越来越近了，我有种如释重负的兴奋感——好像我卸掉了某件包袱。在心理治疗中，有一个定理是一方对另一方的感受一定会通过某种渠道表达出来——不是通过语言就是通过行为。从我开始教学起，我一直会教导学生如果医患关系中的重要问题未得到（不管是治疗师还是患者的）谈论，那么其他所有重要的话题都无法得到讨论。

我在一开始对贝蒂进行治疗时有很强烈的负面情绪——我从未对她说出这种感觉，她也始终没有意识到。当然，我们也会谈论很多重要的问题。然而，我们确实讨论了重要的话题。这推翻了上述定理吗？在心理治疗中是不是没有"绝对"呢？

贝蒂很沮丧，因为我们即将分别，在治疗的最后3小时中，我着力帮助她缓解这一情绪。她在治疗初期就害怕的事情快要发生了：她对我完全敞开了心扉，现在却不能再随时找我聊天了。那么从一开始就那么信任我的意义何在呢？就像她一开始说的："不投入感情，就不用经历分别之苦。"

这些熟悉的感觉再次出现，但我并不担心。首先，治疗快结束时，患者必定都会有短暂的退行。（一定会。）其次，在治疗中，问题都不可能一次性根除，患者和治疗师都会不断经历反复，以不断调整并达到更好的效果——因此，心理治疗常常也被称作"循环治疗"。

贝蒂认为一旦结束治疗，我们所有的努力就会前功尽弃，为了安抚她，我提醒道她的成长不属于我，也不属于外部的事物，而是她自己的一部分，这一部分会一直伴随着她。比如，如果贝蒂能比对之前遇到的任何一个人更信任我，愿意对我开诚布公，那么她就具备了这种能力，同样可以对他人开诚布公。在最后一次会面中，我想尽力表达清楚我的观点，举了我自己的例子。

"贝蒂，我也是一样，会想念我们的会面。认识你让我也发生了改变……"

贝蒂一直在哭，眼眉低垂，但听了我的话后，她停止了哭泣，满怀期待地看着我。

"虽然我们不会再见面了，但我会将这种改变保持下去。"

"什么改变？"

"我之前跟你提到过，我没有和很多……肥胖人士打交道的经历……"我注意到贝蒂眼里的失落，暗自责怪自己没有人情味。

"我是说之前没有对肥胖患者做过治疗，现在对一些问题有了新的理解……"我从她的表情中能看出失落感更深了，"我是说我对肥胖的态度有很大改观，我们刚开始治疗时，我觉得和肥胖的人在一起有些别扭……"

贝蒂果断打断了我。"嚯！嚯！嚯！'别扭'，这真是委婉的说法。你知不知道刚开始的六周你甚至没看过我？整整一年半过去了，你从来没有，一次也没有触碰过我？甚至连握手都没有！"

我的心突然一紧。还真是这样！我从未触碰过她，我自己都没意识到。我想我和她的眼神交流应该也不多，没想到她注意到了这些！

我结巴了："你知道吗，治疗师一般不会碰他们的……"

"你说谎越多，鼻子就会像匹诺曹一样越变越长，还是别说了吧。"贝蒂被我尴尬的样子逗乐了，"给你一点提示。记住，我和卡洛斯在一个治疗团体，我们经常在团体会面结束后聊到你。"

　　我被将了一军，完全没料到。卡洛斯得了不治之症，他很孤独，感觉被人拒之门外，所以我决定用肢体接触来表示对他的支持。在每次会面开始和结束时，我都会和他握手，也经常会在他离开办公室时拍拍他的肩膀。有一次，卡洛斯得知自己体内的癌细胞已经转移到了大脑，我在他哭泣时把他搂进了臂弯。

　　我不知道该说什么。我不能对贝蒂说卡洛斯情况特殊，需要这些接触，因为贝蒂也同样需要。我尴尬极了，除了坦白没有其他办法了。

　　"你确实指出了我的不足之处！没错，你说得对，或者，曾经是这样，我们刚开始治疗时，我确实因为你的身材而退缩过。"

　　"我知道，我知道，你掩饰得并不好。"

　　"贝蒂，和我说说，你清楚我和你没有眼神交流，清楚我对你的态度，为什么还坚持选择我？为什么没有选择换个治疗师？你还有很多选择的。"（这是帮助我摆脱尴尬的绝佳问题！）

　　"至少有两个原因。第一，我已经对此习以为常。这都在意料之中，每个人对我的态度都是如此，大家都不喜欢我的外表，没有人和我有过身体接触。所以我的发型师为我按摩头皮时，我非常惊讶，你还记得吧。还有，就算你不愿意和我对视，至少对我所说的话还感兴趣。不，也不是。你感兴趣的是如果我不再取悦你，会说出什么样的话。其实这就够了，起码你没睡着，比法伯医生要好多了。"

　　"说说第二个原因吧。"

　　"第二，我能理解你的感受，我们至少在这一方面很相像。

记得你催促我加入暴食者互助会，见其他的肥胖人士，交更多朋友，或者找寻约会机会吗？"

"我记得，你说你讨厌人多的地方。"

"没错，我确实不喜欢人多，但这不是主要原因。真正的原因是我也无法忍受肥胖的人，我会感到恶心，不想和他们待在一起。所以既然我和你有同样的感受，又怎么能责怪你呢？"

闹钟响了，治疗时间到了，我们都站了起来。这次的对话让我窒息，我不想这样结束，还想再次见到贝蒂，我想一直和她聊天，了解更多。

准备离开时，我向她伸出了手，两只手。

"不！不，我想要拥抱！这是你赎罪的唯一方式。"

我们拥抱时，我意外地发现双臂可以完全把贝蒂揽入怀中。

Love's
Executioner

第五章

"我从没想过这种事会发生在我身上"

在等候室和埃尔娃问好后，我们一起走到了办公室。我能感觉到肯定出了什么事。她与往日不同，脚步沉重，垂头丧气，无精打采。在前几周里，埃尔娃还脚步轻盈，但今天，她就像我八个月前初次见她时一样，孤独落寞，神情呆滞。我记得那时她开口的第一句话是："我需要帮助，生活已经失去意义了。我丈夫离世已有一年了，但是我依然走不出这段阴影，也许我需要更长时间来适应。"

事实证明她并不是一个接受能力差的人。我们的治疗进展得非常顺利——甚至有点太过顺利了。到底是什么让她又恢复原样了呢？

一坐下，埃尔娃就叹气说："我从没想过这种事会发生在我身上。"

她遭遇了抢劫。根据她的描述，应该就是普通的手提包抢劫事件。小偷一定是在蒙特雷一家海滨饭店盯上了她，那时埃尔娃正和三个朋友聚会，她们同样是年龄较大的寡妇，之后埃尔娃用现金付了款。小偷跟着埃尔娃进了停车场，脚步声被海浪的咆哮声掩盖了，突然小偷跑了起来，抢走手提包后就跳进了附近的一辆车，一步也没停过。

埃尔娃的腿肿了，行动不便，尽管迅速回到饭店求助，但也为时已晚了。几小时后，警方在路边树丛里找到了空手提包。

300美元对埃尔娃来说是笔不小的数目，后来的几天她一直不停地想她失去的钱。渐渐地，埃尔娃不再忧愁，但是无法释怀——她一直在想"我从没想过这种事会发生在我身上。"她失去的不只是手提包和300美元，还有她对自己个体独特性的幻想。埃尔娃之前一直挺幸运，生活无忧无虑，不知普通人常常经历的烦恼是何滋味——那些小报和广播上充斥的抢劫或重伤事件从未发生在她身上。

但这次抢劫改变了一切，带走了埃尔娃舒适安逸的生活，也带走了她的安全感。之前家是一个无比舒适的所在，等候她的是靠垫、花园、床和厚毛毯，但是现在，家里到处都装了锁、防盗门、警报装置和紧急电话。之前，埃尔娃会在每天早上六点去遛狗，而现在，早晨的寂静会让她感觉有危险。埃尔娃遛狗时经常会停下来，听听有没有什么异常动静。

这些还都是小事。埃尔娃心理上受到了创伤，患上了常见的创伤后遗症。通常在意外发生或遭遇突袭后，大部分人都会失去安全感，变得更容易受惊，会时刻保持警惕。时间会慢慢冲淡他们对突发事件的记忆，最终使他们恢复到常态。

但是对埃尔娃来说，这不仅仅是一次普通的袭击那么简单，她的世界观都崩塌了。埃尔娃之前总说："只要一个人有眼睛、耳朵和嘴巴，我就能和他成为朋友。"现在情况完全不同了。她不再相信人性本善，也不再相信自己会免受伤害。她觉得自己没有了盔甲，就是个普通人，易受攻击。抢劫事件真正的影响是粉碎了埃尔娃的幻想，并再次确证了丈夫已经离世的残忍现实。

她当然知道丈夫阿尔伯特不在了，他已经去世一年半了。埃尔娃经历了所有遗孀都经历过的历程——丈夫被诊断出癌症，开始可怕又痛苦的化疗，最后一次一起去卡梅尔小镇，最后一次行驶在皇家大道，病床到了家里，举行葬礼，签署文件，收到越来越少的晚餐邀约，参加丧偶俱乐部，独自度过一个个漫长又孤独的夜晚。整个过程都糟糕透了。

尽管经历了这些，埃尔娃却始终觉得阿尔伯特还在身边，由此获得了安全感，感觉自己是特别的。她生活在"好像"中——好像世界是安全的，好像阿尔伯特就待在车库旁的工作室里。

请注意，我不是说埃尔娃出现了妄想。理智上，埃尔娃知道阿尔伯特已经离世，但是她依然和以前一样生活，活在幻想中，以减轻痛苦，让现实不那么伤人。40年前，他们用生命许下诺言，虽然具体的内容随着时间流逝已记不清了，但是大意很明确：阿尔伯特会永远照顾埃尔娃。在这个无意识假定的基础上，埃尔娃构造了一个假想中的世界——一个处处安全、人人善良的世界。

阿尔伯特生前是修理工，他修过房顶、汽车，做过普通的手工活，承包过工程，基本上什么都能修。在报纸或杂志上看到好看的家具或一些小工具时，他就会在工作室待着，仿照着做出一个一模一样的。我对手工活一窍不通，但是听到她的讲述很着迷。和一个修理工共同生活41年确实让人很安心，不难理解为什么埃尔娃感觉阿尔伯特依然在工作室里，在修理着东西，在照顾她。埃尔娃怎能舍弃这种感觉呢？为什么要舍弃？41年来的经历，让记忆就像蚕茧一样保护着埃尔娃不受现实的伤害——而这一切都被那次抢劫手提包事件打破了。

八个月前，我第一次见埃尔娃时，没有感觉到什么魅力。她长相平平，身材矮小，行动笨拙，脾气暴躁。我被埃尔娃多变的表情惊呆了：她时而眨眼，时而做怪相，时而又把眼睛瞪大，表现出震惊。她的眉毛就像会动的洗衣板。她说话时总会露出舌头，并且舌头的形态不断变化。我有时会想象着介绍埃尔娃给那些因长期服用镇定药物而患有迟发性运动障碍（因服药导致面部肌肉痉挛）的患者认识，不出几秒，这些患者一定会感觉自己被冒犯——他们会认为埃尔娃做出丰富的面部表情是在嘲笑他们。

其实我最反感的是她的愤怒。我们刚开始的几次会面中，埃尔娃总是怨气满满，喜欢嚼所有人舌根——当然对阿尔伯特除外。她讨厌那些不再来往的老友，讨厌那些总令她神经紧张的人。不管是接纳的人还是排斥的人，情况都一样：埃尔娃在认识的所有人身上都会找到令她反感的地方。她讨厌医生说阿尔伯特命数已定，她更讨厌别人为了安慰她而带来的虚无缥缈的希望。

和她相处的时间对我来说很难熬。我的注意力都分散了，一直在想自己小时候反感母亲的毒舌。我记得那时还玩过一个游戏，试着找出世间不令母亲讨厌的人。一位友善的阿姨？看着她长大的外公？会维护她的玩伴？但是我找不出任何一个人。当然父亲除外，他就是母亲的一部分，是她的代言人，是她的阿尼姆斯，是她的创造物，（根据阿西莫夫机器人第一定律）永远不会违逆她——尽管我默默祈祷过他朝母亲瞪眼，哪怕只有一次。

在对埃尔娃的治疗中，我所能做的就是坚持认真听，撑过一小时，绞尽脑汁想出能宽慰她的话——通常都是"带着怒气生活下去一定很艰难"之类的空话。有时我会故意问她其他家人的情况，总有她敬重的人吧。但是没有。埃尔娃的儿子呢？她说儿子不争气，总是不在身边，就算在她身边也和空气一样。她的儿媳妇呢？用埃尔娃的话说，儿媳妇就是位"美国公主"。开车回家的路上，儿子会给妻子打电话说立刻准备好晚饭。没问题，她可以办到。埃尔娃说这位"公主"准备晚餐只需要九分钟——把美食节目推荐的减脂餐放到微波炉里加热就好了。

埃尔娃给每个人都起了个昵称，她的孙女叫"睡美人"（埃尔娃悄声说出这个名字，还眨眼并点着头模仿打瞌睡），孙女有两间浴室——两间。她的管家叫"乐一通"，埃尔娃雇她就是希望排解自己的寂寞，但是管家太笨拙了，甚至想用马桶抽走烟雾来隐藏自己吸烟的事实。埃尔娃的牌友叫"梅·怀蒂夫人"，她是个自命不凡的人（埃尔娃说相比于旧金山其他那些呆板木讷或总是烂醉如泥的桥牌爱好者，梅·怀蒂夫人算得上头脑敏锐）。

尽管埃尔娃充满愤怒，我对此也反感，还总是想到我的母亲，但是不知怎的，我们顺利度过了前几次会面。我压抑着怒火，处理着我的反移情，慢慢地能将埃尔娃与我母亲分割开来，渐渐开始对埃尔娃产生同情。

一个重要的转折点是一天她"扑通"一声坐在我的椅子上，说："哇，我太累了。"我不解地皱了皱眉，埃尔娃解释道她刚刚和20岁的侄子打高尔夫，她完整打完了18个洞。（埃尔娃年过花甲，还不到1米5，体重至少有70公斤。）

为了让对话进行下去，我高兴地问她："感觉如何？"

埃尔娃身体向前倾，半捂着嘴，好像不愿让房间里的其他人听到一样，对我咧着嘴说："我把他打得心服口服！"

我觉得很有意思，笑得前仰后合，眼泪都笑出来了。埃尔娃喜欢看我笑，她后来告诉我这是教授先生（我的昵称）第一次自然的表现，她也和我一起笑着。从那以后，我们相处得很融洽。我开始欣赏埃尔娃——她非凡的幽默感，她的机敏，她的诙谐。她的生活富足，多姿多彩，我们有许多相似之处。和我一样，埃尔娃也经历了很大的阶级跨越。我父母二十多岁从俄罗斯移民到美国时身无分文。她的父母也是穷苦的爱尔兰移民，埃尔娃曾经租住在南波士顿专为爱尔兰人提供的廉租房，后来，她登上了旧金山诺布山的复式桥牌锦标赛，这着实是很大的跨越。

在治疗初期，每次会面对我来说都很艰难，我在把埃尔娃从等候室请进来时就开始头疼了。然而几个月之后，一切都变了。我开始期待见到埃尔娃，我们的治疗总是充满了欢声笑语。秘书说一看到我的笑容，就知道埃尔娃今天肯定来过。

几个月来，我们每周都会见面，治疗也进展顺利，彼此都很享受对方的陪伴。我们谈到埃尔娃的丧夫之痛、社会角色的转变、对孤独的恐惧以及心底无法触及的悲伤。不过最重要的是，我们探讨了她的愤怒，还有这股怒气是如何让她与家人和朋友渐行渐远的。慢慢地，埃尔娃不再愤怒，变得越来越宽容、和善。她在讲述"乐一通""睡美人"和"梅·怀蒂夫人"的故事时也不再那么毒舌。埃尔娃试着与他人和解，她不再那么易怒，朋友和家人又重新回到了她的生活中。埃尔娃做得很好，有了很大的改变，我本已在考虑提议结束治疗了，没想到发生了抢手提包事件。

遭遇抢劫后，埃尔娃觉得一切都要从头再来。抢劫事件折射出了她的渺小，她所想的"我从没想过这种事会发生在我身上"反映出她失去了对个体独特性的信仰。当然，她是独一无二的，有着与众不同的特质和天赋，她的经历独特，从来没有人和她有相同的经历。这是独特性理性的一面。但是我们（大多数人）都会从不理性的一面看待个体特殊性。这是我们否认死亡的主要方式，我们想缓解内心死亡带给我们的恐惧感，所以不理智地认为自己是不受伤害的——不愉快的事（如衰老和死亡）会发生在其他人身上，但不会发生在我们身上，我们超脱于自然法则，可以避免人类和所有生物共同的命运。

尽管埃尔娃对钱包失窃事件的反应看似不理性（比如认为自己不适合生活在地球上，害怕走出家门），但其实这表明埃尔娃认清了现实，也因此饱受折磨。对自身独特性的信仰，认为自己是个例外、可以永远受到保护的错觉都是自我欺骗，埃尔娃此前对此深信不疑，但是突然间信仰崩塌了。埃尔娃看穿了自己的幻觉，幻觉所隐藏的一切都赤裸裸地暴露在她的面前。

她的伤口也彻底被撕开。我想是时候一探究竟，再缝合伤口了，这样伤口才能愈合，不留痕迹。

我说："你说从未想过这种事发生在自己身上，我明白你的意思，接受这些苦难——衰老、丧偶、死亡对我来说同样艰难，但是它们终究都会发生在自己身上。"

埃尔娃点了点头，她眉头紧皱，对于我谈起自己的私人话题有些惊诧。

"你认为如果阿尔伯特还活着，一定不会经历这些。"埃尔娃想回避，转移话题说如果阿尔伯特还在世，她一定不会和三个老女人一起去吃午餐。我忽略了她的话。"所以抢劫事件让你接受了阿尔伯特已不在世的事实。"

埃尔娃眼里含着泪花，但是我觉得我应该也有义务继续说下去。"我知道，你也很清楚这一点，但是有一部分思想在否认。现在你完全承认他已离开的事实，他不再待在花园里了，不会从工作室回家了，不存在于世上了，只活在你的回忆中。"

埃尔娃放声大哭，身体也开始发颤，持续了几分钟。她在我面前从未如此，我不禁想："现在我该怎么做呢？"但是还好，我的直觉把我引向了一个事后证明很有启发性的话题。我的目光转向了埃尔娃的手提包——那个被抢劫又失而复得、已破烂不堪的包。我说："运气不好是一个原因，但是你带着这么显眼的大包出门不是找事吗？"埃尔娃一如既往地刚毅，她将我的注意力引向我塞得满满的口袋以及杂乱的桌面，说那个手提包只是"中等大小"。

我回应说："再大一点，你就需要拉杆来拉着走了。"

埃尔娃不理会我的嘲讽："再说了，这里面装的都是必需品。"

"你在开玩笑吧！我们打开看看！"

一番争论过后，埃尔娃把手提包摆在我桌上，开始清点东西。她首先拿出的是 3 个空的食物袋。

我问埃尔娃："你需要多准备两个袋子以备不时之需吗？"

埃尔娃咯咯笑着，继续翻她的包。我们一起看过并讨论了每一件物品，埃尔娃最后承认有 3 包纸巾和 12 支笔（外加 3 个铅笔头）确实多余，但是 2 瓶古龙水和 3 把发梳是必备的。她还傲慢地打了个响指，不理会我对那把大手电筒、笨重的记事本和相册的质疑。

每一件物品都引起了我们的争论，包括一卷 50 美分的纸币，还有 3 袋糖果（当然是低卡的）。我问她："埃尔娃，你相信吗？你吃得越多就会变得越苗条。"她听了不禁发笑。包里还有一塑料袋风干了的橘子皮（"你永远都不知道它何时会派上用场"），一把编织针（我心想"织毛衣用 6 根针就够了"），一袋发酵粉，半本斯蒂芬·金的平装小说（埃尔娃读的时候撕掉了一部分，她说"这些内容不值得留下"），一个便携订书机（"埃尔娃，这太疯狂了！"），3 副太阳镜，在包的最里层还塞着各种硬币、回形针、指甲刀、指甲锉和看起来像纱布一样的东西。

清空包后，我们两个人看着桌上排列整齐的物件，着实惊叹。包终于腾空了，再清理不出什么东西了。埃尔娃转身对我微笑，和我安静地对视着。这是个不同寻常的亲密时刻，从来没有一位患者和她一样，把包里的东西一览无余地展示给我。我接受了一切，还想看到更多。我探寻到了埃尔娃心里隐藏最深的角落，惊叹于这位老妇人的手提包竟能同时承载孤独和亲密：存在所内含的绝对孤独，以及驱散对孤独的恐惧的亲密。

自那次会面后，埃尔娃发生了很大的转变。我们的亲密时光（可以称之为爱或培养爱的过程）让埃尔娃得到了救赎。在那一小时里，埃尔娃从被抛弃变成了被信任。她对生活燃起了希望，再一次相信自己具备建立亲密关系的能力。

我想那是我治疗生涯中为患者提供的最好的一小时。

第六章

"别悄悄离去"

我不知道该做何回应。之前从未有过哪位患者让我帮他保管情书。戴夫直截了当地说明了他的理由：他已69岁，随时都有可能突然离世，妻子如果发现了这些情书一定会伤心。他不敢告诉朋友自己有过婚外情，也不知道该找谁帮忙了。他的情人，苏拉娅？她已去世30年了，死于难产。说到这里，戴夫赶紧解释说孩子不是他俩的，天知道他送给苏拉娅的情书都送到哪儿去了！

我问戴夫："你想让我怎么处理它们？"

"什么也不做，什么都不做，保管着就行了。"

"你最近一次拆开它们是什么时候？"

"至少有20年了，20年来我从未拆开信。"

我大胆回应道："那可真是烫手山芋。为什么要一直留着呢？"

戴夫一脸疑惑地看着我，我想他一定产生了一丝怀疑。我这样真的很傻吗？是他本认为我很感性，会帮助他，却发现自己想错了吗？几秒后，戴夫开口了："我绝不会毁掉那些信。"

这句话就像一把利刃，让我们六个月来建立起的关系有了裂痕。我本想说出更刻薄的话，但还是温和地说出了我的疑问："戴夫，跟我说说那些信，它们一定对你意义重大。"

戴夫从苏拉娅说起，没过几分钟，紧张气氛就缓解了，他恢复了一副轻松自在的模样。戴夫在一家美国公司在贝鲁特的分公司工作时，遇到了苏拉娅。她是戴夫征服过的女性里面最漂亮的一位。征服是戴夫的原话。他总是说出这样震惊我的话，一半是率直，一半是玩世不恭。戴夫怎么可以用征服这个词呢？他比我认为的还要没有自知之明吗？或者他想表达的含义更深刻，只是用这种微妙的讽刺嘲笑我们俩？

戴夫爱过苏拉娅——至少（在众多他交往过的女性中）苏拉娅是唯一一位让他亲口说出"我爱你"的。他们的婚外情偷偷摸摸持续了四年，很甜蜜。（不是甜蜜且偷偷摸摸，而是偷偷摸摸的刺激感让人感到甜蜜。这里我有必要简短地解释一下，因为秘密正是戴夫性格的核心，他对秘密感到兴奋，对秘密有强迫倾向，即使会付出惨痛代价也常常追求秘密。戴夫不愿意坦白说出内心的任何想法，所以他的恋情总是历经波折，与三任前妻如此，与现在的妻子也是如此。）

四年后，戴夫因公调到了其他地方，后来的六年，直到苏拉娅去世，他们两人只见过四次面，但是两人几乎每天都会联系。戴夫完好保存着她的信件（已有几百封）。有时还把它们分类归档（G代表愧疚，D代表抑郁——也就是极度失落的时候会读一读）。

三年来，戴夫一直把这些信件放在保险箱里。我虽然很想问他，他的妻子没有保险箱的钥匙吗，但是并没有问出口。戴夫喜欢保密，鬼点子多，我能想象可能会发生什么：他可能会让妻子无意中发现钥匙，然后编造一个明显虚假的故事来勾起她的好奇心；在妻子变得焦躁，迫切想找到答案时，戴夫会因为她调查自己而鄙视她，假装自己因为妻子的猜疑而伤心。戴夫经常这样做。

"现在我一想到苏拉娅的那些信，就越发焦虑，我想你能不能帮我保管一下。就是这么简单。"

我们看着这个大箱子，里面写满了苏拉娅的情话——她已经离世了，没有思想，没有意识，四散的DNA分子化作尘土，30年来，她没有想过戴夫或者其他任何东西。

我在想戴夫能否后退一步，以旁观者的视角来审视一下自己，看看自己多么可笑，多么可悲，多么盲目——这位老者已经在跌跌撞撞地走向死亡，只有靠着这些信获取一丝安慰，那是30年前自己爱过和被爱过的证明。让戴夫意识到这些会有帮助吗？他能在不认为我贬低了他和这些信的前提下意识到这一点吗？

在我的认知里，"好的"治疗（不得不说，我认为这不意味着高效或有帮助的治疗，而是深入、透彻的治疗）就是一场不断探寻事实的冒险。我初出茅庐时，采用的治疗技术便是探寻过去的真相，追踪全部生活的坐标，从而发现并解释一个人当前的生活状态、病理、动机和行为。

我曾经坚信这一点，太自大了！而现在，我在治疗中着力探寻的是什么呢？我想应该是幻想。我要打破患者的幻想。我相信尽管沉浸在幻想中常常让患者振奋、获得安慰，但是最终患者的精神会因此被削弱、禁锢，这无法避免。

不过，打破幻想需要选择合适的时机，还需要做出判断。在没有更好的选择的情况下，不要打破患者的任何幻想，当心伤害了那些无法忍受残酷现实的人。也不要试图破除宗教信仰的魔法：你根本就不是对手。一些人对宗教的渴望太过强烈，扎根太过深远，受到的文化强化太过强大。

我并非没有信仰，我一直信奉苏格拉底的话："未经审视的人生不值得过。"但这毕竟不是戴夫的信条，所以我抑制住了好奇心。戴夫几乎没有想过他保留这些信件的最终意义是什么，现在他正紧张敏感，应该也不愿让我一探究竟。可能一探究竟也并没有帮助——不管是在现在还是将来。

另外，我的问题也空洞无力。我在戴夫身上看到了自己的影子，不能再伪善下去。我也留着一沓信件，那是我曾经的一位爱人留下的，她早已离开了。我把它们小心保管着，以我自己的方式归类，例如 B 类代表我最爱的狄更斯小说《荒凉山庄》（*Bleak House*），意为在生活最没有希望的时候拿出来读一读。我也很久没有读过它们，每当我试着读一读，感受到的不是安慰，只有痛苦。15 年来，那些信一直完好保存着，我也无法销毁它们。

如果我是自己的病人（或治疗师），我会说："想象一下如果没有了这些信，它们被销毁了或是丢了，你会做何感受？想象一下，感受一下。"但是我不能。有时我会想烧掉它们，但是一想到它们不在了，就总会产生一种无法言喻的痛苦。我对戴夫有极大的兴趣，有很深的好奇心和执念，我知道这是为何：我想让戴夫为我做我该做的事，或为我们做我们该做的事。

一开始我就被戴夫吸引。六个月前，在我们的第一个会面中，我在闲聊之后问他："你怎么了？"

他说："我失去了生活的希望！"

我很惊讶，我记得我看着戴夫，他很高大，身材精瘦，满是肌肉，有一头黑亮的头发，从他炯炯有神的眼睛中完全看不出他的年龄——我心想："看起来真像个小伙子！让人佩服！"我的父亲48岁时就得了冠状动脉硬化。我希望自己在年近古稀时也能身体健康，充满活力，不用遇到突然就"起不来床"的情况。

我和戴夫在生活中都很感性，不过我比他更能克制，我早就学会不让感情主导我的生活。我不像戴夫一样热衷于秘密，我有很多无话不谈的挚友，包括我的妻子。

回到那些情书上，我应该怎么办？应该帮戴夫保管吗？为什么不能呢？毕竟，他信任我，这总不能算是坏事。戴夫从未对任何人袒露心扉，一定没有对任何男性吐露过秘密。尽管戴夫选择来治疗的原因是阳痿，但是我觉得治疗真正的任务是帮助他改变和其他人的关系。在治疗中医患必须彼此信任，对于戴夫而言，坦诚的医患关系也许可以帮助改变他对秘密病态的执着。帮他保管信件有助于我们加深彼此之间的信任。

也许那些信对于治疗有其他帮助。虽然我们解决戴夫的阳痿问题已经有了进展，但是我从未觉得他在治疗中完全放松过。我想更多关注他和妻子婚姻中的不合，阳痿多是愤怒和相互猜疑导致的。戴夫最近才结婚（已经是第四次），他说现在这段婚姻和过去几段都如出一辙：戴夫感觉像是身处婚姻的牢笼里，妻子就是看守，会监听他和别人的通话，查看他的邮件，读他的私人信件。我告诉他，婚姻在某种程度上确实是牢笼，但这牢笼是他自己建起来的。当然，他的妻子会想方设法了解他，对他的举止和回应会感到好奇。但是戴夫就是不愿意和妻子分享自己的经历，哪怕是一些无关痛痒的小事，这就让她越发好奇了。

我的这种治疗思路让戴夫产生了积极的改变，他开始尝试和妻子分享生活中的细枝末节和内心感受。经过这一尝试，恶性循环打破了，妻子变得更加体贴，戴夫的怒气消了，性能力也有了提升。

现在治疗的重点转向无意识动机。戴夫觉得被囚禁在婚姻的牢笼里，由此产生的后果是什么？是什么激发了他对秘密的热衷？是什么阻止了他和男性或女性建立起亲密友谊？他对亲密感的渴望换来了什么？现在戴夫已年近古稀，内心还能挖掘出或是意识到这些渴望吗？

回答这些问题似乎更多是我而非戴夫的任务，我甚至有些怀疑戴夫同意挖掘无意识动机就是想笑话我。他喜欢和我聊天，但是我相信，只有建立起相互的吸引，才能帮助他追忆并唤回有性生活的美好时光。我感到和他建立起的关系并不牢固。我总是觉得如果探寻得过深，让他过于焦虑，他就会一走了之——今后的治疗都会放我鸽子，我会再也不能联系上他。

如果我保管那些信件，那它们就像我的筹码：他不能轻而易举地消失，至少会提前和我打声招呼——他会不得不和我面谈，要求我还回那些信件。

除此以外，我觉得我不得不收下那些信。戴夫很敏感，我怎样才能拒绝他的请求，又不伤害他的感情呢？他很喜欢做评判，一个小错误都可能是致命的：他很少给人第二次机会。

但是我不愿意接受他的请求，我开始思考合理的理由。我想到替他保管就像和他的影子达成协议，也就是和他共谋病态的想法。这个请求有点阴谋的意味，如果我接受，我们就会像两个叛逆的少年，我能在这样不坚实的基础上建立一段稳固的医患关系吗？

我很快意识到"如果我保管信件，戴夫就很难说出结束治疗的请求"这样的想法完全是谬论。我没有注意到这样的想法来自我思维中愚蠢、反复无常、试图操控的一隅，最终一定会起反作用。这些花招无助于戴夫和他人建立直接、真诚的关系，我需要做的是向他示范坦诚、直白。

另外，如果他想停止治疗，他总能想到办法把信件拿回去。20 年前，我遇到一位患者，她的治疗中充斥着欺瞒。她有多重人格，其中两个（我把她们分别叫作布兰什和巴森）不断欺瞒对方。接受我治疗的是布兰什，她是个对自己要求严格、迂腐守旧的年轻人；我很少和巴森聊，巴森形容自己是个"性超市"，和加利福尼亚最大的色情制品商约会过。布兰什经常"醒来"后惊讶地发现巴森已经取走了银行卡里所有的钱，买了情趣内衣、红色蕾丝内裤以及飞往蒂华纳和拉斯维加斯的机票。那天布兰什又在裙子里发现了一张环球机票，立马警觉了起来。她想，如果把巴森所有的情趣内衣锁在办公室，就能阻止她去旅行了。我有些困惑，但也愿意尝试，同意她把衣服都藏在我办公桌下面。一周后，我去上班时发现办公室门开着，被翻了个底朝天，衣服也不见了。不仅如此，那位患者也不再来了，我再也没有见过布兰什（或是巴森）。

假设戴夫在接受我的治疗期间离世了呢？他身体很好，但毕竟已经 69 岁高龄，上了年纪的人都在死亡线上游走。那我要怎么处理那些信件呢？我要把它们保存在哪里呢？这些信应该有四公斤重，有一瞬间我甚至想过把它们和我的信混在一起。如果我的信被人发现了，我也可以借此掩护过去。

但是保管信件的最大问题来自团体治疗。几周前，我建议戴夫加入团体治疗，近三次会面中我们一直在商讨这件事的细节。他热衷于秘密，认为和女性打交道都带有性意味，对所有男性都有恐惧和不信任感——在我看来，所有的这些特点都适合在团体治疗中解决。戴夫勉强答应了，于是那天就成了我们最后一次单独会面。

戴夫就是在此背景下提出让我帮忙保管信件的请求的。他马上就要加入团体治疗了，这很有可能是他提出这一请求的原因。显然，戴夫并不乐意终止和我独特的关系，也不愿意和其他团体成员分享我的治疗。所以这一请求可能是维持我们之间特殊和私密关系的方式。

为了不让极度敏感的戴夫多想，我谨慎地表达了这一想法。我小心翼翼，尽量不亵渎这些信件，不直说他是在利用这些信件。我也不想让戴夫觉得我在仔细地审视我们之间的关系：现在正是促进关系发展的时候。

戴夫通常需要更多治疗时间，因为他无法很好地利用治疗时间，他很少考虑我说的话是否有道理，总是嘲笑我的解读。他坚称此时要求我保管这些信件的目的只有一个：他的妻子现在正在家里做大扫除，十分细致入微，一定会打扫到他藏那些信的书房。

我不相信他的解释，但是此时我需要耐心，不能和他争论。于是我不再追究。我其实更担心如果帮他保管信件，最终可能会导致戴夫在团体治疗中的努力付诸东流。对于戴夫来说，参加团体治疗风险高，但是收获也会很大，我希望能帮助他尽快融入其中。

团体治疗有很多好处。团体为戴夫提供一个安全的避风港，在团体中，戴夫可以发现自己在人际交往中的问题，也会随之改变自己的行为。比如他可能更多地吐露心声，试着和其他男性交好，对待女性时也会多一些尊重，会把她们视作人，而不是性工具。戴夫在潜意识中认为上述行为都会带来灾难性的后果，而团体正是推翻这些假设的理想场所。

在团体可能存在的风险中，我最担心其中的一种。我以为戴夫会拒绝分享自己身上一些重大（或琐碎）的经历，并且会含糊其词，煽风点火。其他团体成员会更好奇，提出更多问题，但是戴夫并不会详细回答。于是团体成员会被激怒，谴责戴夫不认真对待团体。戴夫也会因此感到伤心，陷入两难。他对团体成员有猜疑，甚至害怕他们，他的猜疑和恐惧反复得到验证，接着他可能会退出团体治疗，比刚开始时更孤独、更沮丧。

在我看来，如果我帮他保管信件，那么我就是在以某种反治疗的方式做戴夫保守秘密的同伙。甚至在加入团体治疗之前，他就已经和我串通，把其他成员排除在外。

慎重权衡过后，我做出了决定。

"戴夫，我明白这些信对你的意义，你信任我，我也很高兴。但是根据我的经验，如果团体治疗的每个成员（包括团体负责人）都能尽可能坦诚，那么治疗效果会更好。我真的希望团体治疗对你有所帮助，所以我们不妨这样：如果你愿意，我很乐意帮你把信件存放在一个安全、保险的地方，但是你要在团体治疗中告诉大家我们的决定。"

戴夫一脸惊讶，完全没料到我会这么说。他会同意吗？他沉思了几分钟。"我不知道，让我考虑一下，我会再和你联系。"戴夫走了，留下了他那无处安置的公文包和信件。

但是戴夫再也没有和我提起信的事——至少没有以我想象到的方式提起。不过他遵守诺言，参加了团体治疗，出席了几次会面。其实，戴夫的热情是出乎我意料的。第四次团体会面时，他告诉我团体会面是每周最有意思的事，他迫不及待地想参加我们的下一次会面。但其实热情背后的真正原因并不是戴夫愿意自我检讨，而是一群漂亮的女性团体成员吸引着他。戴夫的注意力都集中在她们身上，我们后来了解到，他还试着和她们约会。

正如我预料的那样，戴夫在团体中不愿意吐露心声，事实上，团体中有一位女性漂亮又高傲，看起来比实际年龄年轻，她喜欢戴夫，暗中默默支持他的决定。一次团体会面中，他们被问及了年龄，两人都拒绝回答，还说不想因为年龄被贴上标签。很早以前（生殖器还被称作"私密物"的时候），团体成员都拒绝提起性。20 年过去了，团体治疗中不再谈性色变，反而金钱成为人们不愿提及的话题。在我参与的上千场团体会面中，虽然成员们几乎什么都愿意倾诉，但我还没有听到过成员透露自己的收入。

而在戴夫的团体里，年龄是最大的秘密。戴夫以此开玩笑，但还是坚决不愿意透露自己的年龄，他不会破坏取悦团体中女性的机会。一次，一位女士强迫他说出自己的年龄，戴夫却说他的年龄是个秘密，让她用她的电话号码来交换。

我越来越担心团体成员会产生抵触情绪。戴夫不仅不严肃看待团体治疗，还到处开玩笑、调情，整个团体会面的讨论内容都变得肤浅了。

不过有一次，气氛严肃了起来。一位女士（特蕾莎）说自己的男友刚刚查出了癌症。医生说她男友身体虚弱，年事已高（63岁），但预后并非全然没有希望。尽管如此，她还是觉得男友命不久矣。

我有点担心戴夫：这个人 63 岁就"年事已高"了，戴夫还比他大 6 岁呢。但是戴夫眼睛都没有眨一下，开始坦诚地说："或许我需要在团体里说起这件事，我很害怕疾病和死亡，不愿意看医生——真正意义的医生。"他调皮地对我打了一下手势。"我上一次体检已经是 15 年前了。"

团体中另一位成员说："戴夫，不管你年龄多大，你看起来都很硬朗。"

"谢谢，我有健身的习惯，游泳、打网球或是健走，每天至少运动两个小时。特蕾莎，我对你和你男友表示同情，我也不知道该怎样帮助你们。我总是在思考衰老和死亡的事情，但是这些思考都太阴暗了，我说不出口。老实说，我不愿意看望病人，或是听其他人说起疾病。戴夫又一次对我打起了手势，"医生总说我在团体中太随意了，也许这就是原因！"

我问："原因是什么？"

"如果我在小组里太严肃，就会开始谈论我对衰老有多么厌恶，我有多么害怕死亡，也许有一天我会跟你们说自己做了什么噩梦。"

"戴夫，并不只有你一个人会担心，也许意识到大家都'在同一条船上'会对你有所帮助。"

"不，只有自己独自面对。这就是死亡最可怕的部分——只能独自面对。"

另一位团体成员说："即使一人孤身在船上，能看到附近船只上的光亮也能带来极大慰藉。"

会面结束时，我满怀希望，感觉这次会面有了很大的突破。戴夫聊了一些关键话题，他有所感触，愿意展示出自己真实的一面，其他成员也很善意地回应他。

接下来的一次团体会面中，戴夫说出了自己上次会面之后做的一个梦。梦的内容如下（由我的学生作为观察员逐字记录）：

> 死亡笼罩在我周围，我能闻到它的气息。我有一个包，里面塞着一个信封，信封里面有一些对死亡、衰老或疾病免疫的东西。我没有告诉任何人。我去拿起信封，感受它，突然我发现信封是空的。我十分沮丧，还

注意到信封被打开过。后来我在大街上看到了以为是信封里的东西，结果却是一双很脏的旧鞋子，鞋底快要脱落了。

这个梦让我一惊。我经常会想到戴夫的情书，希望能有机会再和他聊聊其中的意义。

虽然我很喜欢团体治疗，但是它有一个很明显的缺点：在团体中，成员通常不能探讨一些更深层次的存在性问题。参加团体时，我总是期待能有方法让我深入走进一个人的内心世界，但是最后不得不关注一些实际（也是更有帮助的）问题，即帮助人们化解人际交往中的障碍。但是我无法抗拒这个梦的吸引力：它就像通往密林深处的小道。我很少听到能直白地回答一些无意识谜团的梦境。

戴夫和团体中的其他人都不知道这个梦的含义。他们争论了几分钟后，我故作随意地问戴夫，关于梦里那个信封，他是否联想到什么，只是因为想保守秘密而没有分享。

我知道这很冒险。强迫戴夫开口（或者由我）透露他在加入团体前和我单独会面时透露的一些事情有可能是个错误，甚至可能是个致命的错误。我认为我的问题还没有超出安全的边界：我是完全根据梦里的信息分析的，戴夫可以轻易反驳我说他没有联想到什么。

他的回应很坦诚，尽管仍有些羞怯。他说也许梦境和他一直在保密的信件——关于"某段特定关系"的信件有关。这句话引发了团体成员极大的好奇心，大家纷纷开始提问，直到戴夫说出这些信和自己过去与苏拉娅的婚外情有关，以及他要找个安全的地方存放这些信。不过戴夫并没有说婚外情是 30 年前发生的，也没有提到请我帮他保管信件，以及我帮他保管的前提——他把我们的商议如实告知团体成员。

团体成员更关心保守秘密的问题——虽然这是治疗中重要的问题，但我现在对此并不特别关心。大家很想知道戴夫为什么如此隐瞒，有些人能理解他不想让妻子知道，但是大家都想不通为什么他对所有事情都守口如瓶。比如为什么他不告诉妻子自己在接受心理治疗？他解释说如果妻子知道自己在接受治疗，肯定会想他在治疗师面前抱怨她，由此会感觉到威胁，会让他把每周在治疗中说的内容再讲给她听一遍，这样他的日子就会很不好过。但是大家都不认同他的托词。

团体成员说，如果戴夫真如他所说的那样在意妻子的想法，就应该想想妻子会因每周都有一段时间丈夫不知去了哪里而烦恼。每周戴夫来参加团体治疗，都会编造一个蹩脚的借口（戴夫已经退休了，没必要出门工作了）。戴夫也会用各种计策藏起来自己每月的治疗账单。他就像一个偷窃者！何必呢？甚至连戴夫保险单的邮寄地址都是他的私密邮箱。团体成员对戴夫在团体里的遮掩也感到不满，他们觉得没有得到戴夫的信任，和他有距离感。为什么他早先要用"关于某段特定关系"这样的措辞？

大家都直接向他指出："行了吧，戴夫，你和我们坦诚说出这些，讲讲你的'情书'，又有什么影响呢？"

团体成员们正是在跟从自己的内心，做他们该做的事。他们选择了梦境的一部分——保守秘密作为主题，这也是戴夫在和他们相处中的主要问题，还很好地回应了这个问题。尽管戴夫对此有些焦虑，但他还是积极地参与讨论，且没有乱开玩笑。

我不满足于此。那个梦境很有价值，我想继续挖掘。我在团体中提问："还有人对这个梦里的其他内容有什么设想吗？比如死亡的气息，还有信封里面有些可以'对死亡、衰老或疾病免疫的东西'？"

成员们沉默了一会儿，然后戴夫对我说："你怎么看，医生？我真的很想听一听。"

我无处遁逃了。我不能透露戴夫在几次会面中单独对我说的一些事情，但是这样我就没法回答了。他还没有在团体中说苏拉娅已经离世 30 年，他已经 69 岁高龄，害怕死亡来临，还有他让我帮忙保管信件的事。没错，我如果说出这些事情，就是背叛了戴夫，他可能会不再继续治疗。我是走进了一个陷阱吗？唯一能救自己的方法就是坦白。

我回答说："戴夫，我真的很难回答你的问题。我如果不把你告诉我的那些事情分享给大家，就没办法回答你的问题。我知道你很注重隐私，我也不想辜负你的信任。所以我要怎么办呢？"

我靠向椅子，欣慰自己如实说了这些。这是很好的处理方式！希望我的学生也能学习到。如果你陷入两难，或者感到矛盾，不知该如何抉择，最好的方法就是向患者坦诚说出你的困境或想法。

戴夫回答："说吧！没关系，我参与治疗就是想知道你的建议。我没有什么好隐瞒的了。你不用隐藏任何我说的事情，我之所以没有和大家说起我们关于信件的约定，就是不想向你妥协，我的请求和你的回应其实都有些古怪。"

得到戴夫的允许后，我开始向团体成员讲述，大家都为我们的交流感到震惊。那些信件对戴夫的意义，苏拉娅30年前的离世，戴夫不知该把信件存放在哪里的困境，让我帮忙保管的请求，还有我同意帮他保管的条件。讲述时，我小心翼翼，生怕无意中暴露了戴夫的年龄或者其他任何看似无关紧要的信息。

接着我开始分析那个梦。我想那个梦解释了为什么戴夫始终保存着那些信件，当然也解释了我为什么保存着我的信件，但是我没有提到我面临同样的问题：我没有足够的勇气。我对自己合理化，想着接受治疗的是这些患者，不是我。团体会面的时间很宝贵——还有8位患者没有讲述，但是只剩90分钟了，而且让患者听治疗师讲自己的问题并没有任何帮助。患者要相信治疗师会面对并解决他们面临的问题。

这些不过是合理化，说出真正的问题是需要勇气的。我总是对自己的事情透露得太少，但是无论我什么时候分享自己的事，患者都能从中受益，因为他们了解到我和他们一样，也会面临很多困扰普罗大众的事情。

我继续说，这个梦的主题和死亡有关。梦的开始是："死亡笼罩在我周围，我能闻到它的气息。"那封信也很关键，其中有对死亡和衰老免疫的东西。还有什么比这更明显？情书就是护身符，也是否认死亡的体现。它们抵挡衰老，让他永远保持激情。感受过真爱，被人铭记，有人永远陪伴在身边，就意味着不朽，意味着在人世能免受孤独。

后来，戴夫在梦里看到信封被撕开了，里面没有任何东西。

为什么会这样？可能是戴夫觉得一旦和别人分享了信的秘密，它就失去魔力了。这些信有抵御衰老和死亡的能力，这显然是不合理的——在理性之光的映照下，这一黑暗的魔力就会消失。

一位团体成员问："那双又脏又旧、鞋底快要脱落的鞋预示着什么呢？"

我正要回答不知道时，另一位成员说："预示着死亡。那双鞋已经没有了灵魂。"

是灵魂（soul），而不是鞋底（sole）！真是美妙！我之前怎么没有想到？我之前只理解了前半句：我知道这双脏了的旧鞋象征着戴夫本人。有些时候（比如戴夫问团体里一位比他年轻 40 岁的姑娘要电话时），团体成员就会团结一致，叫戴夫"脏老人"，我很庆幸这个绰号从未被大声说出过。但是在团体讨论时，戴夫以此自嘲。

"天哪！一个灵魂出窍了的脏老人。这就是我！"他为自己创造的新描述而笑出声。戴夫热衷于语言的魅力（他精通好几种语言），对于从"鞋底"到"灵魂"的转换，戴夫感到十分惊喜。

尽管他言语风趣，但是虽然现在所谈到的话题让他很痛苦。团体中有个人请他分享对"脏老人"这个昵称的看法，还有人问他对在团体中说出那些信件的秘密做何感受。他和团体成员会因此更亲密吗？还有人说每个人都会面临衰老，身体也会大不如前，希望他能谈谈更多对此的感受。

但是戴夫什么也没有回答，他那天做得已经足够多了。"今天的会面意义重大，我需要时间好好消化一下。今天 75% 的时间都是我在说，应该把时间留给其他人了。"

所以我们只好不再关注戴夫，而把焦点放到其他人身上。那时没有人想到，这次会面竟是和戴夫最后一次相见。戴夫再也没有参加过团体治疗。（他也不愿意再接受任何心理治疗，包括我的治疗。）

不只是我，团体中所有人都不禁反思。为什么戴夫突然不再参加团体治疗了呢？是我们让他说得太多了吗？我们是不是把他逼得太紧了？我背叛了戴夫吗？我走进了陷阱吗？如果我不说出信件的秘密，也不再继续分析那个梦，效果是否会更好呢？（关于这个梦的解读很成功，患者却因此脱落。）

也许我们能预见到戴夫会离开，但是我也不确定。现在回想起来，我很确信戴夫的小心翼翼、回避和否认最终一定会带来一样的结果，我从一开始就强烈地感觉戴夫会退出团体治疗。（虽然我有先见之明，但是对他的心理治疗做得不好，所以我心中并没有获得一丝安慰。）

最重要的是我感到很难过，为戴夫难过，他很孤独，执着于自己的幻想，他想要勇敢一点，却不愿意面对赤裸裸的残酷现实。

然后我想到了自己保留的信件。如果我死后，我的信被发现了会怎样？（这一天终究会来，我还做假设，想到这儿我不禁笑了。）也许我应该把它们交给信任的人保管。为什么要为这些信件如此烦恼呢？为什么不干脆把信烧掉，自己也好解脱呢？为什么不现在就行动？就是现在了！但是想到这里我很难过，就像被利刃直接刺穿胸骨一样疼。为什么会这样？为什么这些已泛黄的旧信件让人如此痛苦？总有一天我会不得不面对这个问题。

第七章

两 次 微 笑

有些患者的问题很好处理。他们来找我时已准备好有所改变，治疗会进展顺利。有时我并不需要做什么努力，我提出问题或者做出简单解释只是为了让自己（也让患者）感受到我在这一过程中是不可缺少的。

玛丽不是这类患者，与她的每次会面都让我很伤神。三年前，她来找我治疗，那时她的丈夫已离世四年，但是玛丽仍沉浸在悲伤中无法自拔。她面无表情，她的想象力、身体、性欲——她的整个生命似乎都僵止、停止流动了。在很长一段时间的治疗中，玛丽都死气沉沉的，我在她身上必须要付出两倍的精力。哪怕是现在，玛丽不再一味沉浸在悲痛里，但在治疗的全程中还是毫无生气，我们之间的关系也淡漠疏远。我无法扭转这一局面。

今天我总算可以放个假了。一名治疗师来与玛丽会面，我只需要旁听，在旁享受这难得"免责"的一小时。几周以来，我一直敦促玛丽去咨询催眠治疗师。玛丽很抗拒尝试新鲜事物，尤其害怕催眠疗法，不过最终还是同意在我全程陪伴的前提下接受催眠治疗。我不介意，其实我还挺喜欢这个建议，我只需坐在一边，看着迈克——我的同事兼朋友工作。

此外，坐在一旁观察也为我提供了难得的对玛丽进行重新评估的机会。三年了，我对她的了解可能还很狭隘、刻板。也许玛丽有了很大的改变，我却没有注意到；也许其他人对她的看法和我不同。是时候发掘出玛丽不同的一面了。

玛丽是西班牙裔，18年前，她从墨西哥城移民到了这里。玛丽在墨西哥读大学时和丈夫相识，丈夫生前是个外科医生，一天晚上，因为接到紧急电话急着赶往医院，在途中发生了车祸，不幸去世。玛丽长得很漂亮，身材高挑，很有气质，鼻子轮廓分明，一头乌黑的长发在脑后挽了个结。她多大年龄呢？有人可能会猜25岁，也许不化妆的话像30岁，绝不可能到40岁。

玛丽很有气场，很多人可能都会因为她的美丽和高贵而心生距离感。我则被她深深吸引了。我被她的故事触动了，很想安慰她，甚至还幻想过把她拥入怀中，感受着她的体温。我总是在想自己有多强的吸引力。玛丽让我想到一位漂亮的阿姨，她们会扎一样的发型，我在青少年时期曾对这位阿姨有过性幻想。这可能是我被吸引的原因。也许因为我是这位高贵的女士唯一的倾诉者、守护者，所以我感到很荣幸。

她把自己的悲痛埋在心底，没有人会想到她对生活感到无望；会想到她非常寂寞、孤独，每晚都以泪洗面；会想到丈夫已去世 7 年，但其间她从没有和其他人约会过，甚至都没有和男性私下交流过。

前四年里，玛丽不愿意接触任何男性。又过了两年，玛丽的悲伤稍微缓解了一点，她意识到可能唯一的解脱方法就是开始一段新的恋情，但是她如此高傲、冷淡，男性都觉得无法和她接近。玛丽认为只有坠入爱河，生命才有意义。几个月来，我一直在尝试改变她的这一想法。我帮助她拓宽视野，培养爱好，和女性交朋友，但是她的想法几乎不可撼动。后来，我终于放弃了，玛丽的想法改变不了，我只能试着让她学会如何与男性约会、相处。

但是后来，我们的治疗不得不终止。四周前，玛丽在旧金山坐缆车时摔了出去，下颌骨骨折了，面部和牙齿也伤得很重，脸和脖子上都有很深的伤口。住院一周后，口腔外科医生开始对她进行牙齿修复手术。玛丽很怕痛，尤其是牙痛，所以她很害怕频繁地去见口腔医生。她的面部神经也受了损伤，脸的一侧疼痛难忍。药物没有效果，为了缓解玛丽的疼痛，我才建议她做催眠治疗。

通常情况下，玛丽只是有些不配合治疗，但是自从那次事故之后，她开始抗拒治疗，变得十分刻薄，着实出乎了我的意料。

"蠢人或者意志薄弱的人才会相信催眠疗法，这就是你建议我接受催眠治疗的原因吗？"

"玛丽，我要怎么解释才能让你相信催眠和意志力或智力没有任何关系呢？能够被催眠是每个人与生俱来的特征。尝试一下有何风险？你说自己疼痛难忍，一个小时的催眠治疗可能会帮助你缓解。"

"你说得轻巧，但我可不想被愚弄。我看过电视上的催眠疗法——那些人看着都很愚蠢。他们明明躺在干燥的地方，却想象自己在游泳，或者只是坐在椅子上，却想象自己在划船。有个人舌头伸了出来，她都不能把它缩回嘴里去。"

"如果我想象你说的这些事将发生在我身上，会和你有一样的担忧。但是电视上和现实中的场景是完全不一样的，我已经跟你详细介绍过，最主要的一点就是没人试图控制你，而你能学会用意志控制疼痛的办法。听起来你好像还无法信任我和其他医生。"

"如果医生靠谱，他们早就该及时打给神经外科医生，这样我的丈夫就不会死了！"

"今天我们有很多要解决的问题——你的疼痛、对催眠的担忧（或者说是误解）、对被愚弄的恐惧、对医生（包括我）的愤怒和不信任。我一时不知道该从何入手。你有一样的感受吗？你觉得我们应该从哪里开始？"

"你才是医生，你做决定。"

就这样，治疗开始了。玛丽很脆弱、很愤怒，尽管她说对我表示感激，但是她的话语里总免不了讽刺或挑衅。她的注意力从来都不集中，不停地从一个话题跳到下一个话题。有时她意识到了，会为自己的暴躁道歉，但是过不了几分钟，就又开始急躁、自怨自艾，每次都是如此。我知道，尤其在这种困难时刻，最重要的是维系我们之间的关系，不要拉开了我们之间的距离。所以我一直坚持到现在，但我的耐心也是有限的。她答应了接受迈克的治疗，有人帮我一起分担压力了，我也稍微轻松了一点。

我同样希望能得到同事的支持，这是我最希望从玛丽的催眠治疗中得到的。我希望有人能理解我在对玛丽的治疗中的感受，希望有人能对我说："她可真让人费心，你做得很好。"这一想法其实和玛丽无关，她也不能从中受益，并且我不希望迈克对她的治疗进展顺利：我希望他的治疗过程和我的一样曲折。没错，我承认我内心希望玛丽在催眠治疗中为难迈克："玛丽，来吧，使出你的浑身解数吧！"

但是让我意外的是，整个治疗进展得很顺利。玛丽很适合接受催眠治疗，迈克精通催眠疗法，开始引导她，教她进入催眠状态。迈克还使用催眠麻醉缓解了玛丽的疼痛。他让玛丽想象躺在椅子上，牙医正给她注射麻醉剂。

"想象你的下巴和脸颊渐渐没有了知觉。现在，脸颊彻底失去知觉了，用你的手去感受一下。想象你的手也快麻木，在触摸脸颊的那一刻手彻底麻木了，接着麻木感传到了身体的每个部位。"

想象自己疼痛的部位都已麻木对玛丽来说很轻松。很好，我从她的脸上看到了一丝放松。

接着迈克又和她聊起疼痛。首先他说了疼痛的功效：疼痛可以提醒你不要过度活动下巴，不能嚼硬东西。这种功能性疼痛与愤怒、神经损伤等引起的无用疼痛是完全不同的。

迈克建议玛丽首先要了解这种疼痛：要区分功能性疼痛和无用疼痛。最好的办法就是提出关键问题，再和她的口腔医生深入探讨，毕竟口腔医生最了解玛丽脸部和口腔的受伤状况。

迈克的话清晰明了，恰到好处地融合了专业性和家长作风。玛丽和他对视了几分钟后开始笑着点头，迈克明白她已经听进去了，对她的回应很满意，开始进行最后一项工作。玛丽烟瘾很大，她同意接受迈克的催眠治疗的一个原因是希望他帮助她戒烟。迈克是这方面的专家，他开始了一场经过多年打磨的演说。他主要强调了三个要点：她想要好好生活，她需要健康的体魄才能好好生活，以及香烟会荼毒她的身体。

为了说明，迈克建议："想象你的宠物狗，如果没有养过，就想象一只很多人喜欢的狗。如果有一盒狗粮上面贴着'有毒'的标签，你还会喂那只狗吃这盒狗粮吗？"

玛丽和迈克再一次对视，玛丽再一次笑着点头。虽然迈克知道她理解了其中的意思，但他还是进一步说明："为什么不像对待小狗一样对待自己的身体呢？"

在剩余的治疗时间里，迈克主要讲解了自我催眠的方法，教会了玛丽如何用自我催眠战胜烟瘾，让她更深入地意识到拥有健康的体魄才能好好生活，而抽烟只会伤身。

这次的催眠治疗大有成效，迈克做得很好：他和玛丽相处得很融洽，高效地完成了所有的治疗目标。玛丽离开办公室时，显然对迈克和这次治疗感到满意。

之后，我回想了我们三人共同参与的这次治疗。尽管从专业角度看，治疗效果很好，但是我没有得到自己渴望的支持和理解。当然，迈克不知道我的意图，我也不能对我的后辈坦白这一不成熟的想法。迈克一定想不到玛丽曾是个多么让人头大的患者，想不到我对她的治疗进展得有多难——而在接受迈克治疗时，她从恶魔变成了模范患者。

当然，他们俩都不知道我的这些想法。然后我开始想，在这次治疗中，他们两人是否有未完成的愿望，有什么没说出口的想法，对治疗有什么看法。假设一年以后，迈克、玛丽和我分别回忆起这次治疗，我们的想法会不会一致呢？我怀疑我们都会遗忘了对这一个小时的看法。为什么等到一年以后？假设一周后就回忆呢？或者立刻就说出来？我们可以重现并翔实、准确地记录下这次治疗吗？

这个问题很重要。基于患者选择透露的从前的经历，治疗师通常会相信患者能够重构其生命史：他们能发现早年生命中的一些重要事件，与父母关系的真正特点，和父母、兄弟姐妹的相处，家庭系统，经历过的恐惧和磨难，以及童年和青少年时期的友谊。

但是如果患者连普通的一小时回忆都捕捉不到，那么治疗师、历史学家或传记作者有可能重构其生命史吗？很多年前，我做过一项实验，邀请了一位患者和我分别写下对治疗过程的看法。比较过后，很难相信我们描述的是同一件事，就连我们对有效治疗的定义都不同。我做的解释都到哪去了？她从来没听进去过！相反，她记得并感恩的都是我所说的那些平常的话、我个人的看法和我为她提供的支持。⊖

这时，很需要有一个尊重事实的裁判，或者一些权威的清晰

⊖ 关于治疗师和患者的不同看法，详见《日益亲近：心理治疗师与来访者的心灵对话》。

影像。现实不过是幻觉，或充其量是参与者的个人看法，这多么令人不安啊。

如果让我来总结那次治疗，我可能会围绕两个格外"真实"的时刻：玛丽和迈克两次点头并相视一笑的时刻。第一次是迈克建议玛丽找口腔科医生细致探讨她的疼痛；第二次是迈克为了表达清楚，举例说玛丽不会给小狗喂有毒的狗粮。

后来，我也和迈克针对那次治疗聊了很久。从专业角度看，他觉得那是一次成功的咨询。玛丽很适合接受催眠治疗，他事先制定的目标也都达成了。而且在那次治疗的前一周，迈克为两位患者办理了住院，还和部门主管发生了摩擦，经过糟糕的一周后，迈克对那次治疗格外满意。更令他欣慰的是，我见证了他的称职和高效。迈克比我年轻不少，在工作中也很敬重我，我的认可对迈克来说意义重大。他从我这里得到的正是我希望从他那里获得的，多么讽刺啊。

我问他怎么看待玛丽两次对他微笑，迈克也对此记忆深刻，他觉得这意味着影响力和关系。笑脸显然说明玛丽理解了迈克所说的话，而且还受到触动。

但是我之前有对玛丽进行治疗的经验，所以对此有不同的解释。玛丽第一次微笑的背景是迈克建议她去和口腔外科的Z医生聊聊她的疼痛。他不知道玛丽和Z医生有什么故事！

玛丽第一次见Z医生是在20年前，那时他们一起在墨西哥城上大学。在校期间，Z医生就开始苦苦追求玛丽了，却没有结果。一直到玛丽的丈夫出车祸前，他们都没有联系过。Z医生毕业后也来到了美国，就在玛丽的丈夫出车祸后就诊的医院里上

班。丈夫头部受了致命的创伤，在他生命的最后两周里，Z 医生
为玛丽介绍病情，也提供了很多支持。

Z 医生有家室，还有五个孩子。尽管如此，玛丽的丈夫刚过
世不久，他就开始重新对玛丽展开了追求，还想和她发生性关
系。玛丽愤怒地回绝了他，但他还是锲而不舍。在电话中、教堂
里甚至是法庭上（玛丽以过失罪起诉了医院），Z 医生都对玛丽挤
眉弄眼，暗送秋波。玛丽很反感他的行为，拒绝得也更加坚定。
玛丽告诉 Z 医生他的行为令人反感，她绝对不会和他发生什么关
系，如果他再这样骚扰她，她就会告知他的妻子——一个可怕的
女人。话说到这个份上，Z 医生才停止了他的行为。

后来玛丽从缆车上摔了出去，头部受到了撞击，昏迷了一个
小时。醒来后，她疼痛欲裂，也更加感到孤独：她没有好朋友，
两个女儿都去欧洲度假了。急诊室的护士问她的医生是谁时，玛
丽嘟哝着："打给 Z 医生。"大家都说 Z 医生是该区域最专业、经
验最丰富的口腔外科医生，并且玛丽觉得让一个不认识的医生为
她做手术风险太大了。

Z 医生在第一次关键的手术过程中什么也没说（不过他做
得很好），但是术后不久，他们就聊了起来。Z 医生很刻薄、专
治，我相信他还有点施虐癖。他说玛丽喊疼只是反应过度，不愿
意给她开太多止疼药或镇静剂。他吓唬玛丽说可能会产生危险的
并发症或面部扭曲，还说如果她继续抱怨，他会不再对她进行治
疗。在我向 Z 医生提出需要止疼药时，他不高兴了，说他比我更
了解外科手术后的疼痛。他还说也许我已经厌倦了谈话治疗，想
换个专业了。按他的话说，我已经沦落到给玛丽私下开处方的地

步了。

她在好几次与我的会面中都在抱怨自己有多疼，抱怨 Z 医生（玛丽的嘴巴和面部还会有阵阵疼痛，直到现在，她都觉得如果之前接受了和 Z 医生发生性关系，他一定会更用心地对待她）。玛丽在他办公室就诊时总是被羞辱：只要助手离开办公室，Z 医生就会做性方面的暗示，在玛丽胸部上下其手。

我想不到什么方法能改变她现在的处境，所以我强烈建议她换个医生，或者至少再找一位口腔外科医生咨询一下，我还给她推荐了合适人选。她不喜欢她的遭遇，她讨厌 Z 医生，但是不管我提出什么建议，玛丽总有理由回绝，她总说"但是"或者"没错，但是"（她就是一个"拒绝协助的抱怨型病人"）。玛丽最主要的担忧是既然是 Z 医生为她做的手术——主刀医生只有他一个，那么他就是最了解情况的，她生怕面部或口腔会留下永久性损伤。（她也很担心自己的外表，尤其现在自己单身了，需要用外表赢得男性的青睐。）没有什么比面部痊愈且功能不受影响更重要，哪怕是愤怒、尊严或恶意的调戏。

还有一个重要的考量。缆车突然开始倾斜，所以玛丽下车时才会摔倒，她起诉了市政部门。受伤后，玛丽失去了工作，过得很拮据。她希望治疗费用在她可接受的范围内，也怕惹恼了 Z 医生，因为 Z 医生在法庭上关于她的伤情和疼痛程度的证词可以确保她胜诉。

所以玛丽和 Z 医生强行在一起"尴尬地跳舞"，一边是求爱被拒的外科医生，一边是下颌骨骨折、牙齿断裂的玛丽，中间涉及一场金额达百万美元的诉讼，所以 Z 医生放肆地威胁玛丽。在如此复杂的情况之下，迈克理性地建议玛丽去和医生聊聊她的疼痛，当然他毫不知情，所以玛丽笑了。

第二次笑是在回答迈克那个绝妙的问题——"你会给小狗喂有毒的狗粮吗"时。

这个笑容背后也是有故事的。九年前，玛丽和丈夫查尔斯养了一只狗，是只笨拙的腊肠犬，名叫艾默。一直都是查尔斯照顾艾默，玛丽刚开始还有些反感它，但后来她越来越喜欢艾默，几年来艾默都和他们睡在一张床上。

后来艾默渐渐老了，脾气古怪，还患上了关节炎，查尔斯死后，玛丽的注意力都放在它身上。通常失去至亲的人都会让自己忙碌起来，在查尔斯刚去世时，艾默正好帮玛丽转移了注意力。（在美国的文化中，安排葬礼的各个事项就够忙碌了，还要签署各种医疗保险和房产证明的文件。）

接受了大概一年的心理治疗后，玛丽的抑郁有了很大的改善，她也决心振作起来继续生活。但玛丽还是觉得只要找到了伴侣，就能重新获得幸福，其他事情都是浮云。在找到另外一位男士共度一生之前，玛丽觉得和其他人打交道都只是为了打发时间而已。

艾默是她迎接新生活的阻碍。玛丽决心开始一段新的恋情，但是艾默似乎觉得自己就是陪伴她的男主人。只要家里来了陌生人，尤其是男性，艾默就会对他们嚎叫、撕咬，丝毫不愿意收敛。艾默拒绝在户外小便，每次都等进屋后尿在卧室地毯上，再怎么训练或惩罚都毫无成效。如果玛丽把他关在门外，艾默就一直不停地叫，隔了好几户的邻居都会打电话来，请她做点什么来制止狗叫。如果玛丽想办法惩罚了艾默，它又会在其他房间的地毯上撒尿来报复。

现在房子里已满是艾默制造的臭味，客人一进门就能闻到一股刺鼻的臭道，不管她使用多少空气清新剂、肥皂、除臭剂或是香水都清除不了臭味。所以玛丽不好意思邀请客人来家里，她开始尝试在饭店与人约会。渐渐地，玛丽又厌倦了各种社交场合。

我本就不爱狗，但能看出这只狗似乎比其他狗带来更多麻烦。有一次玛丽把艾默带到了我的办公室，我就见过它那一次——它太调皮了，治疗全程都在叫，出声地舔自己的生殖器，制造噪声。也许就在那时，我觉得艾默必须要送走了，我不能看着它毁了玛丽的生活，或者让我的努力白费。

这并不是件容易的事，玛丽下定不了决心。房子里还有另外一处气味污染源，玛丽说租客喜欢烹煮发臭了的鱼，但是玛丽对她很友善。听从了我的建议后，玛丽去和她对峙了，但是租客不愿意改变自己的烹饪习惯，于是玛丽毫不犹豫地让她搬走了。

艾默的情况很棘手。查尔斯生前一直养着他，艾默的身上有一丝查尔斯的影子，我们无止境地讨论应该如何抉择。艾默已经尿失禁了，兽医诊所的费用高昂，疗效却并不明显。找专门的宠物心理治疗师对艾默进行训练同样收效甚微。渐渐地，玛丽难过地发现（当然是在我的教唆下），她不得不把艾默送走了。她给所有的朋友打电话问有没有人想养艾默，但大家都不是傻瓜。玛丽还在报纸上发广告，但是哪怕以免费送狗粮来吸引人也没有用。

似乎只剩下一个方法了，玛丽的女儿、朋友和兽医都劝她让艾默安乐死。当然，我也是"幕后黑手"。终于，玛丽妥协了，她做了个拇指向下的手势。某个早晨，乌云密布，天灰蒙蒙的，艾默最后一次被带去看兽医。

同时，另一个问题也出现了。玛丽的父亲住在墨西哥，他身体越来越虚弱了，所以玛丽考虑把父亲接过来一起住。我觉得这对玛丽也有影响，她不喜欢父亲，对他有畏惧心理，父女俩多年来都没怎么联系过。其实18年前，玛丽移民到美国，很大一部分原因就是想摆脱父亲的专制。之所以邀请他过来住，也只是因为于心有愧，而不是出于关心或爱。我向玛丽指出了这一点，还问她一位不会说英语的80岁高龄老人如何在异国生活。最后玛丽还是屈服了，安排父亲住进了墨西哥的一家疗养院。

玛丽怎么看待精神病学呢？她总是和朋友们开玩笑说："去看精神科医生吧，他们很厉害的，先是让你赶走租客，再劝你把父亲送进疗养院，甚至还让你对狗实施安乐死！"

所以，当迈克俯身，轻声问她"你会给小狗喂有毒的狗粮吗"时，玛丽又笑了。

我猜测玛丽两次微笑并不是因为当时迈克说的话，而是想到了背后的故事，露出了讽刺的笑，好像在说："如果你知道这些……"迈克让她找口腔医生聊聊时，我想玛丽的心理活动一定是："和Z医生好好聊聊！真有意思！等我痊愈了，案件也尘埃落定了，我一定会让他的妻子和所有人都知道他干的好事！我会让他臭名昭著，终日不得安宁。"

那个提到有毒的狗粮时的笑容同样有讽刺意味。玛丽一定在想："我当然不会喂我的狗吃有毒的东西——但是如果它老了、招人烦了，那就另当别论了。那时我会让它很快死去！"

我们在之后的一次个体治疗中，聊到了那次催眠治疗，我问她两次微笑有何含义，她也对两次微笑记忆犹新。"C医生（迈克）建议我和Z医生好好聊聊疼痛，我突然觉得很羞耻。我忍不住想，如果我说出和Z医生之间的事，会发生什么。我喜欢C医生，他有魅力，是那类我愿意与之共度一生的人。"

"那为什么笑呢，玛丽？"

"我那时有些尴尬，C医生会不会觉得我不检点？其实如果我认真考虑（当时并没有），这不过是一种交易——我迎合Z医生，忍受他令我反感的行为，交换他在法庭上说些对我有利的话。"

"那么微笑的含义是？"

"我笑是因为——为什么你对此这么感兴趣？"

"继续说吧。"

"我应该是想说，'拜托了，C医生，说点别的吧，别再问我关于Z医生的事了，我不想让你知道。'"

第二次呢？第二次微笑并不像我所想的那样，是对于照顾宠物狗的讽刺，而是关于完全不同的内容。

"C医生一直在说狗和有毒的狗粮，我觉得很有趣。我知道你没有告诉他关于艾默的事——否则他一定不会一直说这个话题。"

"还有呢？"

"很难说清楚。虽然我没有表现出来，但其实真的很感激你过去几个月为我所做的努力——我不太擅长说谢谢。如果没有你，我不会走到今天这一步。我跟你说过那个关于精神科医生的笑话（我朋友们也很喜欢）——首先赶走租客，接着拒绝父亲，最后杀死了狗！"

"所以呢？"

"所以我想你所做的已经超越了医生的职责范围——我告诉过你很难说清楚。我觉得精神科医生不能直接为患者给出建议。也许在我的宠物和父亲的事上，你带入了过多的个人情感！"

"那么另一个微笑的含义是？"

"天哪，你可真固执！那个微笑是在说，'没错，C 医生，我明白了。现在快说其他话题吧，别再问我关于狗的事情了，我不想让亚隆博士难堪。'"

对于她的回应，我内心五味杂陈。是否真是如此呢？我是不是带入了过多个人情感呢？我思考得越多，就越觉得说不通。我父亲带给了我很多的爱和温暖，我很乐意把他接到家里和我一起住。那么对宠物狗呢？没错，我对艾默没有太多同情心，但是我清楚这一点，也在时刻审视自己。每个知情的人都建议把艾默送走，我确定自己一直在考虑怎样做对玛丽最好。所以我不太愿意接受玛丽对我的专业性的防御。我感觉她没说实话——虽然我承认自己也有所隐瞒。不过，我也意识到玛丽对我表示了感激，这就够了。

我们关于微笑的讨论为治疗提供了丰富的素材，所以我并没有说出自己的反驳意见。我帮助玛丽探索了她因向 Z 医生妥协而产生的自我鄙视。她也更坦诚地验视了她对我的感受：她对依赖的恐惧，她的感激，她的愤怒。

催眠治疗帮她缓解了疼痛，三个月后，玛丽的下巴愈合了，牙齿修复了，面部疼痛也消除了。她的抑郁有所好转，怒气渐消，尽管有进步，但还是没有达到我所期待的效果。玛丽依旧高傲，对新的观点仍有些挑剔、抗拒。我们的治疗还在继续，但是好像能聊的话题越来越少了，终于在几个月之后，我们同意终止治疗。接下来的四年里，玛丽隔几个月就会来和我聊聊，说说她遇到的一些烦心事，之后，我们的生活再无交集。

历经三年，案件才有了判决结果，玛丽只拿了很少一笔赔偿，结果令人失望。那时，她对 Z 医生的怒气已经消了，忘了自己曾经决心毁了他的生活。后来，玛丽嫁给了一位彬彬有礼的长者。我不知道她是否幸福，只知道她已经成功戒烟。

后　记

玛丽的催眠治疗经历说明了认知的局限性。我、玛丽和迈克共同度过了一小时，我们对此的看法却截然不同。我们就像在共画三联画，每一联都体现了创作者不同的观点、信仰和担忧。如果我把玛丽的一些经历告诉迈克，他或许能和我感同身受。但是我和玛丽一起度过了几百个小时，我应该和迈克分享哪部分呢？我的愤怒？我不够耐心？玛丽让我感到棘手，所以我自怜自艾？我看到她的进步而欣慰？我被激起的性欲？我的好奇心？我对改变玛丽的看法，让她去大胆追梦、幻想、拓宽生活圈的愿望？

我就算多和迈克聊聊玛丽，也还是无法让他完全体会到我的感受。我对玛丽的印象、我的喜悦、我的不耐烦，和我认识的所有人都不同。我可以用华丽的辞藻、隐喻或者类比来说明，但都不会有多大效果：它们只不过是试图模拟一些在我脑中一闪而过的画面。

一系列扭曲的棱镜让我们无法了解他人。在听诊器被发明出来以前，医生会把耳朵贴附到病人的肋部听体内的声音。想象一下，如果两个大脑能紧密耦合，像草履虫换微核一样直接互换内心的想法那就真是太好了。

也许在若干年后，这种理想情况会成真——人们找到孤独的终极解药，隐私不复存在。目前，这种"思维耦合"存在很大的障碍。

首先，画面和语言之间存在障碍。大脑以画面的形式思考，但是要想和他人交流，必须将画面转化成想法，然后想法再通过语言表达出来。这一从画面到想法再转化为语言的过程很复杂，信息会在其中受损：画面内容丰富，有很大的空间自由创造，其私人的情绪色彩都在画面转化成语言时消失了。

伟大的艺术家会试着直接通过暗示、隐喻或其他语言技巧传达信息，以期与观者产生共鸣。但是他们最终会意识到他们的技巧不足以完成这一任务。福楼拜在《包法利夫人》中哀叹道：

> 灵魂丰盈无比如光华泻地，化成白纸黑字却是一片惨白，只因我们当中没有人能够精确地表达自己的需求、思想或悲伤。言语更像是破了的水壶，我们只能借其敲出简单的节奏，却希冀奏出能融化星辰的天籁。

我们永远都无从完全了解他人的另一个原因是我们只选择性

地向他人透露部分信息。玛丽希望迈克帮助她解决非个人化的问题——缓解疼痛和戒烟，所以并没有完全对他敞开心扉。结果，迈克误解了玛丽微笑的含义。我对玛丽了解得更多，所以明白她微笑背后的苦涩，但是我也误读了微笑背后的含义：因为我了解的玛丽只是她的一面，她一定还有没告诉我的方面。

我曾经在治疗团体中帮助过一位患者杰伊，他两年来一直都很少和我直接打交道。一天，杰伊在团体里说（用他的话说是"坦白"）自己在团体里所说的一切——对他人的回应、自我揭露、所有的愤怒和关心，都是为了让我获益而说的。这着实令所有人大吃一惊，我也不例外。杰伊在团体里坦白，他在家里渴望得到父爱，却从未开口说过。团体治疗中，杰伊参与过很多扮演，但始终没有得到他想从我这里得到的认可。他和其他人聊天，其实是想借他人与我交谈，以得到我的认可和支持。

杰伊坦白后，我对他的印象彻底颠覆了。我以为自己在一周前、一个月前甚至六个月前就足够了解他了，但是我从来都不了解真实、有秘密的杰伊。他说完后，我必须重新认识他，重新分析过去的经历对于他的意义。他会保持这种"孩童"状态多久呢？什么时候还会有新的秘密揭露出来呢？他什么时候又会坦白其他事实呢？我知道，杰伊会是一本永远都读不完的书，我永远都无法了解到"真实的"杰伊。

完全了解另一个人的第三个障碍不在于分享者，而在于听众，后者必须转换分享者的讲述顺序，使语言在脑中形成画面——转化成大脑可以处理的脚本。听众脑中的画面和分享者最初描述的画面是不可能完全相同的。

既有翻译错误，也有偏见性错误。我们将他人传递的信息套入自己的思维体系和格式塔，对这一过程，普鲁斯特（Proust）有很好的定义：

> 我们会把对某人已形成的看法与看到的此人的身体轮廓结合在一起，我们脑海里形成的对此人的印象很大程度上取决于这些看法。最后，这些看法甚至填充了我们印象中其脸部的曲线、鼻子的轮廓，与其声音和谐一致，以至于这些看法看起来不过是个透明信封。每次我们见其容或闻其声时，我们所见、所闻不过是自己的看法。

"每次我们见其容……不过是自己的看法"——这些话正是我们理解许多失败关系的关键。丹也是我的一位患者，他参加冥想，其中有个课程叫观心定。课上，两个人牵手几分钟，凝视着对方，进入对对方的冥想，之后再找新的搭档重复这一过程。重复多次后，丹能清楚分辨和他搭档过的人：有些人和他并不来电，但是有些人一接触就能感觉有一根纽带有力地把他们联系在一起，仿佛是和相似的灵魂交融了。

无论丹在何时说起这样的感受，我都不禁怀疑，理性告诉我："灵魂交融，真的吗？丹，我们在说的是一种自闭式的关系，你不了解对面的这个人。用普鲁斯特的话说，你只是把对方想象成了你喜欢的样子。你只是爱上了自己假想出来的人。"

当然，我从未明确表达过这一点，丹应该不想和一位怀疑论者交流，但是我确信我通过很多间接方式表达了这样的观点：疑惑的表情，发表观点或提问的时机，以及我对某些话题感兴趣而对另一些话题淡漠的态度。

丹都看在了眼里，他用尼采的话回应我。尼采说，当你第一次见到某个人，你就了解他的一切；在之后的交往中，你会自遮双目，自欺欺人。我很敬重尼采，丹引用的话让我深思。也许在第一次见面时，我们内心的戒备就卸下了，也许我们尚未确定要扮演的角色，也许第一印象是最准确的，但是这和灵魂交融还是相差甚远。另外，尼采在很多领域都是伟大的先驱，但他没有为人们提供社交方面的指导——世间还有比尼采更寂寞孤独的人吗？

丹说得对吗？他是否通过某些神秘的渠道发现了关于他人的重要事实？还是只是将自己的想法和愿望带入了对他人的看法——丹之所以被这一看法吸引，只是因为它能够引向一段让人舒适、充满爱和关怀的关系？

我们永远没办法检验观心定，因为这样的冥想通常都要遵循"沉默为贵"的原则：任何话都不允许说出口。在日常生活中，有好几次丹遇到一位女性，与她对视，感觉到了灵魂的交融。几乎每次，丹都会在事后认识到这种精神交融只是虚幻。当丹认为他们之间有些深层次的联系时，女性通常都会因此震惊或害怕。丹常常要花很长时间才能意识到这一点。有时我对他述说我所见的现实时，会觉得这对丹来说太残忍了。

"丹，你对黛安有种强烈的亲密感——也许她确实暗示未来有交往的可能性，但是现实点吧，她都没有回你电话。她之前和其他人谈恋爱，现在分手了，正在准备和别人开展新的恋情。想想她是怎么对你说的。"

有时和丹对视过的女性同样觉得他们之间有些精神融合，彼此坠入了爱河——但是这种爱情总是很快就消逝。有时这一过程伴随着痛苦，有时会带来出于愤怒和嫉妒的指责。通常他们之一或两人最终会以失望告终。无论爱情是如何消逝的，最终结果都一样：双方都没有得到自己满意的结局。

我相信，初次见面总是吸引人的，丹和女性误解了对彼此的看法。从对视中，他们看到了自己的恳求，却误解成了欲望和完满。两人都是折断了翅膀的幼鸟，想找同样受伤的鸟来一起翱翔。感到空虚的人找另外一个同样空虚的人也无法得到治愈，同样，两只断翅的鸟合为一体也飞不高。合体的鸟花再长时间也无法飞翔，最终，两只鸟必须分割，伤口需要各自愈合。

我之前提到的问题——画面和语言的复杂结构，个人有意或无意的隐藏，以及观察者的盲点，都致使我们无法完全了解另一个人。除此之外，每个人都有极丰富的经历，都极为复杂，这也使我们无法透彻了解他人。已经有很多研究项目试图破译大脑的电活动和化学活动，但是每个人的体验太过复杂，尽管技术不断发展，但我们永远无法解读。

在《福楼拜的鹦鹉》一书中，朱利安·巴恩斯用一个美好且异想天开的方式说明了人类无穷的复杂性。作者想要了解在公众形象背后，那个真正的、鲜活的福楼拜。巴恩斯对传统的传记方法感到不满意，尝试用间接方法捕捉福楼拜的本来面貌，比如讨论他对火车的兴趣，他喜爱的动物，还有他用来形容包法利夫人的眼睛的方法（或颜色）数量。

当然，巴恩斯永远不可能真正了解福楼拜，所以最终换了一个更容易实现的目标。人们为福楼拜建立了两个博物馆——一个在他童年生活的地方，另一个在他成人后的住所。在参观两处博物馆时，巴恩斯都看到了填充鹦鹉玩具，两个博物馆都声称这是福楼拜的作品《一颗简单的心》中鹦鹉的原型。这激起了巴恩斯的探索欲：即使有上帝的帮助，他也无法找到福楼拜，但他至少可以确定哪个是真正的鹦鹉，哪个是冒名顶替者。

观察两只鹦鹉的外表无济于事：它们长得很像，而且两者都符合福楼拜对鹦鹉的描述。后来，在其中一个博物馆里，一位年迈的看守证明了那里的鹦鹉才是真的。那里的鹦鹉的栖木上面贴有"鲁昂博物馆"标记，看守又给巴恩斯看了一张收据的复印件，上面显示福楼拜在一百多年前租借了市政博物馆的鹦鹉（后来又归还了）。巴恩斯在接近真相时兴高采烈，匆匆赶往另一个博物馆，却发现那里的鹦鹉的栖木上也有相同的标记。后来，他与福楼拜书友会最年长的成员聊天时，了解到了关于鹦鹉的真相。（福楼拜去世后很久）两个博物馆在建时，两位馆长分别拿着收据的副本去了市政博物馆，并请求将福楼拜的鹦鹉安置在自己的馆中。于是每位馆长都被带进了一间塞满填充玩具的大房间，里面至少有 50 个几乎完全一样的填充鹦鹉！市政博物馆的人对两位馆长都说："挑一个吧。"

已经无法找到真正的鹦鹉了，巴恩斯原本相信可以了解"真正的"福楼拜，或是"真正的"其他人，现在这一想法彻底幻灭。很多人还未意识到这样的寻找很愚蠢，他们依然相信只要得到足够多的信息，就能完全定义、解释某人。关于人格诊断的有效性，精神科医生和心理学家之间一直存在争议。有人认为这一事业很有必要，毕生致力于提高疾病分类的精确性。而另一些人，包括我，认为不能将诊断当真，认为诊断不过是症状和行为特质的简单集合。然而，在心理治疗中，日益增加的压力（来自医院、保险公司和政府机构）要求我们用一个诊断术语和数字类别总结一位患者。

即使是最宽容的精神学科术语也会有冒犯性。如果患者相信治疗师会把他们分类，在和他们建立关系时，我们就无法识别出类别中未涵盖的关键点。有利于治疗的关系总是假定我们永远无法完全了解对方。如果我被迫给玛丽贴上诊断标签，我就会遵循当前精神病学诊断和统计手册开处方，进行官方的六步诊断。但是我知道这对玛丽没什么作用，她是一个有血有肉的人，总是让我惊讶，不断刷新我的认知，曾有过两次特别的微笑。

第八章

未启封的三封信

"在一个平常的星期一，我收到了第一封信。我一早上都在写论文，大约到了中午，我走到车道尽头去取信——我通常会边吃午饭边读信。但是不知怎的，我也不知为何，我预感到那会是非比寻常的一天。我走向邮筒……然后……"

索尔没有说下去，声音有些哽咽。他把头压得很低，像是试图把自己藏起来，我从未见过他如此狼狈的模样。索尔已经63岁高龄，他的脸上写满了绝望，看起来更加苍老了。他眼眉低垂，眼圈又红又肿，满是斑点的皮肤上布满了晶莹剔透的汗珠。

缓了几分钟，索尔试着继续说下去。"我看到邮筒里的信来自……我……我说不出口，我不知道该怎么办了……"

在我办公室待了三到四分钟，索尔就陷入了深深的焦虑之中。他呼吸短促，换气频繁。他把头埋在两膝中间，试图屏住呼吸，但是并不足以缓解焦虑。然后他从椅子上站起来，在办公室里踱步，大口呼吸着空气。索尔表现出换气过度，再这样下去，我想他会晕倒。我想给他拿个纸袋子用来呼吸，但是身边没有现成的（也没有其他治疗换气过度的工具），只能尝试用语言安抚他。

"索尔，你不会有事的。你来我这里寻求帮助，我会帮你的，我们能一起把问题解决了，我希望你按我说的做。你去沙发上躺着，把注意力都放在呼吸上。先做快速的深呼吸，然后渐渐慢下来。你只需要关注这一件事，其他什么都不要想，你听到了吗？吸气时进入气管的空气总是比呼气时离开气管的空气更凉，你就只关注这个。很快你就会发现，当呼吸慢下来时，呼出的气也会更暖和。"

我的建议比预期的更有效，几分钟后，索尔放松下来了，呼吸放慢了，惊恐的神色也消失了。

"现在你看起来好多了，我们继续吧。记住，你要跟我说说发生了什么——毕竟我们三年没见了。你到底经历了什么？跟我详细说说，一个细节都不要落下。"

细节很重要，它们能提供很多信息，能使人平静，能驱除孤独带来的焦虑：当你了解了每一个微小的细节时，患者就会认为你真正走进了他的生活。

索尔没有为我讲述背景信息，而是继续讲述最近发生的事了，接上了先前没有讲完的故事。

"我拿出信往回走，翻看着，翻过一张张常见的废纸——广告、慈善请求。然后我看到一个很大的棕色官方信封，是从斯德哥尔摩研究所寄来的。终于等到了！几周以来，我一直在期待这个信件，现在终于收到了，但是我不能拆开。"索尔暂停了下来。

"后来发生了什么？把所有的细节都告诉我。"

"我回家后就瘫坐在厨房椅子上，然后折好信，把它塞在裤子后兜里，开始做起了午饭。"又是一阵沉默。

"继续说，不要放过任何细节。"

"我煮了两个鸡蛋，做了鸡蛋沙拉，吃鸡蛋沙拉三明治总能宽慰我，虽然这听着很滑稽。我只会在难过的时候这样吃——不加莴苣，不加西红柿，也不会加切好的芹菜或洋葱。我只是把捣碎的鸡蛋、盐、胡椒、蛋黄酱涂在松软的白面包上。"

"这有用吗？吃三明治让你好受一点吗？"

"我花了很长时间才做好。我先是被后兜里的信封吸引了注意力——凹凸不平的边缘着实让我难受。我把信从口袋里拿出来，在手上把玩。你应该体会过——把它放在灯下，感受它的重量，猜想里面到底有几页。这没有让我感到好受一点。我知道里面内容简短，并且很残忍。"

我很好奇，但还是让索尔按自己的方式和节奏讲。

"继续说吧。"

"我吃着三明治，和我小时候的吃法一样——先把鸡蛋沙拉吸出来，但是这没有让我好受。我需要一些更能宽慰我的东西，那封信太让人难受了。最后，我把信放在了书房的抽屉里。"

"还是没拆开吗？"

"对，没拆开。为什么要拆开呢？我知道里面的内容，如果再一字一句读，只会是在伤口上撒盐。"

我不知道索尔到底在说什么，我甚至不知道他和斯德哥尔摩研究所有什么关系。现在我十分好奇，却意外地因不急于满足而感到愉悦。我总是一拿到礼物就会立刻拆封，为此我的孩子们还说我幼稚。那天我的耐心说明我成熟了一些。急什么呢？索尔很快就会和我讲了。

"第二封信是八天后到的，装在和第一封信一样的信封里。我也没有拆封，把它收好了，就放在第一封信的上面。但是收起来也无济于事，我忍不住去想它们，但是却承受不住。要是我从来都没去过斯德哥尔摩研究所该多好！"索尔叹了口气。

"继续说吧。"

"过去的几周，我一直沉浸在自己编织的白日梦里，你确定想听吗？"

"我确定，跟我说说白日梦的内容。"

"有时我会想自己在接受审判，站在研究所成员面前——他们戴着假发，穿着长袍。我很聪明，拒绝接受法律顾问的帮助，我能回应每个人的每一条控告，让他们哑口无言。很快我就自证无罪，法官们陷入了混乱，他们蜂拥而来，迫切想成为第一个恭喜我的人，并祈求我的原谅。这是我做的一种白日梦，它能带给我短暂的慰藉，让我好受几分钟。其他的梦并不美好，甚至有些病态。"

"跟我说说吧。"

"有时我觉得胸口喘不过气来，我以为自己得了冠状动脉堵塞。没有痛感，但是呼吸困难，胸部有压迫感，症状就是这样。我想测一下脉搏，却总在需要的时候摸不到，真是该死。后来我终于摸到脉搏了，却又不禁思考它来自桡动脉，还是我捏紧手腕摸到的微动脉。

"我的脉搏是每 15 秒跳 26 次，也就是每分钟 104 次。104 是不是正常数值呢？我不知道冠状动脉堵塞的症状是否包含心跳过快或过慢。我听说比约恩·博格（Björn Borg）⊖的脉搏是每分钟 50 次。

"于是我又开始做白日梦，幻想切开了动脉，释放了压力，血液也流了出来。以每分钟 104 次的脉搏，放血多久我就会晕厥过去呢？我又考虑让脉搏加速，让血液更快地流出来。我可以骑静立单车锻炼！几分钟后，我就能让脉搏变成每分钟 120 次。

"有时我会想象鲜血装满一个纸杯的画面，我能听到血液在打了蜡的杯壁上飞溅的声音。也许 100 滴就够装满一杯了——只需 50 秒。然后我会想要怎么做，用厨房的刀具吗？那把黑色手柄的锋利小刀？或者用剃须刀片？但是剃须刀片用完了——只剩下一些安全的塑料刀头了。我从未注意到剃须刀片用完了，我想我也会在无意识的情况下离世，不激起一丝涟漪。就像我在某一时刻想到剃须刀片已经用完了一样，有人也会在某个奇怪的时刻想起我。

"但是刀片并未全然消亡，因为我想起了它，所以它还活着。在我童年时期陪伴我的大人都已不在了，所以童年时的我也不复存在。未来的某一天，也许是 40 年后，可能认识我的人都不在了，那时我就真正离开了——在别人的记忆里也不复存在。我想有些人可能只存在于某位老人的记忆中了，老人去世后，他也跟

⊖　比约恩·伯格，瑞典网球运动员，曾排名世界第一。——译者注

着走了，从鲜活的记忆里消失了。我想知道最后还记得我的人会是谁，谁会把我从他的记忆中一同带走呢？"

这几分钟里，索尔一直闭着眼睛跟我说话，突然他睁开眼看着我："是你让我说的，还要继续听吗？这些想法真的很病态。"

"所有细节都要说，索尔，我想知道你到底经历了什么。"

"有件糟心的事我没有和任何人说起，不知道在哪里可以宣泄。我没有可信赖的密友，也不敢和别人谈起这件事。"

"那就和我说说吧？"

"不知道你还记不记得，我真的用了15年才下定决心来找你做第一次治疗。我不能忍受再次来见你的耻辱。我们曾聊得很愉快，但是我没法应对再次被击倒、来找你的耻辱。"

我明白索尔的意思，我曾经为他治疗过一年半，疗效很好。三年前，治疗快结束时，我和索尔都对他的转变感到十分骄傲。最后一次会面时，索尔昂首阔步地走向新生活——就差一支铜管乐队给他伴奏了。

"我本想自己解决。我知道那些信的意义：它们是我最后的审判，是我个人的末世，我想我在63年时间里一直领先于它们。现在我行动迟缓了，因为上了年纪，体重增加，还有肺气肿，它们超过了我。我总是有办法延缓对自己的审判，你记得吗？"

我点了点头："记得一些片段。"

"我不停地道歉，俯首认错，到处暗示我已到了癌症晚期（也都达到效果了）。如果这些都不奏效了，我还可以用现金补偿，我想五万美元应该能解决斯德哥尔摩研究所的问题。"

"为什么改变了主意？为什么决定来找我？"

"因为第三封信，我在收到第二封信十天后收到了它。它终结了一切，我的计划和解脱的希望都破灭了，我想是时候放下我的自尊了。收到信几分钟后，我就打给了你的秘书。"

剩下的我都知道了。我秘书告诉我他在电话中说："什么时候都可以。我知道亚隆博士日程安排很紧张，下周二没问题——不着急。"

过了几个小时，秘书说索尔打来了第二通电话（"我不想打扰博士，但是我想问问他能不能和我聊聊，哪怕只有几分钟"），我知道索尔一定陷入了深深的绝望，于是立刻回电安排了治疗。

接着，索尔开始对我们上次见面过后发生的事情进行总结。索尔是位出色的神经生物学家，三年前，就在我们治疗结束后不久，他获得了一项殊荣——瑞典斯德哥尔摩研究所为期六个月的研究员职位。这份奖励的条件也很优厚：五万美元的薪水，没有任何限制，可以自由选择研究方向，也可以任意选择承担教学和合作研究的工作量。

索尔到斯德哥尔摩研究所后，著名的细胞生物学家 K 博士前来问候了他。K 博士身份不一般：他说着一口完美的牛津腔，75 年来，他拒绝别人向他鞠躬，不管面对谁，1 米 9 高的他总是呈现出最优雅的姿势。可怜的索尔身高不足 1 米 7。虽然人们很喜欢索尔老派的布鲁克林腔，但是他在 K 博士面前连话都不敢说。尽管 K 博士从未获得过诺贝尔奖（有两次以第二名遗憾落选），但是毫无疑问，他在大家心目中已经摘得桂冠了。30 年来，索尔一直都很敬仰 K 博士，见到这位泰斗，索尔甚至不敢和 K 博士对视。

索尔 7 岁时，父母就因车祸去世，叔叔婶婶把他抚养成人，所以他生活的主旋律就是无止境地寻找家的温暖、他人的喜爱和认可。失败会让他严重受挫，过很久才能恢复，还会让他更加感觉生命孤独，没有意义，而成功能为他带来短暂却强烈的喜悦感。

索尔在到了斯德哥尔摩研究所，得到了 K 博士问候的那一刻，深信自己的目标都能实现，也能获得内心的平静，虽然这样的想法有些奇怪。索尔在握着 K 博士有力的手时，看到了救赎和幸福，他想象两个人在一起共事，是真正意义上的同事。

没过几个小时，甚至还没有计划好，索尔就向 K 博士提出了共同完成一份关于肌肉细胞分化的文献综述的提议。索尔说他们可以进行创造性的整合，找到这个领域未来研究中最有前景的方法。K 博士听着，表示赞同，同意每周和索尔见两次面，索尔负责做资料搜集。索尔以巨大的热情投入这个未经成熟思考定下的项目，珍惜和 K 博士探讨问题的每分每秒，在这一过程中，他们共同讨论索尔取得的进展，在不同的基础研究文献中寻找重要的模式。

索尔沉浸在和 K 博士合作的喜悦中，甚至没有注意到资料搜集工作未见成效。两个月后，在 K 博士表示他的失望，建议索尔放弃时，索尔惊呆了。索尔此前的项目从未失败，所以他的第一反应是要求自己单独进行。K 博士却回复："我不能阻止你，但是不建议这么做。不管怎样，我想退出这个项目。"

索尔很快想到，多发表一篇论文（让他发表的论文总数从 261 变为 262）对他来说意义远不及继续和伟大的 K 博士合作。

考虑了几天后，他又向 K 博士提出了另一个研究方案，再一次提出自己承担 95% 的工作量，K 博士再次谨慎地同意了。在研究所剩下的几个月里，索尔疯了一般地工作。他要给其他年轻同事讲课、指导，每晚还要熬夜准备和 K 博士的合作项目，工作量已经超负荷了。

6 个月快结束时，项目还是没有完成，但是索尔向 K 博士承诺一定会完成，并在核心期刊上发表。他已经有了目标期刊，其编辑曾是他的学生。3 个月后，索尔的论文完稿了，得到 K 博士的同意后，他开始投稿，却在 11 个月后被告知编辑患上了严重的慢性疾病，出版社停更了期刊，把所有的稿件都退还回来了。

这让索尔开始担忧了，马上向其他期刊投了稿。6 个月后，他收到了拒稿通知——这是 25 年来的头一次。出版社考虑到他和 K 博士的身份，给出了拒稿理由：18 个月前，已经有三篇相同主题文献的综述发表了，而且先前发表的研究报告并不能支撑索尔和 K 博士关于这一领域前景的论述。不过出版社表示，如果能做些更新，调整主题，修改一下结论和建议，他们还是会重新考虑发表的。

索尔不知道该怎么办，他不能也不想告知 K 博士，他无颜面对——18 个月后，还是没有期刊愿意发表他们的文章。索尔确信 K 博士在和他这个矮小、固执、来自纽约的傻瓜合作之前，一定没有被拒过稿。索尔知道，综述类文章很快就会过时，尤其是在迅速发展的细胞学领域。他有丰富的编辑经验，知道期刊编辑提出修改只是出于礼貌：除非 K 博士花大量时间修改，不然一定无法发表。更麻烦的是，他和 K 博士只能通过国际邮件修改稿件：他们其实很有必要面对面地探讨。K博士手头肯定有很多比这更重要的工作，索尔知道K博士更有可能选择放弃这个烫手山芋，所以他陷入了窘境：不管做怎样的决定，索尔都必须告知K博士实际情况，但是他没有勇气，所以选择了面对这种窘境的习惯性做法——什么都不做。

不仅如此，索尔还完成了另一篇相关主题的重要论文，立刻就有期刊同意发表，事情变得更糟糕了。文章中，他把一些观点的提出归功于K博士，还引用了他们未能发表的文章内容。期刊告知他，未经许可，不能在文章中把一些新观点归功于其他人（为了避免借用著名学者的名号）。出于同样的原因，未经合著者允许，也不能引用未发表文章的内容。

索尔陷入了两难。如果不告诉K博士合作项目的实情，就不能在文章中夸赞他，于是索尔又一次选择了逃避。

几个月后，他的文章（没有提到K博士，也没有引用他们合作的项目成果）发表在一本神经生物学的核心期刊上。

讲到这里，索尔深深地叹了口气："就这样，我让自己陷入了当前的处境。对于那篇文章的发表，我一点也高兴不起来，反而很担心。我知道K博士会读到它，我知道他会怎么想我。在他眼里，在斯德哥尔摩研究所的所有人眼里，我是个骗子、小偷，甚至比这还糟糕。我一直在等K博士的回应，在文章发表四周后，我就收到了第一封信，来得刚刚好——时间刚好够远在斯堪的那维亚的K博士读到那篇文章，给我判刑，再把信送到加利福尼亚。"

索尔没有继续说下去，他的眼神里仿佛带着恳求："我说不下去了，我想忘掉这一切，摆脱痛苦。"

　　我从来没有见过索尔如此卑微的模样，但是相信在我的帮助下，他能很快恢复。我胸有成竹，问索尔是怎么想的，打算怎么做。他犹豫片刻后说决定把五万美元退还给斯德哥尔摩研究所！之前对索尔进行治疗时，我就不能苟同他用钱解决问题的方法，他却不等我回应，就开口说这是最好的方法。索尔认为那封信里的内容一定是让他退钱，因为他未有效利用在研究所的时间。另一种解决办法是公开送给研究所一份礼物——与任何事都无关的礼物。他觉得送礼物也许很合适——就像买一份保险，以平息所有对他的谴责。

　　索尔在说这些计划时，气色看起来很差。他知道我一定不会同意，他不愿意惹恼别人，就像想得到 K 博士认可一样，索尔也想得到我的认可。我很欣慰他愿意和我分享这么多——这是我在这次会面中看到的唯一希望。

　　我们都陷入了短暂的沉默。索尔一脸疲态，靠着椅子。我从椅子上坐起来，仔细思考着当前的问题。索尔的经历就像连环画里的噩梦一样——由于社交能力不足，索尔踏出的每一步都免不了让他深陷泥潭。

　　不过索尔表现得并不可笑，他看起来糟糕透了。他总是说自己没什么事——生怕会"麻烦到"我。如果我把索尔表现出压力的迹象乘以十，就能体会到他有多痛苦：他愿意支付五万美元，他有病态的自杀念头（五年前，他自杀未遂），他厌食、失眠，他请求尽快见到我。索尔之前告诉过我，他的血压曾经升高到低压 120，高压 190。六年前，在压力之下，他患上了很严重的冠状动脉硬化，险些丧命。

所以我一定不能忽视当前问题的严重性：索尔深陷绝境，我一定要尽快帮助他。我觉得他的过度反应完全不合理，天知道这些信的内容是什么——也许只是一些无关紧要的公告、关于科学会议的通知，或是一本新的期刊。但是有一件事我很确信：那几封信虽然恰好此时寄到，但绝不是 K 博士或斯德哥尔摩研究所发来谴责索尔的。毫无疑问，只要索尔读了它们，痛苦也会随之消失。

开始治疗前，我还思考了其他的可能性：我是不是太主动，有些操之过急了？我是否正在反移情？确实，我对索尔渐渐失去了耐心。我脑海里有个声音在说："这一切都太荒谬了，快回家去读那些该死的信！"也许我也因先前对索尔进行的治疗全白费了而恼火。是自以为是的虚荣心让我开始对索尔不耐烦吗？

没错，那天我觉得索尔真是愚蠢，但我一直都很喜欢他，从我们第一次见面开始。因为在我们的第一次治疗中，索尔就说："我马上就 59 岁了，我想有一天能在联合街漫步，花一下午时间来橱窗购物。"

我总是会被一些与我面临相似困境的患者吸引，我知道他们都渴望正午时分，在太阳的沐浴下优哉漫步。我也无数次渴望能有一个无忧无虑的周三下午，感受一下在旧金山闲逛的乐趣。但是就和索尔一样，我强迫自己工作，把时间表安排得满满的，所以能有时间漫步简直就是奢望。我知道我们都在被一个"拿着冲锋枪的人"追逐。

越审视自己，我就越确信我对索尔的喜爱始终没有变。尽管他外表不讨喜，但他还是令我感到温暖，我想象把他拥入怀抱的场景，发现自己可以接受这一场景。我相信即使失去了耐心，我也会尽力为索尔的利益着想。

我也意识到操之过急不是件好事。太过主动的治疗师对待患者通常像对待婴儿一样：用马丁·布伯的话说，这样的治疗师并不会引导或帮助患者"显现"，反而是将自身强加于患者。不过，我相信只需要一到两次会面，就能帮索尔解决问题。秉持着这种信念，似乎过度主动的风险并不高。

此外（我后来就更加客观地了解自己后才体会到），对于索尔来说，这个阶段来找我咨询并不是合适的选择，因为此时我耐心不足，习惯于扮演管理者的角色，还坚信患者应该积极、坦诚地面对他们对一切事物（包括死亡）的感受，哪怕这会对患者造成伤害。索尔大概是在我帮助塞尔玛打破执念时（详见"爱情刽子手"）联系到我的。也是在那个时候，我强迫马文意识到他的性偏好实际上反映出了对死亡的焦虑（详见"寻找做梦人"），我还不理智地告诉戴夫他对情书的执念只是企图否认自己年事已高，而这样是徒劳的（"别悄悄离去"）。

因此，不管是否正确，我决定重点关注这几封信，争取在一两次会面之内，说服索尔回家读信。那几年，我经常负责带领短时住院患者组成的治疗团体。正因为我对他们的治疗只会历时几次，所以我已经习惯帮患者快速想出有效可行的方案，确保高效达到治疗效果。在对索尔的治疗中，我同样用了这些方法。

"索尔，你觉得我今天该怎么做？你希望我做些什么？"

"我知道过几天我就会好了，只是现在头脑有些不清楚，我早就应该给 K 博士写封信的。我现在正在写，准备回顾事情每一步发生的所有细节。"

"你想在那三封信还未拆开时就把信寄出去吗？"我不希望索尔一些愚蠢的行为毁了他的职业生涯。我只能想到 K 博士在读索尔的信时一定满脸困惑，因为索尔整篇都在为 K 博士未做出过的控告而自我辩护。

"当我思考该怎么做时，脑海里经常想着你问我的理性问题。毕竟，这个男人能对我做什么呢？像 K 博士这样的人，会写封贬低我的信寄给期刊社吗？他绝不会做出这种事，这也是在降低他自己的身段。没错，我能听到你问我的这些问题。但是你必须要记住，我现在的思考方式无法完全合乎逻辑。"

这些话中暗藏着索尔对我的指责，他说得没错。索尔总喜欢曲意逢迎，我们以前的治疗都在着重解决这个问题，所以我很高兴他能够对我更强势。同时索尔提醒我情绪低落的人的思维没有逻辑，这也让我感到懊恼。

"好吧，跟我说说不符合逻辑的想法。"

该死！我心想，不该那么说！那会让索尔有失尊严，我却没有感受到！但是在我补救之前，索尔已经很尽责地回答我了。通常在治疗中，我会回顾并分析这些时刻，但是那天不是处理这些细枝末节的时候。

"也许我应该放弃科学研究。几年前，我头疼得很厉害，神经科医生给我做了 X 光检查后确诊是偏头痛，而且还有肿瘤的可能。我当时就想，姊姊说得对：我真是有些严重的问题。在我 8岁时，姊姊就对我失去了信心，就算我遇到了什么糟糕的事，她也毫不在乎。

我在三年前的治疗中，就知道这位在索尔的父母去世后抚养他成长的女人狠毒、报复心重。

我问："如果真是这样，为什么她还要对你施压，强迫你娶她女儿呢？"

"那是因为她的女儿已经 30 岁了，虽然有我这样的女婿很不幸，但是没有什么比有一个闺中未嫁的老女儿更糟糕的了。"

快清醒！我在做什么？索尔按我说的照做了，他讲述了自己思维不合逻辑的部分，而我却茫然地迷失于其中。专心一点！

"索尔，你的计划是什么？想想未来会怎样。从现在起的一个月内，你会拆开那三封信吗？"

"会的，一定会，一个月内我就会拆开它们。"

我心想，这样就好，比我预想的要好，我还要再加把劲。

"在给 K 博士寄信前你就会拆信吗？正如你所说的，我表现得很理性，我们之中必须有一个人保持理性。"索尔没有笑，他的幽默感完全消失了。我不能再开玩笑了，不能再试图用这种方式和他建立联结。"先读信似乎是明智的。"

"我不确定，我真的不知道。我知道在斯德哥尔摩研究所工作的六个月里，我只休息了三天。我每个周末都照常工作，还拒绝了几个社交邀请，其中甚至还有来自 K 博士的，因为我不能离开图书馆。"

索尔在试图转移注意力，他只是在跟我说一些诱人但无关的事。回归正题！

"你是怎么想的？你会在寄回五万美元前就拆开信吗？"

"我不确定我会怎么做。"

我觉得索尔很有可能已经寄出了钱，如果是这样的话，他只能对我用一个谎言去圆另一个谎言，我们的治疗也不会有任何结果。我必须找出真相。

"索尔，你必须像之前一样信任我。请如实告诉我，你有没有寄出那笔钱？"

"还没有，但是说实话，我很有可能会这么做。我要卖一些股票才能筹集到那么多现金。"

"我来说说我的想法。很显然你来找我就是希望我帮你下定决心拆开那些信。"我可能操纵欲过强了，但是索尔并没有说什么。"我们都知道，最终，或者下个月……"还是在操纵他：我想让索尔下定决心，别再犹豫不决，"你一定会拆开那些信。我们都知道，我在和你的理性一面对话，你在未拆信时就做一些无法逆转的事是很不明智的。所以真正的问题是，你会在什么时候拆开它们？我怎样做才能尽我所能帮助你？"

"我应该直接拆信的。但是我不确定，我真的不知道。"

"你想把信带过来，在我办公室拆开吗？"我是真的在为索尔着想，还是只是在窥探呢（就像看电视中阿尔·卡彭的金库或是泰坦尼克号的安全问题被揭露一样）？

"我可以选择把信带来，和你一起拆开，这样如果我崩溃了，你可以照应我。但我不想这么做，我想用成年人的方式。"

一针见血！让人无法反驳。索尔的坚决不同寻常，我没想到他如此坚定，在心里希望他不会以此捍卫这些信件。面对索尔的坚决态度，我虽然对自己采用的直接方法有些疑虑，但没有动摇。

"或者你想不想我去你家帮你拆信？"我知道我可能会后悔给索尔施压，这太残忍，但我还是这么做了。"或者采用其他方法？如果你可以决定我们的治疗进程，你认为我怎样才能最有效地帮助你？"

索尔还是无动于衷："我真的不知道。"

治疗已经超时约 15 分钟，我还有一位处于困境的患者在等着，所以只能勉强结束了这次会面。我担心索尔（也对我选择的治疗策略感到担忧），很想第二天就再次见到他，但是我的日程表上都安排满了，所以把下次会面定在了两天后。

我在对后一位患者的治疗中一直想着索尔。索尔的坚持让我感到意外，我再一次撞上了南墙。今天的索尔很不像我从前认识的索尔，他从前总是病态般地迁就他人，这一点被很多人利用。和前两任妻子离婚时，索尔非常慷慨，没怎么争辩就签了协议书。（后来他深感在女性的要求下无力自我防御，因此过了 20 年的单身生活。）学生们总会从索尔那里得到好处，他也总是低价为他人提供专业方面的咨询服务（早已习惯酬不抵劳）。

在某种程度上，我也利用了索尔的这一点（但是我一直说服自己这是为了他好）：为了取悦我，索尔开始收取合理的费用，也开始拒绝他本不愿答应的请求。这一改变（即使是出于神经质的愿望——希望我对他能一直保持好印象）让他朝适应性的方向不断发展，也带来了其他一些积极的变化。我又尝试了同样的方法，希望索尔能按照我的要求立刻拆开信件。但是，显然我失策了。索尔已经开始学会反驳了。如果不是这种反驳带有自毁倾向，我可能会为索尔的变化感到高兴。

下一次治疗时间，索尔并没有如约出现。大概在治疗开始前30分钟，他打电话给我秘书说背摔伤了，无法下床，我立刻给他回电，结果转接到了语音信箱。我留言让他回电，但是几小时过去了也没有回音。我又打给他，留了一条所有患者听了都无法忽略的语音：打给我，有很重要的要事说。

索尔当晚回电时，他的声音阴郁、冷漠，我感觉有些不对。我知道他并没有摔伤后背（索尔经常为了拒绝一些不悦的请求而装病），他也明白我知道这一点，但是他的语气在说我已经无权对此发表言论。该怎么办？我很担心索尔，担心他草率做出决定，担心他会自杀。不，我不能让他停止治疗，我要强迫他来见我。我讨厌这么做——但是没有其他方法了。

"索尔，我知道我误判了你现在正经历怎样的痛苦，对你施加了太多压力。我们应该一起解决，我想到好办法了。有一点可以肯定——现在不可以停止治疗。我建议在你身体恢复之前，我去你家中拜访。"

索尔如我所料地提出了异议：他不是我唯一的患者，我太忙了，他已经感觉好很多了，他的伤并不要紧，应该很快就能去我办公室继续治疗了。但是我同样固执，不接受他的说辞，终于，索尔同意我第二天一大早去他家进行治疗。

第二天，我在去索尔家的路上心情很愉悦。我再次扮演起一个自己都快忘了的角色，上次去患者家里拜访是在很久以前了。我想到了学生时代时以见习治疗师的身份去南波士顿的患者家庭拜访的经历，脑海里浮现出了患者的脸庞，想到了爱尔兰公租房里的气味——白菜、发霉的食物、过期的啤酒、便盆和不新鲜的鱼肉。我想到那时有位年事已高的患者，得了糖尿病，双腿都截肢了。他会用早报上的一些科普知识来考我："什么蔬菜的含糖量最高？洋葱！你不知道吗？现在的医学院都教些什么知识？"

我到索尔家时，还一直在想洋葱是不是真的含这么多糖分。索尔之前就告诉我前门虚掩着，但我没有问他下不了床，是谁留的门。为了确保治疗效果，我不希望索尔对我说谎，所以我尽量避免问他关于背伤或如何护理的问题。我知道他有个女儿已经结婚了，就住在隔壁，我会偶尔暗示我以为是她在照料。

索尔的卧室很朴素——光秃秃的粉刷墙壁，铺着木地板，没有其他装饰物，没有家庭合影，没有任何美感（也没有一点女性生活的痕迹）。索尔平躺在床上一动不动，他对我在电话中提到的那个新治疗方案并不好奇。确实，索尔对我有些疏离了，当务之急是要缓和我们的关系。

"索尔，周二时，我对这些信的看法就像外科医生对一个大而危险的脓肿一样。"他对这种类比早已适应，他曾在医学院学习，对这样的类比再熟悉不过，而且他的儿子也是个外科医生。

"我必须要切开肿块把脓液挤出来，但我要先说服你允许我这样做。也许我医技还不成熟，也许这个脓肿处还不太明显，或许我们可以尝试精神科中与加热和使用全身性抗生素等效的方法。我们暂时不谈拆开信件的事，你准备好了自然就会拆开。"我停了下来，没有提到一个月时间点的事，尽量不表现得好像索尔已经正式承诺过一样。现在不能太过有操控欲——他会看穿我的伎俩的。

索尔并没有回应，他只是躺着，将视线转移到了别处。

我提示了一下："同意吗？"

索尔敷衍地点了点头。

我继续说："我这几天一直在想你。"我用到了我用以吸引患者的武器库中的王牌。曾有人说治疗师在治疗时间以外为患者操心的信息绝对能激发患者的兴趣，但是索尔的眼神却并没有流露出丝毫被打动的迹象。我更加担心了，但还是决定不对他退出治疗发表任何评论，我会找其他途径改变索尔的想法。

"你也认为你对于 K 博士的反应有点过激了。你曾说强烈感觉没有归属感，我想你的婶婶应该会经常说你是个幸运儿，因为有她照顾，不然你就会在孤儿院长大。"

"我有没有告诉过你她从未收养我？"索尔突然又开始回应我。不，其实也不算——我们只是各说各的，并没有面对面交流。

"她的两个女儿生病时，她就会打电话让家庭医生赶来，而我生病时，婶婶只会把我带到医院，还吼着说'这个孤儿需要治疗'！"

我不知道索尔有没有发现在自己 63 岁时，终于有医生上门治疗了。

"所以你没有归属感，没有真正意义上的'家'，我记得你说过在你婶婶家的事——每晚只能展开客厅的折叠床睡。"

"我总是最晚睡，最早起。必须要等每个人都离开客厅了才能把床展开，早上必须要在所有人起床前把它归位。"

我越来越觉得索尔现在的卧室就像第三世界国家里的二流旅

社一样，还想到了维特根斯坦描述过，他住在剑桥大学一间粉刷成白色的房间里。仿佛索尔还是没有属于自己的房间一样，虽然那个房间毋庸置疑就是他的。

"我在想 K 博士和斯德哥尔摩研究所是否并不代表一个真正的避风港。你总会找到自己的归属，家，或是你一直在寻找的父亲。"

"博士，也许你说得对。"我也不在意了，不管索尔是否只是出于对我的尊敬，我们一直在聊——这就够了。我感到平静多了，又找回了熟悉的感觉。

索尔继续说："几周前，我在书店看到了一本关于'冒名顶替者情结'（imposter complex）的书，讲的内容和我的情况很符合。我总是在歪曲自己，觉得自己像个骗子，害怕会暴露出真面目。"

这些都是老生常谈，我们反复聊了很多次，我也不想反驳他，没有意义。我过去经常反驳他，他早知道该怎样回答我所有的问题。（"你在学术界颇有造诣。""我只在一所二流大学的三流院系工作。""发表过 263 篇论文？""42 年前我就开始发表论文，也就是说我每年只发 6 篇而已，而且大多数都不超过 3 页。我经常用 5 种不同方式写同一篇文章。并且，那个数字中还包括摘要、书评和书的章节——几乎没有原创内容。"）

我说道（用权威的口气，因为我在说我们两个人的事）："这就是你说那些信息是在追赶你所表达的含义！无论你有过什么成就，无论你为他人做了什么，你总是会害怕人们的指摘和曝光。我怎样才能帮你清除这种想法呢？怎样才能让你认清这种负罪感并无道理呢？"

"我的罪过就是歪曲事实，我在这一领域并没有什么实质性的成就。我知道这一点，K博士现在也清楚了，如果你对神经生物学有所了解，你也会明白。没有人比自己更有资格评判我在这个领域的建树。"

我立刻想到：这句话有语法错误（应该是"比我"而不是"比自己"）。你唯一做错的是用错了第一人称代词。

然后我注意到，索尔争辩时，我也开始吹毛求疵。还好我没有说出来——这时就不应该乱说话。

"索尔，如果你真的像自己所说的那样行为不端、心智不正常，为什么你还觉得自己的判断是无懈可击、容不得指责的呢？"

索尔没有说话。之前索尔会和我有眼神交流，会以笑回应我，但是今天他没心情玩文字游戏。

在这次治疗的最后，我起草了一份协议。我同意尽我所能帮助索尔，帮他渡过难关，只要有需要，就会到他家中拜访。作为回报，我要求索尔同意坚持我们的协议，不反悔。我要他明确向我承诺，不伤害自己，（在问过我之前）不能写信给K博士，不能把那笔奖学金偿还给斯德哥尔摩研究所。

这份预防自杀的协议（无论是手写还是口头，要求患者保证在感觉有自我毁灭倾向时告知治疗师，治疗师声明如果患者尝试自杀，会停止治疗）总是让我觉得很荒唐（"如果你尝试自杀了，我将不能再继续对你进行治疗"），但是很有效，有了这份协议，我感觉安心多了。登门拜访同样有效：尽管对我来说不太方便，但是可以让索尔欠我人情，我们的协议也会更有效力。

　　两天后我们又进行了治疗，进程和上一次差不多。索尔非常想寄出五万美元作为礼物，我还是坚持反对，并且试图探寻他想用钱解决问题的根源在哪里。

　　索尔讲了他签的第一个涉及钱的合同，令我不寒而栗。10到17岁之间，他一直在布鲁克林卖报纸。他的叔叔是个粗暴鲁莽的人，索尔很少提到他。那时，他叔叔在地铁口找了个地方，每天早晨五点半把索尔送过来，三小时后再把他送到学校——所以索尔上课总会迟到几分钟，每次都会挨批评。

　　尽管七年间，索尔把自己赚的每一分钱都上交给婶婶，但他还是觉得远远不够，于是开始每天定不可能实现的挣钱目标。如果没达到目标，索尔就会惩罚自己不吃或者只吃一点晚饭。就这样，索尔学会了细嚼慢咽，或者重新摆盘，让晚饭的分量看着没那么少。如果叔叔婶婶一直盯着他看（绝不是因为他们担心索尔营养不够），索尔不得已只能狼吞虎咽了，吃完饭后还会去厕所悄悄吐出来。正如当初索尔想通过钱获得家人欢心一样，他现在也在尝试用钱来捍卫自己在K博士和斯德哥尔摩研究所其他成员心目中的一席之地。

　　"我的孩子们不需要钱，我儿子做一台冠脉搭桥手术就能赚2000美元，通常他一天能做两台这样的手术。我的女婿年薪有六位数，我的两任前妻总有一天会把我的钱抢走，我宁愿现在就把它捐给斯德哥尔摩研究所。我已经决定把这五万美元当作礼物，有什么不妥呢？我能负担得起，我的社保和学校给的退休金根本用不完。我会匿名寄出去，保留发票，如果最糟糕的情况发生了，我有证据显示已经退还了这笔钱。如果没必要也没关系，捐款本身就是很好的事情。"

"重要的不是决定本身，而是你何时、为何做出决定。渴求某件事和不得不做某件事（以求得安全）是有区别的，我相信你现在只是'不得不'这么做。如果你觉得捐出五万美元是可行的，那么等待一个月也不失为一个好主意。相信我，索尔，在你承受着巨大的压力、并不理性（就像你自己说的）时最好不要做出决定，一旦行动就不能反悔了。我只是想让你再等待一段时间，暂时缓一缓，等危机解除，等你拆开信，再送出礼物。"

索尔再一次点头表示同意。我又怀疑他已经寄了出去，只是不愿意告诉我。索尔就是这样的。过去，他总是对一些尴尬的事情难以启齿，每次治疗的最后 15 分钟就是专门的"分享"时间，我会坚持让他说出来，因为在治疗前半部分，一旦我让他大胆分享，他就会躲闪。

我们很多次治疗都是这样进行的：我很早就到了索尔家，门虚掩着，我进门后来到索尔床头，他只是平躺着，而我们都知道他其实是装病。但是治疗似乎进展很顺利。尽管我对他的治疗没有之前投入了，但我还是做了治疗师该做的：阐明模式和意义；帮助他理解为什么信件让他如此难受，理解它们不仅代表着索尔当前事业上遇到的问题，也代表着他一生对接受和认可的追求。他的追求近乎疯狂，他的需求如此强烈，以至于他自己打败了自己。比如，如果索尔不那么强烈地想要得到 K 博士的认可，他只需要协作——让合著者了解合作工作的最新进展，就可以规避整个问题。

我们探寻了问题模式的根源。特定的场景（总是"最晚睡，最早起"；青少年时期如果报纸没有卖够数就惩罚自己少吃；婶婶大声吼着"这个孤儿需要治疗"）都是一帧帧压缩的画面——福柯称之为"知识"（episthèmes），它们是人一生模式的结晶。

　　但是常规疗法对索尔不奏效，每次的治疗只令他更加绝望。他说话的音调毫无起伏了，面无表情，愿意分享的越来越少，也没有了之前的幽默感和分寸感，甚至更加瞧不起自己了。比如，一次治疗中，我提醒说他为斯德哥尔摩研究所的同事和初级教员提供了很多义务教学时，索尔说事实证明，他教给那些年轻、头脑灵光的学生知识，是让这一领域倒退了20年！在他说话间，我一直在静静思考，然后笑着抬起头，想看到他脸上讽刺且逗趣的表情，但是最后发现他并没有开玩笑：索尔异常严肃。

　　他总是说自己窃取了那些研究成果，说自己的生活毁了，婚姻破裂，带出的学生也一无所成（还有些得到了不公平的提拔）。索尔广泛的消极观念是对负面信息的夸大，其下是一种深深的无价值和无意义感。讨论间，我回想起最初做住院医师时接触到的一位患者——他满面红光，一头浅棕色的头发，是位农民，患有精神病，坚称自己引发了第三次世界大战。30多年来，我都没有再想起这位患者，我甚至都不记得他的名字。索尔的行为唤醒了我的记忆，这本身就是个明显的诊断信号。

　　索尔患有严重的厌食症，他开始迅速消瘦，睡眠也毫无规律，无止境的自我毁灭幻想也荼毒了他的思想。他现在面临困境，饱受折磨，十分焦虑，即将跨过精神病的边界。比起之前，我们的关系也迅速恶化：他没有了人情味，我们不再是朋友或伙伴关系，不再互相微笑示意，不再有身体碰触，也不再有心灵交流。

我开始客观地对待索尔：在我眼中，他不再是个抑郁的人，而成为一位抑郁症患者——根据美国精神病学会《心理障碍诊断与统计手册》(DSM)，如果严重且反复发作，并伴有情绪低落、思维迟缓、气力减退、食欲和睡眠问题、多疑且有自杀倾向，即为"重性"抑郁症。我在想应该给索尔开什么药，让他在哪家医院住院治疗。

我从不喜欢治疗已经患上精神病的患者。最重要的是，我尤其看重治疗师在治疗过程中的存在和投入，但是现在我意识到我和索尔之间并不坦诚——我隐瞒的不比他少。我明知他没有背伤，却不指出来。如果他真的卧床不起，谁来照顾他呢？他怎样进食呢？但是我没有问，觉得这些问题只会让我们之间越来越疏远，最好的方式是不问他，直接告知他的孩子们。我在想要怎样解决五万美元的问题。如果索尔已经把钱寄给斯德哥尔摩研究所了，我是不是不应该建议他收回呢？或者至少暂时搁置一段时间？我有没有权利建议他？有没有责任这样做？不这样做是不是不妥当？

我仍时常想起那些信（虽然索尔的情况越来越严重，我也对外科中"挤出脓液"的类比越发没有信心了）。我走向索尔房间前，环顾四周，想找到存放那些信件的桌子。所有的治疗师都有做侦探的天赋——我应该脱下鞋，踮着脚去找到那些信，然后拆开，盼望着信里的内容能让索尔恢复理智吗？

我在八九岁时，手背上长了个腱鞘囊肿。和蔼的家庭医生检查时轻握着我的手——突然，他用另一只手上拿的一本厚重的书猛地砸向我的手背，囊肿破裂了。在那痛苦的一瞬间，治疗结束了，没必要再做进一步的外科手术了。在精神病医学领域，是否存在这样仁慈的专制主义呢？我接受的治疗结果很好，囊肿治愈了，但是之后的几年我都不愿意和那位医生握手！

约翰·怀特霍恩（John Whitehorn）是我的一位老师，他教会了我可以通过医患关系的特点来诊断"精神病"：如果患者不再觉得治疗师是帮助自己改善精神状态的盟友，那么这位患者就可以被诊断为"患有精神疾病"。按照这个标准，索尔确实患上了精神病。我的任务不再是帮助他解决信的问题，帮他重拾信心，或是让他得以在一个悠闲的午后漫步，而是尽量避免把他送去医院，避免他摧毁自己。

我正身陷困境，此时发生了出人意料的事情。有一次在我上门拜访的前一天晚上，索尔给我发信息说背伤已经好很多了，他现在能走动了，所以第二天会来我的办公室见我。第二天，我们一见面，还没等索尔开口说话，我就注意到他有了很大的变化：他又变回了原来的样子。那个因为绝望而没有了人性、没有了笑容、没有了自我意识的人消失了。几周来，索尔一直濒临崩溃，而我不停地试图唤醒他。现在索尔出人意料地远离了崩溃边缘，和我也重新建立了关系。

我想，原因只有一个：那些信件！

索尔没有一直吊着我的胃口。他解释道，前一天，同事来电话让他审查拨款申请，谈话间，这位同事问起他有没有听说 K 博士的事。他很不安，说自己在床上躺了好久，几周都没和别人联系过了。同事就说 K 博士突然死于肺栓塞，还描述了相关细节。

索尔突然打断他，大喊着："我不在乎他去世前和谁一起、怎么去世的、埋葬在哪里、追悼会上有谁发了言！我一点都不在乎这些！告诉我他是何时去世的！"最后，知道具体时间后，经过快速计算，索尔发现K博士在离世时还没有看到期刊上的论文，所以也不可能读过他的文章，K博士对索尔心里那件事毫不知情！那些信件突然不再那么可怕了，索尔把它们从书桌里拿出拆开来读。

第一封信来自斯德哥尔摩研究所的一位博士后研究员，他请索尔写信帮助他申请美国一所大学的初级教职员。

第二封信是关于K博士的死讯以及追悼会时间的，所有在斯德哥尔摩研究所工作过的人都收到了。

第三封信来自K博士的遗孀，她只简短写道索尔应该已经听说K博士的事情了，K博士生前对索尔赞不绝口，她知道丈夫一定想让自己帮忙寄出桌上这封还未写完的信。索尔把信递给我，上面是K博士的亲笔：

亲爱的C教授，

我计划去美国旅游一趟，我已有12年没去过那里了。如果你还住在那里、还愿意见我，我很想去加利福尼亚州转转。我很怀念我们过去一起探讨问题的时光，我在这里一向很孤独——斯德哥尔摩研究所中总是缺少专业同事间的情谊。我们都清楚一起合作过的项目可能不是最有成果的，但是对我来说重要的是有了可以和你一起探讨学术问题的机会。三年前，拜读过你的

论文后我就深感佩服，对我来说，能和你建立私交才是
最重要的。

还有一个请求——

后面没有再写下去了。也许我多虑了，但是我想 K 博士也
想从索尔那里获得什么，就像索尔想得到他的认可一样。无论如
何，可以肯定的是，索尔所有的问题都迎刃而解了。这封信的内
容完全是正面的，字里行间流露着爱戴和尊重。

索尔领会到了这些，这封意义重大的信件立刻就让他好多
了。没过几分钟，索尔的抑郁和所有不详的"生物学"信号就消
失了，现在他意识到，过去几周古怪的想法和行为都是自我疏离
的表现。更重要的是，我们的关系也一如往常了，索尔又和我亲
近了，他很感谢我一直陪伴着他，也很后悔让我在过去几周里感
到为难。

索尔恢复健康了，他准备停止治疗，不过还是同意继续进行
两次会面之后再结束——分别是两周后和一个月后。在这两次会
面中，我们分析了之前的经历，也设想了如何应对未来可能出现
的压力。我探究了索尔让我困扰的方面——他的自我毁灭倾向、
对消极性的夸大、失眠和厌食。他恢复的效果很好，之后似乎没
有什么需要解决的问题了，于是我们结束了治疗。

后来我才突然意识到，索尔之前完全误解了 K 博士对他的
情感，他同样可能曲解了我的情感。他有没有意识到我有多在乎
他，我有多想让他偶尔抛开工作，去享受在街上悠闲漫步的下午
时光呢？他有没有意识到我很享受和他一起进行治疗的时间，也

许我们可以找机会一起喝杯卡布奇诺？

　　但是我从未对索尔说出这些，也因此遗憾。自那之后，我们没有再见过面，三年后，我听说了他的死讯。不久以后，我就在一个聚会上遇到了一位从斯德哥尔摩研究所回来的年轻男士。我们聊了他在斯德哥尔摩研究所一年间的经历，我提到曾经有位朋友索尔在那里待了一段时间。他之前就认识索尔，事实上，他能去研究所访问的部分原因就是"索尔为该大学和斯德哥尔摩研究所建立起的亲善关系"。我才知道，索尔的遗嘱上写着：把一笔五万美元作为礼物赠予斯德哥尔摩研究所。

第九章

心理治疗的忠诚度

"我什么都不是。我是个垃圾，是个讨厌鬼，毫无价值。我远离人群，在垃圾堆中蹑手蹑脚。上帝，带我走吧！我想离开这个世界！就像把南瓜放在西夫韦的停车场上压扁，再用水管冲走，什么都不会留下，一点都不留。人行道上甚至都不会留下'这里曾经有一团叫玛格·怀特的东西'的粉笔字迹。"

玛格又一次在深夜来电！上帝啊，我讨厌被电话惊醒！深夜来电已经成为我生活中的一部分——我已经试着习惯了：这是必然会发生的。一年前刚刚开始对玛格进行治疗时，我就知道她会在深夜给我打电话，我一见到她，就知道等着我的将会是什么。即使是没有多少经验的人也能看出玛格陷入了深深的痛苦。她垂头丧气，手足无措，放大了的瞳孔诉说着自己的"抑郁"和"焦虑"。玛格多次自杀未遂，饮食失调，早年遭受过父亲的性虐待，患有偶发性精神疾病，过去23年来一直在接受治疗——所有这一切信息都提示着"边缘性"（borderline），这个词让我这个寻求慰藉的中年治疗师感到了恐惧。

玛格告诉我她35岁，是名实验室技术员。过去十年，她一直在接受另外一位治疗师的治疗，但是这位治疗师刚刚搬到另一座城市。她感到无比绝望，还说迟早会自杀，只是时间问题而已。

玛格在治疗过程中疯狂抽烟，她总是吞下两三片药后再愤怒地点烟，几分钟后又会再点一根。她不能安静地坐着，时常站起来踱来踱去。有时她会像卡通人物一样，蜷缩着坐在我办公室角落的地板上。

我的第一反应就是想远离这一切，越远越好——再也不见她。我可以编造一个借口，不管是什么：我的日程排满了、要出国几年，或是要做全职研究员。但是很快我就不经意地和她预约了下一次治疗。

也许我被她的美貌吸引，她黑色的刘海更能衬托出洁白无瑕的精致脸庞。或者我是在履行我做教师的义务？最近我总在扪心自问：怎么能在教学生如何做心理治疗的同时，拒绝接收一些难搞的患者呢？我想我接受对玛格的治疗出于多种原因，其中最重要的应该是羞耻心：如果只选择轻而易举的工作，拒绝那些最需要我的患者，我会感到羞耻。

我预料到了玛格会走投无路，给我打电话，也预料到困难会一个接着一个出现，还预期在未来某天我可能会让玛格住进精神病院。谢天谢地，最坏的情况还没有出现——我还不需要每天与病房工作人员开晨会、写处方，不需要公开承认自己治疗失败，不需要奔波在医院之间。这些事会占用我大量时间。

不，我讨厌的并不是这些不速之电，不是它们给我造成的不便，而是我们沟通的方式。玛格说话结结巴巴，她心烦意乱时说话就结巴——脸上也表情扭曲，我都能想象到她那俊俏的脸庞因鬼脸和痉挛而严重变形。平静下来时，我们会聊到面部痉挛，都认为这是玛格故意丑化自己。在遇到来自外部或出于自身的性威胁时，这是玛格的一种防御方式。这个解释很到位——就像是朝犀牛扔鹅卵石一样：仅是"性"这个字都足以让玛格出现痉挛。

玛格的口吃总是让我困扰，我知道她很痛苦，不得不克制住自己，不说出"快点吧，玛格！继续说！下一个词是什么"这种话。

最糟糕的是，那些电话显示出了我的无能。她像在考验我，我总达不到要求。过去一年，我接到玛格的电话已经有20通，但没有一次能提供她需要的帮助。

那晚，她在《斯坦福日报》上看到了一篇关于我妻子的专题文章。我的妻子已担任斯坦福大学女性研究中心的行政主管职位十年，如今她即将辞去这一职务，校报对她高度赞扬。让玛格感到更糟糕的是，那晚她参加了一个公开演讲，主讲人是位哲学家（G教授），口齿伶俐、年轻貌美。

我很少见过有人像玛格一样自怨自艾。她这种自怨的感受从没变过，但是在她状态好时，这一感受会隐藏起来，在合适的时间又会出现。对玛格来说，没有什么比一位和她同龄的女性获得成功、备受赞誉更让她受刺激的了：对自己的怨恨淹没了她，她开始比以往都更认真地考虑自杀。

我整理着安慰她的措辞。"玛格，你为什么要这样对自己？你说自己一事无成，苟活于世，但是我们都清楚这些只是你单方面的想法，事实并不是如此！还记得几周前你自我感觉挺好吗？其实外部世界一点都没变，你还是那时的自己！"

我说到点上了，玛格听得很认真。我能感觉得到，所以继续说着。

"拿自己和自己比不上的他人比较只会对自己产生消极的影响。别把自己逼这么紧，也别和G教授做比较，她可能是整个大学里最出色的演讲者了，也别只看我妻子一生中最荣耀的一天。如果你想折磨自己，总能在其他人身上找到令自己逊色的地方。我知道这种感觉，我也曾干过这样的事。

"为什么不能找一个没你所拥有的东西的人做比较呢？你很有同情心，想想你为无家可归的人做的志愿者工作，你却从不为此嘉奖自己。为什么不和对他人漠不关心的人比较一下，或者与你曾经帮助过的某位流浪者比较一下呢？我敢打赌不悦的肯定是他们。"

电话突然挂断，传来一阵忙音，我立刻意识到：我犯了个严重的错误。我太了解玛格了，知道她会因为我的大意而怎么想：她会觉得我把内心真实想法表露出来了——我认为她已经无药可救，所以只能和那些无家可归的人对比来获得安慰。

她没有错过这一机会，在我们的下一次治疗中（还好就在第二天早上），玛格就说出了自己的想法。她说话断断续续，语调让人感到一丝阴冷，跟我讲了自己的一些"真相"。

"我今年35岁，精神问题一直折磨着我。12岁那年，我就有点精神错乱了，去看了精神科医生，自此余生都要在吃药中度过，我最大的愿望就是能远离精神病院。我从未感受过被爱，从未体会过做母亲的滋味，从未和任何一位男性有过长期的关系，也从未奢望能和谁开始一段感情。我交不到朋友，生日那天也没人问候我。我小时候被父亲猥亵，现在他已经死了。母亲疯疯癫癫，总是充满怨气，我也越来越像她了。我的弟弟大部分时间也是在精神病院度过的。我没有什么天赋，没有什么特殊技能，总是做着最卑微的工作。生活不可能富足，我赚的所有钱都要花在精神科护理上。"

玛格没有再说下去，我以为她说完了，但是又不确定，因为玛格说话时像个静止的幻影，捉摸不透。她嘴唇一动不动，仿佛连呼吸都静止了，手、眼睛甚至是脸颊都纹丝不动。

突然玛格又开口说话了，就像一个上了发条的机械玩具，尚存一丝力气："你让我要有耐心，你说我还没准备好——没准备好停止治疗，没准备好结婚，没准备好领养一个孩子，没准备好戒烟。我一直在等，等得一辈子就要过去了。现在已经太晚了，一切都来不及了。"

我听着她的长篇大论，依然不动声色，有一瞬间，我还为自己没有被触动而感到羞耻。我并不麻木不仁，记得第一次听到玛格的倾诉时，我很不安，满是同情和悲伤，就像海明威曾提到的一位"感性的犹太精神科医生"。

最糟糕的是（不得不承认），我赞同玛格。她就是一个"真实的案例"，痛切又使人信服，我也完全被触动了。她有严重的生理缺陷，可能永远都不会结婚。她融入不了社会，没有和人建立亲密关系的能力。玛格可能需要很多很多年的治疗，甚至可能一直都需要接受治疗。我完全进入了玛格的绝望和悲观中，甚至很能理解她自杀的选择，几乎找不到能安慰她的话。

我花了一整周，直到下一次会面前，才意识到玛格的长篇大论都是出于抑郁。那是她绝望的呼救，我却愚钝到对此深信不疑。看看她扭曲的事实，想想她隐藏了什么。玛格非常聪明，富有创新思维，美丽动人（只要不脸部痉挛）。我很期待见到她，为她治疗。尽管玛格很痛苦，但她还是坚持帮助他人、做社区服务，我很敬佩这一点。

所以现在再次听到她绝望的讲述，我思考得更多的是如何转变她的想法。过去遇到类似情况时，她会陷入深深的抑郁中，几周都难以走出，我知道立刻行动就能帮她避免大量的痛苦。

"玛格，都是抑郁在作祟，和你无关。你记得吗？你每次深陷抑郁时，都努力走出来了。抑郁的一个好处——也是唯一的好处，就是它总能消失。"

我走向办公桌，翻开玛格的资料，大声地读出了她在三周前对生活充满希望时写的信："……今天真是美好的一天，我和珍妮沿着大道漫步。我们在复古服装店试着20世纪40年代的衣服，我还找到一些凯·斯塔尔（Kay Starr）的旧唱片。我们沿着金门大桥慢跑，路过格林斯餐厅（Greens）时吃了早午餐。旧金山的生活还是很美好的。我对你只宣泄了负能量——我想是时候分享一些好消息了，周四见……"

尽管温暖的春风轻拂着窗户，我的办公室里却似乎严寒刺骨。玛格的脸上毫无表情，她盯着墙发呆，好像没有在听我说话，回复更是冷淡如冰："你觉得我什么都不是，你是怎么说的？你让我和那些无家可归的人比一比，这就是你所谓的我的价值。"

"玛格，我要为此道歉，我在电话里说的话并不妥当，甚至是愚蠢的。但是相信我，我是出于好意。我刚刚说出口，就知道犯错了。"

这好像有些帮助，我听到玛格舒了一口气。她的肩膀不再紧绷，脸上的表情也放松了，慢慢向我转过身来。

我朝她走了一两步："玛格，你之前感觉和现在一样糟糕的时候，我们是一起度过的。过去的治疗中是什么帮助到了你呢？我记得你离开办公室时比进来时感觉好很多，发生了什么？你做了什么？我做了什么？我们一起捋清楚。"

玛格无法一下子回答这个问题，但她对这个问题有兴趣。她的态度也变得热情了：她把又长又黑的头发拨到一边，用手指梳理着。我问了她好几次同样的问题，终于我们开始一起探究答案了。

玛格说，最重要的是要有听众，她的身边除了我没人听她说话，所以她只能在我的办公室诉说苦衷。她也知道我们一起仔细找出她绝望的根源会很有帮助。

很快我们就逐个回顾了那一周所有令人烦恼的事情，除了她在电话里向我说的压力，还有其他事情。比如，她工作的实验室召开了一个全天会议，专业人士和学术界的人却对她视而不见。我表达了共情，安慰她说很多人都会遇到同样的情况——我的妻子也不例外，她也曾抱怨受到了这样的对待。我的妻子曾因为斯坦福大学对非教职人员差别对待、缺少应有的尊重而愤怒。

玛格又说自己一事无成，还提到了她年仅30岁的上司事业有多成功。

我心想："为什么我们一定要跟别人比较，给自己找不痛快呢？这简直就是自虐，太执拗——就像牙疼还不停刷牙一样。"我告诉她我很多时候和别人比较也会不痛快。（我没有说具体细节，也许我应该说，这样才对玛格公平。）

我使用了调节自尊的"恒温器"的比喻，她的恒温器好像失效了：离身体表面太近，不能让自尊保持稳定的水平，而会受外界因素影响剧烈波动。好事发生时，玛格心情会变好；只要有人批评她，她就会失落好几天。她的情况就像把恒温器放在窗户旁边以确保家里温暖一样。

这次会面结束之前，玛格不必告诉我她有没有感觉好些了：她离开办公室时，我就已经从她的呼吸、步伐和笑容里知道了。

玛格在一天天好转，过去一整周她心情都很好，我也没有再接到她的紧急电话了。一周后，我再次见到玛格，她看起来兴高采烈。我一直都认为探究患者好转的原因很重要，因为同样的因素往往也可能让他们状况更加糟糕，所以我问她出现了哪些改变。

玛格说："不知为何，我们上一次谈话好像改变了一切。你在这么短的时间里把我从泥潭中拉了出来，真是不可思议。我很高兴由你做我的治疗师。"

尽管玛格真诚的恭维让我很受用，但我也感到一些不适：她说"不知为何"，仿佛把我看作魔法师一样。如果玛格的想法一直如此，她就不能彻底好转，因为帮助她的力量要么来自外界，要么超出了她的理解范围。我作为治疗师的任务（有点像做父母）是不过度干预，帮助患者为自己负责。我不想过多干预，希望玛格能担起责任，帮助自己好起来，且对这一过程有清楚的认知。所以我对她说的"不知为何"的言论感到很不适，决定探索其中原因。

我问她："你觉得上一次治疗中对你有帮助的到底是什么？你是从哪一时刻开始感觉好多了？我们一起来回顾一下吧。"

"首先是你为关于和无家可归的人比较的言辞道歉、做解释的方式。我本可以抓住这一点不放，让你过意不去——其实我在过去对其他治疗师干过这种事。但是当你陈述事实、解释意图和你的愚笨时，我怒气全消了。"

"所以说是我的解释修补了我们的关系。从我认识你开始，每次你和其他人断绝来往、感到孤独时，就会格外抑郁。这是个很重要的信息——你的生活中需要一直有人陪伴。"我又问那次谈话还有什么有价值的信息。

"让我转变的最主要的因素，是你说你的妻子在工作中也会遇到同样的问题，那一刻我平静下来了。我觉得我让人讨厌、让人畏惧，而你的妻子是那么圣洁，我们完全无法相提并论。而你告诉我，我们两个人会遇到同样的问题，这也是对我极大的尊重。"

我正要反驳，说我一直都很尊重她，但是玛格打断了我："我知道——你总是说你尊重我、喜欢我，但是这都只是一面之词，我从不相信。但是这次不同，你用行动证实了。"

听了玛格的话我很兴奋，她会找到问题的要害了。真正重要的"在言语之外"，是我的行动而非我说的话。这是真正为患者做一些事。分享我妻子的一些事是在帮助玛格，是对她的馈赠。重要的是治疗性的行动，而不是治疗性的语言！

我对这个想法感到无比兴奋，迫不及待想让这次会面结束，这样就可以好好思考，但我此时仍需要把注意力集中在玛格身上，她还有话对我说。

"你一直问我上一次治疗中对我有帮助的到底是什么，这也很关键。你对我负责任，让我对自己的治疗负责，这点很好。过去，我会连续几周沉浸在绝望中，但是你在几分钟内就让我想清楚了原因。

"其实，只是问出'上次会面中哪些因素最有帮助'这个问题对我来说意义就不一般，它让我有信心可以好转。同时，你没有假扮成魔法师的角色，让我猜测你已经知道答案的问题，我很高兴你坦诚地说了自己并不知道答案，还让我和你一起探索。"

这些话真中听！我在对玛格治疗的一年里，奉行的准则只有一个——平等对待她。我试着不反驳她，不怜悯她，不做任何会让她感到不公平的事。我尽力坚守着这一准则，现在听到玛格说我的做法有用，我也感觉很好。

精神病学"治疗"这一课题内部存在矛盾。治疗师开始"治疗"患者时，两人从一开始就知道他们之间的治疗联盟并不是对等或完全意义上的盟友关系：一方痛苦且时常感到困惑，而另一方希望利用自己的专业知识探索出痛苦和困惑背后的各种因素。

还有一点，患者要支付治疗费用，所以"治疗"这个词本身就是不平等的。"治疗"中的平等只是意味着治疗师必须要表现出对另一方平等的态度，来克服或隐藏不平等的事实。

我坚持平等对待玛格，只是在对她假装平等或自欺欺人吗？也许把治疗描述为"把患者当作成年人一样看待"更准确。我这样说听起来似乎有些学究气，但是对玛格的治疗过程中发生的一些事，让我不得不想清楚我想和她（以及其他所有患者）建立起怎样的关系。

在我发现治疗性行动的重要性三周后，发生了一件不同寻常的事。在我和玛格的一次普通的会面中，她告诉我过去一周过得很糟糕，并向我描述了一些细节。玛格的裙子皱皱巴巴，头发蓬松凌乱，虽然看起来镇定自若，但已是满脸的沮丧和疲惫。

她哭诉时，突然闭上了眼睛——这并不奇怪，治疗时玛格经常进入自动催眠状态。我早就决定不能跟着她的节奏走，我不会任由她陷入这种催眠状态，而要让她专注于治疗。我想问"玛格，可以集中注意力吗"，这句话正要脱口而出时，我听到玛格奇怪又有力的声音："你并不了解我。"

她说得没错，我不了解说出这话的人。这个声音太与众不同了，铿锵有力，不容置疑，我环顾四周，看看刚才是不是有人进来了。

我问："你是谁？"

"是我！是我！"接着这个和之前大不一样的玛格站起来，在我办公室踱步，一会儿看着书架，一会儿把挂着的画摆正，一会儿又审视着我的办公用具。这个人是玛格，却又不是玛格。除了着装没变以外，其他都变了——表情、举止、仪态，包括自我肯定感。

这个全新的玛格生气勃勃，却又冷酷无情，但这都是可喜的迹象。玛格的声音低沉，听着很诡异："如果你想伴装成一个犹太知识分子，不妨先从办公室布置着手。沙发套应该捐给慈善商店——如果他们愿意回收。墙纸已经开始快速脱落了，天哪！还有那些加利福尼亚海岸的照片，多让我看看治疗师的家庭合照吧！"

这个玛格机灵、任性、性感。不用再听她的喃喃低语和无休止的抱怨，真是一种解脱。但是我也开始感到不安：我很享受和这位女士共处的时光。我想到了罗蕾莱（Lorelei）传奇，我知道拖延下去很危险，但还是坚持了一会。

我问她："你为什么今天来？"

"我来庆祝我的胜利，我赢了。"

"赢了什么？"

"别跟我装傻！我不再是那个人了，你知道的！你说的话不见得都有用，你以为你能帮到玛格吗？"她表情丰富，话语里带着讽刺般的冷笑，就像维多利亚式情节剧里的恶人。

她继续嘲讽、幸灾乐祸地说："你可以继续对她治疗30年，但我还是会赢，我可以在一天之内让你一年以来的努力付诸东流。如果有必要，我会让她成为一辆不受控制的卡车。"

"为什么要这样做？你能得到什么好处？如果她输了，也就意味着你输了。"也许我本该早点结束和她的对话。我不应该和她聊玛格的事，这对玛格不公平。但是这位女士咄咄逼人，我几乎无力抗拒。有一瞬间，我感到一阵怪异的恶心，仿佛正在通过现实的裂口，凝视着禁忌之物，凝视着按自然顺序堆叠的原料、伤口和接缝、胚胎细胞和囊泡——这些本不应该出现在一个完整的人身上。我的注意力又回到了她身上。

"玛格是个怪胎，你也知道，你怎么受得了和她待在一起？她是个怪胎！怪胎！"然后她便开始用我见过最浮夸的表情模仿着玛格。几个月来我观察到的玛格，每一个鬼脸，每一个动作，都按时间顺序浮现在我眼前。我第一次和玛格见面时，她怯生生的，蜷缩在我办公室的角落里，瞪大双眼惊恐地看着我，恳求我不要放弃她；她处于自动催眠状态时，双眼紧闭，睫毛不停眨动，像是在掩饰她那疯狂的快速眼动；她的脸变成了像《巴黎圣母院》中的卡西莫多一样，极度扭曲，几乎不能开口说话；她害怕地畏缩在椅子上，戏剧般、嘲讽般地抱怨着子宫和乳房的刺痛。她还嘲笑玛格的口吃和她最常说的话："有您做我的治疗师，我真是太……太太太……高……高兴了！"然后又跪地问我："你喜……喜欢我吗，亚隆博……博士？别……别别……别离开我，如果你不能陪我了，我会……会……会消失的。"

表演得很精彩：就像是帷幕拉开后，一位女演员一晚上分饰多角，逗得观众开怀大笑，在不同角色间快速切换。（有一瞬间，我都忘记了这个"电影院"里的"女演员"并不真的是演员，而只是多个角色中的一个。真正的演员——意识一直隐藏在后台。）

这就像是"她"（我不知道还能怎么称呼）上演的一场名家表演，但同时也很残忍。"她"眼里闪着怒火，亵渎着玛格，说她无药可救、极度可悲。"她"说玛格应该写本自传，书名叫"生来可悲"（说到这里时她笑了）。

"生来可悲"，我也笑了。这位无情的妖女真是可怕。我觉得玛格的宿敌如此迷人，被她模仿玛格的样子逗笑了，这让我感觉像是背叛了玛格。

突然，一切都结束了。"她"闭眼一两分钟，再睁开时便已经消失了，玛格又回来了，害怕得哭泣着。她把头埋在两膝之间，深呼吸，努力恢复镇静。几分钟后，玛格抽泣着，开始讲述刚发生的事。（她能很好地回忆起刚发生的事情。）她之前从未出现过这样的人格分裂（其实一个叫露丝·安妮的人格出现过），但是今天这个女人之前从未出现过。

我也对发生的事感到困惑，基本原则（"平等对待玛格"）似乎也不再奏效了。我要平等对待的到底是哪个玛格？是在我面前怯懦的玛格，还是那个性感、洒脱的玛格？在我看来，要考虑的最重要因素是我和患者的关系——我和玛格的"之间"（马丁·布伯提出的术语 betweenness）。除非我能确保这段关系延续，且保持忠诚，否则治疗就不会有效果。很有必要将我的准则"平等对待患者"改为"对患者保持忠诚"。总之，我不能让自己被另一个玛格诱惑。

患者可以忍受治疗师在治疗时间之外不忠于自己。尽管患者知道治疗师会和其他患者建立关系，还有其他人等着他们的治疗结束，但是通常大家都心照不宣，不会在治疗中谈论这些问题。医患通常会共同假装他们之间是"一夫一妻制"的关系，双方都暗自希望这种关系能延续，认为患者之间无须见面。确实，为了防止患者之间见面，有些治疗师会为办公室装两个门，一个是出口，一个是人口。

但是患者要求治疗师在他们自己的治疗时间里忠于自己是合情合理的。我和玛格（以及其他所有患者）之间的默契是，当我和她在一起时，我会全心全意，只守护着她。玛格启发了我这种协议中的另一点：我必须忠于她最核心的人格。她的父亲未能与她的核心人格建立关系，甚至虐待她，致使她出现虚假自我。我绝不能犯这个错误。

这并非易事。说实话，我想再次见到玛格的另一个人格。尽管我对"她"知之甚少，但被深深吸引了。我和玛格度过的数十个小时单调而乏味，所以这位迷人的女士的出现让我不由难以忘怀。这种人在生活中并不常见。

我不知道"她"的名字，"她"也没有太多自由，但是我们都知道如何找到对方。在下一次会面时，这个人格有好几次尝试出来见我。我能看到玛格眨着眼，又闭上眼。或许只需等一两分钟，我们就能见面了。我知道期待见到"她"很愚蠢，却又满心渴望，温暖的回忆一下就涌入心头。我脑海里浮现出了一个画面：我在棕榈树环绕的加勒比机场等待飞机降落，等待着我的爱人来和我相会。

这位女士很懂我，她知道我的疲惫，知道我疲于应付玛格的哭诉和口吃，疲于应付她的惶恐（她蜷缩在角落，躲在桌子下），也疲于听到她那幼稚的低喃。她知道我想和一位正常的女士打交道，她知道我对玛格的平等对待都只是在自欺欺人，她知道我们并非完全平等。玛格行为荒诞，我忍受着她的疯狂，为此还以恩人自居，我们之间怎么可能是平等的呢？

"她"那戏剧性的表演让我更加相信我们两人（而且只有我们两人）能理解我对玛格的治疗感受。"她"美丽迷人，才华横溢，像是导演了一部电影。尽管我可以写关于玛格的治疗故事，或是跟同事讲述我对她的治疗过程，但其他人永远无法对我和她相处的体验感同身受。这无法言表。但是"她"知道，如果"她"可以分饰多角，那么"她"一定是隐藏在幕后的指导。我们共享着一些无以言表的东西。

但是要忠诚！我对玛格承诺过，如果我和"她"厮混在了一起，对玛格来说一定是毁灭性的打击。她会成为一个微不足道的参与者，一个可替换的角色。当然这正是"她"想要的。"她"就是罗蕾莱，甜美诱人，但却致命——是玛格所有愤怒和仇恨的化身。所以我保持忠诚，感觉"她"快要出现时（比如玛格一闭上眼睛开始发呆），我就迅速朝她大喊"玛格，醒醒"，让她清醒过来。

这样数次之后，我发现我们到了最后一关："她"正无情地积蓄力量，拼命试图回到我身边。到了决断时刻，我选择了陪伴玛格。我牺牲了"她"，拔下"她"的羽毛，洒落一地后，再一点一点喂给玛格。这个"喂食"的过程便是重复问同一个问题："玛格，如果'她'在这里，'她'会说什么？"

玛格的一些答案出人意料，却又听着耳熟。一天，当我看到她怯生生地环视我办公室时，我说："说出来吧，玛格。帮'她'说出来。"

玛格长舒了一口气，赶忙开口："如果你想佯装成一个犹太知识分子，为什么不先从办公室布置着手？"

玛格的语气仿佛是初次有这种想法，很显然，她并不记得

'她'所说的话，我忍不住微笑：我很高兴自己和'她'之间有些秘密。

"玛格，你提出任何建议我都乐于接受。"

出乎我意料的是，玛格一下提出了好几条绝妙的建议。"放一个隔板、一盆紫红色的垂吊花卉，或者一个竖屏，把你的办公桌和其他地方分隔开。如果一定要保留这幅海滩照片的话，就镶上一个深棕色相框吧。另外，把那破烂的树皮布壁挂扔了吧，太杂乱了，看着头疼，我一直用它来催眠自己。"

"玛格，我喜欢你的建议，但是你对壁挂的意见我不敢苟同，它已经挂了很久了，是我30年前在萨摩亚买的。"

"那你把它挂在家里会更合适。"

我盯着她。她语速很快，我真的是在和玛格说话吗？

我希望和玛格的两个人格都能处好关系，也在小心翼翼地盘算着其中的利弊。如果我以任何方式与"她"敌对，"她"一定会把怨气都撒在玛格身上。所以，我会煞费苦心地告诉玛格（假设"她"也能听到这一切），我很喜欢"她"的漫不经心、粗犷、有活力。

但是我必须有所保留。如果我太过诚实，玛格会看出来我偏向另一个人格。也许"她"已经为此嘲讽了玛格，不过我没有证据。我很确信"她"——玛格的另一个人格爱上了我。也许"她"对我的爱太深，所以行为有所改变，"她"一定知道肆意的破坏就是在背叛我。

这是心理治疗的一个我们不能通过培训学会的方面：和患者的"宿敌"开展恋情，当你确定这位"宿敌"爱你时，再加以利用来抵消其对患者的攻击。

在接下来几个月的治疗中，我继续忠于玛格。有时她会试着跟我讲她的第三人格露丝·安妮，或是陷入恍惚，回想早年时光，但我坚决抵制诱惑。更重要的是，我已经决心与玛格同在，如果她想回到其他时代或者转变成其他人格来摆脱我，我会立刻唤回她。

我刚开始做心理治疗工作时，天真地以为过去可知且无法改变；同时，我认为如果自己足够聪明，就能发现第一个导致后续错误人生的错误转折，进而能纠正一切。如果在那段时间治疗玛格，我可能会让玛格进入深度催眠，让她回到过去，回忆过去的那些创伤，比如父亲的性虐待，让她重新体会并消除这些经历带来的所有感觉——恐惧、唤醒、愤怒和背叛。

但是这么多年过去了，我意识到治疗师需要做的并不是冒险和患者一起探究过去。如果这种方式对一些患者有所帮助，也不是因为寻找和发现了错误的线索（生命从不会因为错误的线索而出现问题，只会因为主线出错而出现问题）。不，治疗师并不通过回忆过去来帮助患者，而是通过陪伴，成为患者信赖、喜欢的人，并相信他们的共同努力最终将救赎并治愈患者。回忆过去，回忆父亲对玛格做过的事（或任何治疗性宣泄或理智项目）之所以能有治愈功效，唯一的原因在于它让医患双方共同参与了有趣的分享活动，而治疗的推动力——医患关系也在这个过程中慢慢发展壮大。

所以我努力让自己一直陪伴、忠于玛格。我们不断"吸收"她的另一个人格。我心里大喊："这时她会说什么？她会怎么打扮？走路是什么模样？试试吧，假扮她一两分钟，玛格。"

几个月后，以牺牲另一个人格为代价，玛格逐渐丰腴。她的脸蛋更加圆润，胸部更加饱满，气色变好了，会打扮了，坐姿也更端正了。她会穿有图案的长裤，还会注意到我鞋子的磨损。

有时我觉得我对玛格做的心理治疗工作像是同类相残，好像我们把另一个玛格存入了心理器官银行。在某个时刻，当受体位点准备好后，我们会取一部分用作移植。玛格开始认为我们之间是平等的了，她会主动问问题，有时还会和我调情。"我们治疗结束后，你怎么度过没有我的日子呢？你肯定会想念我的午夜来电。"

玛格还第一次问我私人问题："你是怎么决定踏足心理治疗领域的？你后悔过吗？会感到枯燥吗？和我会面会无聊吗？你自己遇到问题时怎么解决呢？"我要求玛格学习另一个人格大胆自信的一面，她照做了，我也会尊重并愿意倾听她的每一个问题，我都尽可能详细、诚实地回答了。玛格被我的答案打动了，变得更加直率，但和我说话的语气变得更加温柔。

另一个玛格呢？我在想她还剩下了些什么。一双虚无的细高跟鞋？玛格学不来的大胆又勾人的眼神？幽灵般的、柴郡猫式的微笑？那个出色地扮演了玛格的女演员现在在哪里？我确定"她"已经消失了：这些表演需要耗费很大的精力，现在我和玛格已经把"她"榨干了。在"她"消失后，我对玛格又继续治疗了几个月，尽管我们最终不再谈论"她"了，但是我从未忘记过"她"："她"总在不经意时浮现在我脑海中。

在我们开始治疗之前，我就告知了玛格我的休假计划，所以我们的治疗最多只能持续 18 个月。现在时间到了，治疗也接近尾声，玛格已大有改观：她很少感到恐慌，我再没接到午夜来电，她也开始学会社交，还交到了两个亲密朋友。玛格是位天赋异禀的摄影师，时隔多年后，她再次拿起了相机，享受这种富有创意的表达形式。

我对治疗结果很满意，但并不认为她已不再需要治疗。最后一次会面接近尾声时，我看到玛格的一些老症状复发，也没有感到惊讶。整整一个周末她都躺在床上休息，哭了很久，自杀的念头突然又涌现了。就在我们最后一次会面过后，我收到了玛格寄来的一封信，字里行间里写满了悲伤。

> 我一直想象你写一些关于我的文字，我想在你的生命中留下印记。我不想只是"你的另一位患者"，我希望在你心中是"特殊的"，是重要的。我觉得自己什么也不是。如果你把我铭记在心，也许我会不一样，那样我就能感到自己存在于世了。

玛格，请你理解，虽然我写下了一个关于你的故事，但并不是为了让你找到存在感。你的存在不是立足于我的想法和文字之上的，就像在你没有想我时，我也同样存在一样。

但是这确实是个关于存在的故事——不过是写给那个不复存在的玛格。我愿意做个刽子手，为了你而牺牲她，但是我永远不会忘记她：她成功复仇了，她的模样已经在我的记忆中留下了烙印。

第十章

寻找做梦人

"性是一切事物的根源，你们这些人不经常这样说吗？对我来说也确实如此。你看看这个，就会发现我的偏头痛发作和性生活之间的一些有趣联系。

马文从他的公文包中抽出了一个厚厚的卷轴，让我手握一端，小心翼翼地展开，这是一个3英尺（约1米）长的图表，上面详细地记录了过去四个月，他的每一次偏头痛和性经历。瞟一眼就能看出这个图表有多复杂，每一次偏头痛的程度、持续时间和处理措施都做了蓝色标记。每一次性高潮都做了红色标记，根据马文的表现在一个5点量表上评级：早泄和勃起障碍分别评级，还区分了无法持续勃起和无法勃起。

只扫一眼根本无法看清里面的内容。我说："这可真是一项复杂的工作，你一定做了好几天吧。"

"但我乐在其中，我很擅长做这个。人们总是忘了我们会计师还有很多在报税工作中都没用上的图表技能。这里，看看7月的记录：有4次偏头痛，每次都伴随着勃起障碍，或者仅仅一、二级的性表现。"

我看着马文的手指指着偏头痛和勃起障碍的标记。他说得对，其中的相关性确实令人惊诧，但我也开始有些烦躁了。我感到节奏混乱。这只是我们的第一次治疗，在看马文的图表之前，我还要做好准备，了解更多信息，但是马文却强行把它们摆在我面前，我别无选择，只能看他那粗短的手指指向去年7月的标记。

马文已64岁，六个月前，他人生中第一次偏头痛发作，他的生活受到了严重影响。他咨询了一位神经科医生，治疗无果后，医生向马文推荐了我。

我几分钟前才第一次见到他，把他从候诊室邀请进来。马文身材矮胖，秃顶了的脑门发亮，眼睛瞪得像猫头鹰一样，一眨不眨，透过那个大号的、泛光的镀铬眼镜仔细环视四周。

我很快就发现马文对眼镜非常感兴趣。握过手后，我们沿着过道走向办公室时，马文开口的第一句话就是称赞我的眼镜架，还问我它是在哪做的。我坦言说对制造商名字一无所知时，感到有些失礼了。当我摘下眼镜想看清镜架上的品牌名时，气氛变得更加尴尬了，没有眼镜，我甚至无法看清。其他的眼镜都放在家里，所以我很快意识到自己此时连这个小小的信息都无法提供，于是伸出手，让他看上面的标签。哎，马文是远视，看近处也费劲，所以我们刚见面的几分钟都花在看眼镜品牌上了。

　　几分钟后，我正要用惯常的方式开始对话时，马文就把自己精心制作、做了红蓝标记的图表呈现在了我面前。不，这并不是个好的开始。我刚刚结束一次痛苦又累人的会面，患者是一个刚刚被偷了钱包、心烦意乱的丧偶老妇。问题更严重了，我的注意力还在她身上，但是我不得不强迫自己专注于马文。

　　除了收到那位精神科医生的一份简短的咨询意见，我对马文几乎一无所知。在结束关于眼镜的话题后，我们就开始了治疗。我问他："困扰你的是什么？"这时马文主动说出"你们这些人"都认为"性是一切事物的根源"这句话。

　　我收起图表，跟马文说以后再仔细研究。我想掌控整个治疗进程，所以通过问问题的方式让马文从头开始对我讲述他的病症。

　　大概在六个月前，马文人生中第一次偏头痛发作。症状很典型：视觉先兆（闪光）和单向剧烈头痛，他无法长时间工作，需要在昏暗的房间卧床休息。

　　"你说有理由相信是性行为触发了偏头痛？"

　　"你可能会觉得我这个年龄和状态的人遇到这种事很荒唐——但这是不争的事实，是有证据的！"他指向那个放置在我桌上的卷轴，"过去四个月里，每次性功能障碍在 24 小时内就会触发偏头痛。"

　　马文故作姿态，卖弄着学问，显然他已经预先准备过。

　　"过去一年里，我的情绪一直起伏很大。有时感觉很好，但很快就觉得已是世界末日。先别着急下结论。"他为了强调，还冲我摇了摇手指，"我所说的感觉很好，并不是说我很兴奋——

神经科医生已经尝试按照治疗躁郁症的疗法，用锂辅助治疗，但是除了伤及了我的肾，毫无作用。我能理解为什么有的医生会被起诉了，你有见过 64 岁还能患上躁郁症的老人吗？你觉得我应该接受锂治疗吗？"

他的质疑让我无话可说，我分心了，也不知该如何回答。他起诉了自己的精神科医生吗？我不想牵涉其中。手头上的事已经够我忙了，我只想提高效率。

"之后我会很乐意再和你探讨这些问题，如果今天想充分利用这次治疗时间，那你最好说说自己的治疗过程。"

"你说得对！我们继续吧。我之前提到过，我时而感觉很好，时而又焦虑、抑郁——两种情绪混杂，而且我在心情低落时也会头疼。我从未经历过这些，直到六个月以前！"

"那性和抑郁之间的联系呢？"

"我正要说到这个……"

我心想，要注意了，我表现得有些不耐烦了。显然马文不会按我想要的方式讲述，而会按自己的方式，别再逼他了！

"你肯定很难相信我下面要说的话——过去的 12 个月里，我的情绪完全被性操控着。如果我和妻子的性生活和谐，全世界都会变得明朗。如果不是，糟糕！我就会感到抑郁，出现头疼！"

"跟我说说你的抑郁，具体是什么感觉？"

"就是和普通的抑郁一样，心情很不好。"

"再多说一些细节。"

"怎么说呢？所有的一切看起来都很阴暗。"

"你在抑郁时会想些什么？"

"什么都不想，这才是问题所在，抑郁不都是这样吗？"

"有时当人们抑郁时，脑海里会有些特定的想法不断萦绕。"

"我一直在敲打自己。"

"怎么做的？"

"我开始觉得自己今后的性生活注定失败，觉得自己作为一个男人的生命结束了。只要抑郁出现，就一定会在 24 小时内引发偏头痛。医生们都说我陷入了恶性循环，怎样的恶性循环呢？我抑郁时就会出现性功能障碍，进而会因为性功能障碍而更加抑郁。没错，就是这样。但是认清这点也并没有用，我还是会陷入恶性循环。"

"怎样打破这一循环呢？"

"你可能认为六个月过去了，我应该知道答案。我的观察力一向都很敏锐，这是会计师必备的技能。但是我不知道。如果某天有了一段美妙的性体验，那么一切就又恢复正常了。但是为什么那天可以，其他时候就不行呢？我也不知道。"

第一次面谈的时间就这样过去了。马文说得很对，但都是些陈词滥调，很多都来自其他医生的问题和观点。他还是很病态。马文虽然描述了很多性生活的细节，但没有表现出一丝尴尬，没有自我意识，或者说，没有其他更深刻的感受了。

我试图深入这位"强装的猛男"的内心。

"马文，对一位陌生人谈论生活中的隐私一定不容易。你说之前从未和心理医生谈过这些。"

"这和隐私没关系，问题在于心理治疗——我不相信心理医生。"

"你不相信有这种东西存在？"我愚蠢地试着开了个无聊的玩笑，但是马文却压根没有留意。

"不，不是这样。我不信任他们，我的妻子菲利斯也不信。我们听说有面临婚姻问题的夫妻去看心理医生，结果走上了离婚法庭。你不能怪我有戒备心，对吧？"

治疗快结束了，我不得不和马文预约下一次会面时间。握过手后，马文走了，我才发现自己很高兴看到他离开，也对还要再次见到他感到很不爽。

我对他很恼火，为什么会这样？是因为他肤浅，咄咄逼人，晃着手指说"你们这些人"的语气吗？是因为他含沙射影地说起诉神经科医生的事——想让我也陷入这般境地？还是因为他的操控欲太强了？治疗全程完全是他在掌握着节奏：先是关于眼镜的无聊对话，然后他不管我愿不愿意，非要向我呈现图表。我一想到把图表撕成碎片的场景，就暗自偷乐。

但是我的这股怒火是哪里来的呢？马文打乱了治疗节奏，但是那又怎么样呢？他很坦诚，尽可能一五一十地跟我讲述让他烦恼的事。考虑到他对心理治疗的看法，可以说马文已经尽力了。他的图表还是有作用的，如果是我建议他这么做的，那么看到成果我会很欣慰。也许我才是那个有问题的人？我年龄大了，变得古板了吗？我是不是太刻板了，仅仅由于第一次治疗没有按照我期望的进行，就胡思乱想、暴跳如雷？

那晚开车回家时我也一直在想马文——想他这个人，和他的一些观点。让我发怒、感到无趣的是马文这个人。但是他的经历很有意思，想想那个非同寻常的故事：他的一生平淡无奇，毫无波澜，而在 64 岁这年，这个一向健康的男性在和同一位女士共享了 41 年性生活后，突然开始对性行为变得异常敏感，也出现了性功能障碍。这个问题很严重（他的偏头痛严重影响了正常生活），出人意料（我之前从未见过性带来这样的问题），也很突然（正好就在六个月前爆发）。

六个月前！显然这个时间点很关键，第二次会面时，我开始探究马文六个月前到底经历了什么。他的生活发生了怎样的变化？

马文说："没什么特别的。"

我坚持说"不可能"，又换着花样问他同一个问题。终于，我了解到马文在六个月前决定退休，还出售了他的会计公司。之所以过了这么久才得到这个信息，不是因为马文不愿意告诉我，而是因为他觉得这件事无关紧要。

我却不这么认为。人生中的任何经历都是重要的，而退休是最关键的经历之一。退休怎么可能不引发对人生历程、过往、意义和价值的深入思考呢？对于那些内省的人来说，退休正是他们回顾、总结过往的好时机，他们会越来越认识到生命短暂，死亡临近。

马文似乎不是这样的人。

"是退休这件事造成了我的困扰？你在开玩笑吧。我费了好大工夫才得以顺利退休。"

"你会不会怀念工作时的状态？"

"工作中只有烦心事，让人头疼。我猜你会说我让这些烦心事继续陪着我！我是在说偏头痛。"马文咧嘴一笑，显然被自己的即兴笑话逗乐了。"说真的，我工作多年，早已倦怠了。你觉得我有什么可以留念的呢？更多新的报税表吗？"

"有时退休会让人思绪万千，毕竟这是人生中的一个重要转折点，会让我们回忆过去。你工作多久了？有45年吧？现在突然停止了工作，进入了一个全新的阶段。我退休时，一定会更深刻地体会到生命有始有终，我正在从一个地方缓慢向另一个地方前进，现在接近终点了。"

"我工作就是为了赚钱，这才是工作的意义。想退休是因为我已经赚了很多钱，不需要继续为钱奔波了。如果有钱了，工作还有意义吗？为了自己的兴趣而活也很有意思。"

"但是，马文，退休不也意味着你再也不工作了吗？你人生的大部分时间都在工作，你一直从工作中获得人生的意义。我有预感放弃这些意义是很可怕的。"

"谁需要这种意义？我有很多同伴都拼命赚钱，想要存足够多的钱，以至于靠利息的利息就能养活自己。我觉得那简直是疯了——他们应该去看心理医生。"

真是答非所问，我们聊不到一起。我一次又一次让马文内省，从一个更大的视角思考，哪怕只是短暂的一小会儿，意识到他内心深处关心的事情——对生命有限、日渐衰老的感慨，对死亡的恐惧，以及生活目的的来源。但是我们说不到一起，他无视我、曲解我的意思。他似乎只能看到事物的表面。

我已经厌倦了在治疗中表演单口相声，所以决定直接指出他的困扰。我们聊到了工作，我很快就了解到在马文小时候，他的父母和老师就认为他是数学天才；8岁时，他就入选了"天才儿童"广播节目，不过表现得并不好。但是他从未真正成为一个天才。

马文说这话时叹了口气。我问："这件事一定给你带来了心灵创伤，后来恢复得怎么样了？"

他觉得也许我出生得太晚，不知道有多少 8 岁的男孩在那个节目中表现不佳。

"人的感情不是总遵循理性规则的，其实感情往往是不理性的。如果我每次受伤时都屈服于感情，那么最后只会一事无成。"

"我发现回忆过去的伤痛对你来说好像很难。"

"很多人都这样，没什么要紧的。"

"我也发现只要我试着和你走近一点，你就会把我推开。"

"我是来寻求帮助的，我会回答你所有的问题。"

显然直接切入正题并没有用，我需要多花点时间，让马文说出自己内心脆弱的一面。我想多了解他。马文出身贫困，在纽约长大，父母是第一代犹太移民。他主修数学，就读于一个勉强称为大学的小型城市学院。毕业后，他曾考虑过继续升学，但在这时迫不及待地走进了婚姻的殿堂——他 15 岁就和菲利斯相恋了。当时没有经济来源，所以马文决定去高中任教。

教了六年三角几何后，马文陷入了瓶颈。他意识到生命的意义就在于赚钱，他不能接受今后的 35 年只靠高中教师那点微薄的薪水勉强维持生活。他坚信选择教书是个错误，于是在 30 岁那年，马文下定决心改变这一切。草草结束了会计课程后，马文告别了自己的教学生涯，开了一家会计公司，后来这一行利润丰厚。再加上马文在加州房地产行业的明智投资，他已跻身富豪之列。

"马文，今后你生活的目标是什么呢？"

"我说过，再继续赚钱没有意义了，我没有孩子。"这时他降低了音量，"我也没有需要救济的亲戚，也不想捐出去做慈善。"

"你似乎对膝下无子感到遗憾。"

"都过去了，我确实失望过，但那是很久以前了，已经过去了 35 年。我有很多计划，我想四处旅行。我想继续收藏邮票、总统竞选徽章、旧式的棒球服和《读者文摘》——也许它们就像我的孩子。"

接着，我又了解了马文和妻子的关系，马文坚称他们相处得很和谐。"41 年过去了，我依然觉得我的妻子很好，我不愿意和她分离，哪怕只是一晚上。其实我每天下班回家后一看到她，内心就感觉温暖，紧张情绪一下子就能缓解，你也可以说她是我的镇静剂。"

据马文说，一直到六个月前，他们的性生活都很美妙：尽管 41 年过去了，但夫妻之间还有欲望和激情。马文出现性功能障碍后，菲利斯起初也表现出极大的理解和耐心，但是最近几个月，她也开始有点恼火了。几周前，妻子抱怨说已经厌倦被激起了性欲却又得不到满足的情况。

马文很在乎菲利斯的感受，所以一想到自己让妻子不高兴了，他也很难受。出现一次性功能障碍后的几天里，马文都很焦虑，完全指望着从妻子那里获得平静：有时为了安慰他，妻子会说马文在她心里还是充满了男子气概，但马文想获得的是一些身体上的安慰。妻子会在洗澡时为他涂上沐浴露，给他剃须，为他按摩，帮助他勃起。

正如我们的第一次面谈，第二次同样没有进展，马文讲述的故事平淡无奇，唯一让人好奇的就是他的生活为什么发生了如此大的改变，以至于现在他的掌控力、幸福感甚至是生活的动力完全都由阴茎能否持续勃起决定。

是时候向马文推荐治疗方法了。我觉得他不适合接受有深度、毫无遮掩的心理治疗，原因有很多。如果治疗师对患者提不起兴趣，那么治疗过程也会很艰难。尽管缺少好奇心也能开展治疗，但是这个耗时很长的过程一定比不上短期的治疗有效。回想过去的两次会面，我发现马文抗拒我探究他内心深处的想法。马文似乎不理解我说的话，我们聊不到一起，他也不想了解这些困扰的深层含义，不想让我直白地探寻他的隐私，比如当我问及或是指出他内心的创伤时，马文会无视我为和他建立亲密关系而做的任何尝试。

我正准备正式建议开始认知行为治疗（一种基于改变具体行为——尤其是婚姻沟通、性态度和性练习的方法）。这时，马文在短暂思考后，说他这周做了很多梦。

我在第一次会面时就问过他做的梦的内容。就像许多其他的患者一样，马文回答说他每晚都做梦，但回想不起任何细节。我建议他把写字板放在床头便于记录，但是马文有自己的想法，不愿意按我说的做，所以第二次会面时我便不再深究他的梦境。

而此时，马文却拿出了一个本子，开始读上面记录的梦境：

菲利斯心烦意乱，对我也不好。在她准备回家时，我跟着她，不过我到家时她已经走了。我害怕在哪个高山上的大城堡里找到她的遗体。接着，我试图从窗户进入一间她的遗体可能在的房间。我在一个又高又狭窄的岩壁上，爬不上去了，但是岩壁太窄，也没法转身回去。我很害怕掉下来，后来也担心自己会跳下悬崖自杀。

我和菲利斯浑身赤裸着做爱，突然温特沃斯出现在了房间里，他是我的一个同伴，有250磅（约113公斤）重。他妈妈在外面，我们不得不把他眼睛蒙上，继续做爱。后来我出去时，不知道该如何向他母亲解释把他眼睛蒙着的原因。

有个马戏团在我办公室门前，他们所有人都满身污垢——手上、衣服上，还有背包上。我听到他们悄声说话，像是在密谋着什么坏事。我在思考为什么政府会允许他们在户外搭起戏台。

我房子下的土地都溶解了。我有一把巨型螺旋钻，必须要钻地65英尺（约20米）才能保住房子。我击中了一块坚硬的岩石，震动声把我吵醒了。

真是神奇的梦！怎么会做这样的梦？马文真的会做这样的梦吗？我抬起头，有些许期待坐在我对面的是另一个人。但是对面依旧是马文，他耐心地等待着我的下一个问题，透过他锃亮的镜片可以看出他在发呆。

这次治疗还有几分钟就结束了，我问马文是否对这些梦的任何方面有什么联想，他只是耸耸肩，也对此捉摸不透。我之前让他给我分享更多的梦，他照做了，但是仅此而已。

尽管马文说出了这些梦，我还是向他推荐了婚姻治疗，大概做 8 ～ 12 次。我给出了几个选项：我和他们夫妻俩见面，为他们推荐其他治疗师，或让菲利斯找位女性治疗师接受几次治疗，然后我们四个——马文、菲利斯、她的治疗师和我再一起会面。

马文听得很专注，但是他面无表情，我也不知道他做何感受。我问他有什么想法时，他变得异常严肃，说："我会考虑你的建议，等做出决定后会告知你的。"

他是失望了吗？是否感觉被拒绝了？我不确定，但是我相信此刻给出建议是正确的。马文的性功能障碍是突发的，我想简短的认知行为方法能够起效。更关键的是，我觉得我们两人的个体治疗对他没有什么好处，有太多不利因素：他抵触情绪严重，用行话说，他的"心理感受性"（psychological mindedness）不足。

尽管如此，我还是有些后悔于错过了对他深入了解的机会。马文的情况吸引了我，我确信我的第一印象是对的：马文刚退休，这激起了他内心关于生命、衰老和死亡的焦虑，想通过对性的掌控来排解焦虑感。所以性行为承担的压力太大，最终不堪重负，出现了功能障碍。

马文说性是他的一切问题的根源，我相信这是大错特错的，其实性只是一种试图消除源于根本性问题的焦虑的无效手段。有时就像弗洛伊德说的那样，性带来的焦虑会通过很多方式表现出来，也有时候情况是相反的：其他因素产生的焦虑会表现为性焦虑。那个关于巨型螺旋钻的梦境再清晰不过了：马文脚下的工地溶解（这正是找不到焦虑根源的意象），所以他试着用他的阴茎钻地65英尺（代表着65岁的年龄）来对抗这一状况。

其他梦境体现了马文平静的外表下内心凶残的世界——这个世界充斥着死亡、谋杀和自杀，还有对菲利斯的怒火，以及爆发而出的对肮脏和邪恶的恐惧。那个被蒙了眼睛、与马文和菲利斯待在同一个房间里的男士也很有意思。在调查性方面的问题时，很有必要问在做爱时是否会想到其他人。他人的在场——比如想到父母、对手或情人的幻象，都会让性行为变得非常复杂。

不，行为治疗才是最好的选择，最好不要把内心深处的想法揭露出来。我想得越多，就越庆幸自己抑制住了好奇心，还为患者的利益无私、系统地考虑了问题。

但是在心理治疗中，理性和准确性很少得到回报。几天后，马文打来电话预约了下一次治疗，我以为菲利斯会陪他来，但是并没有，而且马文看起来焦虑、憔悴。那天没有什么铺垫，马文直接切入了正题。

"真是糟糕的一天，我太难过了。但是首先，我想感谢你上周给的建议。说真的，我之前想过你会建议我在未来的三四年间，每周来和你见三四次面。有人警告说，不管你面临什么问题，治疗师都会这么做。我不是在指责你——毕竟，你们以此为生。

"你建议我们夫妻同时接受治疗，我觉得这很合理。我和菲利斯确实在沟通方面出了问题，比上周我告诉你的情况还要糟糕。其实，我过于轻描淡写了。我之前也有性方面的问题，虽然不像现在一样糟糕，但是也导致了我 20 年来情绪起伏不定。所以我决定接受你的建议，但是菲利斯不肯配合。她拒绝见心理医生，或是婚姻咨询师、性咨询师——任何这类人。我请求她今天来和你聊聊，但是她铁了心不来。"

"怎么说？"

"我等会儿会说的，但是我今天想先坦白两件事。"马文停了下来，一开始我以为他只是想喘口气，他之前一直不停地说。但其实他是在考虑措辞。马文转过身，擤了擤鼻子，偷偷地擦去了眼泪，然后继续说着："我太难过了，这周偏头痛最严重，我前天晚上迫不得已去急诊室打点滴。"

"你今天看起来很憔悴。"

"我头痛欲裂，更糟糕的是还睡不着。昨晚我做了个噩梦，醒来后发现才凌晨两点，我一整夜都在回想那个梦。到现在我都摆脱不了它。"

"我们一起来解决。"

马文开始机械地读他的笔记，但我打断了他，用了弗里茨·佩尔斯（Fritz Perls）的老方法，让他重新用现在时态讲，就像此刻正在经历一样。马文把笔记本放在一边，开始回忆：

> 有两位高个子男士，脸色苍白，瘦骨嶙峋，他们
> 在草地上默默前行，身穿一身黑衣，头戴黑色大礼帽，

身着长尾大衣、黑色裤子和鞋子，打扮很像维多利亚时代的传教士或禁欲者。突然他们上了一辆黑色的车，车上有一个黑纱包裹的女婴。他们一声不吭，其中有个人推着车。只行进了一小段路后，这个人停了下来，绕到车前，手里拿的黑色手杖尖端已经变成了闪闪发光的白色，他俯身，打开黑纱，把手杖尖端插进了女婴的身体，整个过程有条不紊。

我听得目瞪口呆，脑海里立刻浮现出了画面。我惊讶地抬头看着马文，他好像对自己创造的梦境的力量无动于衷，让我觉得这不是也不可能是他做的梦。他不可能会做出这样的梦——马文只是个叙事者而已，我在想，怎么才能见到做这个梦的人呢？

确实，马文让我肯定了自己的想法。他对这个梦一点也不熟悉，仿佛它是天书一样。在讲述时，马文还是感到恐惧，他摇着头，仿佛要把这个梦的苦涩滋味从他嘴里吐出来。我把注意力放在马文的焦虑感上。"为什么这是个噩梦？你害怕哪一部分？"

"我现在回想起来，觉得最后一部分——把手杖插进女婴的身体是最可怕的。但是我做这个梦时却不这样认为，当时让我害怕的是其他所有的东西，安静的脚步声、黑暗的环境和强烈的不祥预感。整个梦都令人恐惧。"

"梦里，那个人把手杖插入女婴的身体，你对此有什么感觉？"

"说起来，那部分似乎可以抚慰人心，好像它使梦境平静了下来——或者说试图让梦境平静，但并没有真正做到。我觉得这些都没有任何意义，我不相信任何梦境。"

我想继续探究这个梦，但是必须要关注马文此时的需求了。菲利斯不愿意和我聊天，哪怕和我聊聊能帮助她已处于极端状态的丈夫，这推翻了马文关于自己生活安逸、婚姻和谐的说法。因为马文的害怕治疗师窥探、煽动婚姻问题（显然菲利斯也有同感），我必须谨慎，但我必须确认菲利斯是否坚决反对夫妻共同治疗。上周，我还在想马文应该感觉到了我的抗拒。也许这是他为了继续个体治疗而用以操控我的计谋。马文到底花了多少工夫劝说菲利斯参与我们的治疗呢？

马文向我保证菲利斯非常固执。

"我说过她不相信心理治疗，其实事实远不止这样。她不愿意见任何医生，15 年来，她连一次妇科检查都没做过。我能做的只有在她牙疼时，带她去见牙医。"

我在让马文举出更多关于菲利斯固执的例子时，发现了一些意想不到的信息。

"我不妨跟你实话实说了吧，我花了很多钱来和你坐在这里不是为了说谎的。菲利斯也有自己的问题，最主要的是她害怕出门。心理学上有个术语，我忘记是什么了。"

"广场恐惧症？"

"没错，就是这个。她已经患上这个病症很多年了，菲利斯很少离开家，除非……"马文突然压低了声音，仿佛在密谋什么，"为了逃避恐惧。"

"她还害怕什么？"

"害怕有人前来拜访！"

马文解释说他们家已经很多年没招待过客人了——确切地说是几十年。如果形势所迫，比如有亲戚远道而来，菲利斯会更愿意在饭店款待他们。"当然是便宜的饭店，菲利斯不愿意花钱。"马文又补充说钱是她不接受心理治疗的另一个原因。

还有，菲利斯也不允许马文在家里招待客人。比如，几周前，有几位在外地的客户打电话问是否能前来欣赏马文收藏的竞选徽章，他甚至都没问过菲利斯：他知道她会做何反应。如果他强行答应，那么菲利斯会很长时间不愿意和马文做爱。结果，马文把自己的收藏搬去了办公室以做展览，就像之前做过很多次的那样。

这些新信息让我更加确信马文和菲利斯非常需要夫妻共同治疗，但是又出现了新变数。马文最早的那些梦里充斥着原始的图像，这周前，我还害怕个体治疗可能会释放出过多无意识的内容，认为婚姻治疗可能更安全些。然而现在出现了他们的关系中有严重问题的证据，我不知道夫妻治疗会不会带来更多问题。

多方面考虑后，我向马文重申，最好的选择是行为定向的夫妻治疗，但是需要夫妻双方共同参与，如果菲利斯还不愿意参加（马文又迅速强调了这一点），我愿意对他继续进行个体治疗。

"但是要注意，个体治疗很有可能需要更长时间，数月、一年甚至更久，过程不会轻松，可能会产生痛苦的想法或回忆，短时间内会让你更难受。"

马文说他过去几天一直在思考，希望立刻开始治疗，我们敲定了每周会面两次。

显然我们两人都有所保留。马文还是怀疑心理治疗的疗效，对探寻内心世界也不感兴趣。他同意治疗只是因为偏头痛让他饱受折磨，无处躲藏。我之所以有所保留，是因为我对治疗效果同样悲观：我同意开始治疗，是因为没有其他可行方法了。

我本可以将他转介给其他治疗师。还有一个原因——那个声音，那个惊人梦境的主人的声音。马文的心底深处埋藏着一个做梦人发出的紧急的呼救信息。我又想到了那个梦境的场景：一片寂静，瘦削的男性出现在黑暗中，黑色的草地，还有一个用黑纱裹着的女婴。我想到了手杖发光的尖端和性行为，它和性本身并不相关，只是为了摆脱恐惧的徒劳尝试罢了。

我在想，如果没必要伪装，如果那个做梦的人可以毫无掩饰地跟我说话，他可能会说些什么呢？

"我年纪大了，生命快走向终点。我膝下无子，只能孤独终老。我被淹没在黑暗中，无法呼吸。我被淹没在死亡的寂静中。我想我知道该怎么做。我试着用性掩护，以摆脱黑暗，但是这远远不够。"

这只是我的想法，并不是马文的。我让他把梦境和现实联系起来，仔细思考，说说内心的想法，但是他毫无想法，只是摇着头。

"你几乎没有迟疑就摇头说不了。再试一下，给自己一个机会。选取梦里的一个片段，好好想想。"

还是一无所获。

"你怎样理解手杖尖端的白色部分？"

马文笑了："我一直在想你什么时候才会说到这一点！我之前是不是说过你们这些人都认为性是一切事物的根源？"

他的语气中带着指责，听起来特别讽刺：如果他身上只有一点是我确信的，那就是性并非困扰他的根源。

"马文，但是这是你的梦，那是你的手杖。你创造出了这个梦，你对此有什么看法？传教士、寂静、黑暗、恐惧和不祥之兆，你对这些死亡的暗示有什么看法？"

我让他从死亡或者性的角度讨论这个梦境的内容，马文选择了后者。

"昨天下午——也就是做这个梦的 10 小时前，发生了一些和性相关的事，你可能会感兴趣。我当时偏头痛发作，躺在床上休息，菲利斯过来给我按摩头颈部。然后她又按摩背部、腿部，接着是阴茎。她把我衣服脱下，然后又脱下了她的衣服。"

这一定是件不寻常的事：马文之前说过他随时都能被挑起性欲。我怀疑菲利斯是因为拒绝了夫妻治疗而心怀愧疚，所以想通过性来补偿。

"刚开始，我没有任何反应。"

"怎么会这样？"

"说真的，我很害怕。我的头痛刚刚有所好转，我害怕性功能又出现障碍，会再次头痛。但是菲利斯开始抚慰我，我勃起了。她从未如此坚持，后来我终于说'来吧，也许一场美妙的性爱能帮我缓解疼痛'。"马文又停了下来。

"为什么不继续说？"

"我在想她说的原话是什么。不管怎样，我们开始做爱了。

我表现得很好，但正要高潮时，菲利斯说：'你和我做爱除了缓解疼痛一定还有其他原因。'对，就是这样！我一下子就阳痿了。"

"马文，你有没有告诉菲利斯她这话说得多不合时宜？"

"她说话时机总是不太好——一向都是如此，但是我什么也不想说，我不知道自己会说出什么话。如果说错了，只会更不好过——会彻底浇灭我的性欲。"

"你可能会说什么？"

"我对冲动——杀人的冲动和性冲动感到恐惧。"

"什么意思？"

"你还记不记得几年前有个新闻，说的是丈夫往妻子身上泼硫酸，把她杀死了？真可怕！但是我总会想起这件事，我能理解对妻子有多大的愤怒才会造成这种后果。"

天哪！马文的潜意识并不像我想象的隐藏得那么深。我一直都不想揭露出他内心深处的想法——至少不会在治疗早期就这样做，所以我把话题从谋杀转移到性上面去。

"马文，你说你也很害怕自己的性冲动，这是什么意思？"

"我一向性欲很强，听说很多秃顶的男性都如此。秃顶就意味着男性荷尔蒙过多，是这样吗？"

我不想让马文转移话题，所以忽略了他的问题。"继续说吧。"

"我一直都在控制着自己的欲望，因为菲利斯对于我们的性爱频率有固执的想法。我们的频率总是一周两次，生日或节假日时例外。"

"你对此有什么想法吗？"

"有时会有，但有时我觉得压抑自己的欲望也是件好事，如果不压抑，欲望可能就不受控了。"

他的话勾起了我的好奇心："你说的'不受控'是什么意思？是会有婚外情吗？"

马文听了我的问题很震惊："我从来没有对菲利斯不忠！今后也不会！"

"那你说的'不受控'是什么意思？"

马文呆住了，我感觉他指的是从未对我提到过的一些事。我有些兴奋，这一个小时的治疗很有收获，我想让他继续说，所以只是耐心地等着。

"我不知道我在说什么，但是有时我会想如果和一个跟我性欲一样强、一样享受性爱的女士结婚会怎样。"

"你是怎么想的？你的生活会大有不同吗？"

"我要纠正一下，我刚才不应该用享受这个词。菲利斯同样享受性爱，但是她好像从来都没有欲望。相反，她……怎么说呢？……只是为我提供性爱——在我表现好的时候。这时我会觉得被欺骗了，感到愤怒。"

马文又停下来了，他松了松领结，揉了揉脖子，做了下头部运动。他试图放轻松，但是我却觉得他好像在环顾四周，确认没有其他人在听。

"你看起来很不安，感觉如何？"

"我感觉像是背叛了菲利斯，好像我不应该说这么多关于她的事，感觉好像她迟早会发现一样。"

"你赋予了她太多力量，我们迟早需要探讨这一点。"

　　马文在前几周的治疗中都很坦诚，总之，他的表现比我预期的好很多。马文很配合，没有表现出他对心理治疗的怀疑态度。他会按我说的做，每次来之前都做好了准备，也决心让自己的投资有所回报（他的原话）。马文对治疗的信心还来自一个意想不到的早期收获：自从他开始接受治疗后，偏头痛就神奇地近乎消失了（尽管性方面的问题还是会让他情绪起伏）。

　　在治疗早期，我们专注于两个问题：他的偏头痛和退休（对这一点仅做了较小程度的挖掘，因为他内心抗拒）带来的影响。我很谨慎，尽量不越界，感觉自己像是一个外科医生，在准备手术却要避免开刀太深。我想让马文意识到这些问题，但是不要太刻意——既不破坏他和菲利斯精心经营的婚姻（这会让马文立刻终止治疗），也不激起他对死亡的焦虑感（这会引发更多的偏头痛）。

　　在我对马文进行缓慢但有效的治疗的过程中，我也在和这个被马文困住（或者不如说是被囚禁）的极有见地的做梦人进行有趣的交谈。马文要么无视这个人的存在，要么漠然地允许他和我聊天。我和马文总在摸索一些表面的东西，而梦的主人却能不断发掘出深层信息。

　　也许我与做梦人的交流拖慢了治疗进程，也许因为我想看看这个人，所以我愿意让马文放慢脚步。我记得在开始每次治疗时，我并不会因为看到马文而感到兴奋，而会对做梦人即将做出的下一个公告充满期待。

　　有时那些梦就像最开始的那样，是对本体论焦虑的令人恐惧的表达；有时梦能预见到治疗中的事；有时梦就像治疗的字幕，让我能透彻分析马文所说的话。

几次治疗过后，我开始得到积极的梦境：

> 寄宿学校的老师正在找有兴趣在一块大的空白帆布
> 上作画的孩子，之后我把这件事告诉了一个肉嘟嘟的小
> 男孩——显然就是我自己，他听了之后喜极而泣。

如果没解读错的话：

"马文感觉有个人（也就是你，他的治疗师）为他提供了一个
从头再来的机会。多么令人兴奋——可以有第二次机会，能够在
一块空白的画布上重新描绘自己的人生。"

接着出现了更多充满希望的梦：

> 我在婚礼现场，有个女士走过来说她是我失散已久
> 的女儿，我不知道自己还有女儿，所以很惊讶。她已到
> 中年，穿着一身深棕色的衣服。我们只有几小时的时间
> 能交谈，我问她过得怎么样，她却不能说。她离开的时
> 候我很难过，但是我们同意保持联系。

这个梦传达的信息：

"马文第一次发现了自己有个女儿——他感性、温柔、女性

化的一面。他被吸引了，有无限种可能性。马文还想继续聊，也许他可以开拓一个全新的属于自己的岛屿。"

另一个梦：

> 我看向窗外，听到灌木丛中传来一阵骚动，那是一只猫在抓老鼠。我觉得老鼠很可怜，想出去找到它，却发现了两只刚出生的小猫，它们眼睛都还没睁开。我赶紧跑进屋告诉菲利斯，因为她很喜欢猫。

这个梦传达的信息：

"马文懂了，他真的懂了，自己之前一直没有睁开眼，但他终于准备睁开了。他也为菲利斯感到兴奋，菲利斯也准备睁开眼了。但是当心，他怀疑你在玩猫捉老鼠的游戏。"

很快我就收到更多警告：

> 我和菲利斯在一家破烂不堪的饭店里吃饭。那里的服务很差劲，在你有需要时，服务员从来不在。菲利斯说服务员的衣服很脏，打扮得很寒酸，但是出乎意料的是这里食物很好吃。

这个梦传达的信息：

"他开始对你感到不满。菲利斯想让你远离他们的生活。你对他们两个人而言都极具威胁性。当心，不要交火，不管你提供的食物有多好吃，你都比不上这位女士。"

接下来的梦里有一些具体的内容：

> 我正在观摩一台心脏移植手术，医生正躺着。有人指责他只参与了移植过程，却无视了从捐赠者那里获取心脏时造成的混乱，医生也承认了。手术室里的一个护士说自己没有特权——她不得已只能目睹混乱的全过程。

这个梦传达的信息：

"心脏移植当然代表的是心理治疗。（向你脱帽致敬，我亲爱的梦中朋友！"心脏移植"——真是个绝佳的代表心理治疗的视觉意象！）马文觉得你很冷漠，你对他的生活不感兴趣，毫不在意，也对他成为今天这个样子的过程完全不感兴趣。"

做梦人正建议我该怎样推进治疗。之前从未有人像这样督导过我，我被他深深吸引，甚至开始忘记他的动机。他是在扮演马文的代理人来帮助我，好让我更好地帮助马文吗？他是不是期望如果马文好转了，作为梦境主人的他也能由此解脱？还是说他费力和我建立关系，只是为了排解孤独感？

不管他的动机是什么，这些建议确实很有帮助。他说得对：我并没有和马文真正地交心！以我们现在的关系，哪怕用名字称呼对方都会觉得别扭。马文表现得很严肃：他大概是我的唯一一位无法开玩笑的患者。我想和他建立关系，但是除了前几次见面时马文说的一些伤人的话（"你们这些人都认为性是一切事物的根源"），他并没有再提起过我。他对我很尊重、顺从，也会大致地回答他对我的印象，因为偏头痛最近没有再发作了，所以他认为我一定知道自己在做什么。

六个月已经过去了，我更加关心马文了，但还是对他没有很深的喜爱之情。这很奇怪，因为我很喜欢梦境的主人：我欣赏他的勇气和赤诚。有时，我不得不提醒自己马文就是那个做梦人，做梦人给马文的核心（拥有绝对智慧和自知之明的自我螺旋）开辟了一个开放渠道。

做梦人说得没错，我没有留意到心脏移植过程中的混乱：我太不专注了，没有关注马文早期的经历和生活方式。所以，在接下来的两次治疗中，我便专注于探究马文的童年生活。我了解到一件有意思的事情：马文七八岁时，一个秘密给他全家带来了灾难性的打击，父亲也因此被赶出了家门，再也没回来过。尽管马文永远无法得知这件事情的真相，但他后来通过母亲的三言两语得知，父亲当时要么出轨了，要么就是个无药可救的赌徒。

父亲走后，马文作为最小的儿子，时常陪在母亲身边：他负责陪同母亲参加所有社交活动。很多年间，朋友们总是嘲笑他在和母亲约会。

父亲本就是个微不足道的人，在母亲重组家庭后，他自然极少被提及。后来马文对父亲的记忆更加模糊，最后彻底消失了。两年后，马文的哥哥收到了父亲寄来的明信片，上面说自己过得很好，还说他知道家人们没有他只会生活得更好。

显然，马文在和女性的关系中出现了严重的恋母情结。他和母亲的关系很不同寻常，长期以来都过于亲密，导致马文在和其他的男性相处时也有些致命的问题。有时他会想，在某种程度上，他也应该为父亲的离家负责。现在，马文与男性相处时非常谨慎，和女性打交道时特别害羞，这不奇怪。他的初恋就是菲利斯，一生也只有她这一个伴侣：他和菲利斯婚前感情一直很稳定。妻子比他小6岁，在和异性相处方面同样害羞，没有经验。

我认为这些回忆都是对治疗很有帮助的。我对他记忆中的人有了大致了解，并且识别出马文某些重要的重复性人生模式，比如，他在自己的婚姻中再现了父母的部分婚姻模式——妻子就像他的母亲一样，通过拒绝性爱来获得控制权。

随着资料的展开，现在可以从三个非常不同的角度理解马文当前的问题：存在性问题（聚焦于经历人生重要的里程碑而引起的本体焦虑）；弗洛伊德式问题（聚焦于恋母情结引发的焦虑，它会导致性行为受原始的灾难性焦虑影响）；交流问题（聚焦于近期生活事件如何导致婚姻动态平衡被打破，很快就会有越来越多的迹象表明这一点）。

和往常一样，马文尽力为我提供更多有用的信息，但是尽管梦境要求我探寻马文的过去，马文却很快就不再愿意发掘造成当前问题的根源了。他曾说，那些肮脏不堪的事属于另一个时代，甚至另一个世纪。他还伤感地指出，我们像是在讨论一部戏剧，剧中除了他，其他人都不在了。

做梦人很快就向我透露了马文对过去经历的苦难做何反应：

我看到一辆形状怪异的车，就像一个又大又长的盒子放在几个轮子上。车身是黑色的，漆刷得锃亮。我惊讶地发现只有车身后部有一个黑色的窗户，而且是歪的——所以通过窗户很难看清楚内部。

还有另外一辆车，它的后视镜有些问题，后窗上有可滑动的百叶窗，但是卡住了。

我正在做一场非常成功的演讲，但是幻灯机突然出现了问题。首先，我无法替换投影仪中的幻灯片，正在放映的幻灯片上面是一个男性的头部。然后，我又无法让投影仪聚焦。人们的头一直挡在屏幕前。我在礼堂里走来走去，想看清幻灯片的全貌，却怎么也无法看到整张幻灯片。

我认为梦境传达的信息是：

"我想往回看，却看不见。没有后窗，没有后视镜，有人头部的幻灯片挡住我的视野。过去都是真实发生的，但是再也无法追溯。那张幻灯片上的头——是我的头，我的视野，我的记忆挡在了中间。我看到的过去都是现在的眼睛过滤后的——并不是我当时所了解和经历的，而是现在的体验。回顾过去无法摆脱现在的想法的控制。不仅过去无法追溯，未来也无法看见。那辆锃亮的车，那个盒子，我的棺材，也没有前挡风玻璃。"

我没有紧逼，不过马文渐渐挖掘得更深了，也许他无意中听到了我和做梦人的对话。他首先评论那辆车——车轮上放着的奇怪的黑色盒子，说："它不是棺材。"看到我皱起眉毛，他笑着说："是不是有人说过你总是心怀反对，还容易表现出来？"

"马文，那辆车没有前挡风玻璃，想想这一点，为什么会这样？"

"我不知道，没有前挡风玻璃，也许意味着不知道该何去何从。"

"这对你意味着什么呢，考虑到当前你面对的问题？"

"退休。我反应有点迟钝，但是我开始理解了。不过我不担心退休这件事，为什么我没有任何感觉呢？"

"你已经感觉到了，体现在你的梦境中。也许是因为感受太痛苦，所以你不愿意去体会。也许痛感短路了，转移到了其他事情上。看看你是不是经常说'为什么我会因为性这么沮丧？这不合理'？我们的主要工作之一就是整理头绪，让感觉正常出现。"

很快马文又讲了很多梦，里面的内容都明显和衰老、死亡相关。比如他会梦到走在一个还在施工的巨型混凝土建筑中。

其中有一个梦对他影响格外大：

　　　　我看到了苏珊·詹宁斯，她在一家书店工作。她看
起来很失落，所以我上前去安慰她。我告诉她还有其他
六个人和她有同样的感受，苏珊抬起头看着我，她的脸
是沾满黏液的头骨，十分可怕。我惊醒了。

马文对这个梦分析得很透彻。

"苏珊·詹宁斯？苏珊·詹宁斯？我45年前上大学时认识了
她，这么多年过去了，除了最近，我从未想到过她。"

"现在想想她，你想到了什么？"

"我能回忆起她的长相——圆脸，身材矮胖，戴着大框眼睛。"

"这让你联想起谁了吗？"

"不，但是我知道你会怎么说——她长得像我：圆脸和大框
眼睛。"

"那'其他的六个人'呢？"

"好吧，确实发生了一些事。昨天，我和菲利斯闲聊，聊到
了我们已故的朋友，还说起了报纸上的一篇关于退休后很快就离
世了的人的文章。我告诉她我读了一则校友公告，得知我的大学
班级里有六个人已去世，那一定就是梦中的'六个人'。有趣！"

"马文，这个梦和其他噩梦中都包含了很多对死亡的恐惧。
每个人都害怕死亡，我从未听说有人不怕，但是大多数人多年来
都会不断克服这种恐惧心理。在你身上，仿佛所有对死亡的恐惧
一下子全都爆发了，我强烈感觉退休是这一切的导火索。"

　　马文提到他感受最强烈的梦是他六个月前做的第一个梦，梦
里有瘦骨嶙峋的男人、白手杖和婴儿。那些画面一直浮现在他脑

海里——尤其是那个枯瘦的人，像是维多利亚时代的传教士或禁欲者。马文说，也许那个人代表着他自己：他一直都很有节制，太过有节制了。几年前，马文就知道了自己的生活已经毫无激情可言。

我不由得大吃一惊，他已经探索到了这么深的层次，我甚至不敢相信自己一直在和同一个人说话。我问他几年前发生了什么，马文透露了一件他从未讲过的事，甚至连菲利斯都不知道。马文当时在一个牙医办公室翻阅《今日心理学》(*Psychology Today*)时，被一篇文章吸引了，文章建议人们和生命中重要但是已渐行渐远的人进行最后一次有意义的对话。

一天，马文在独自一人时做了尝试。他想象着要告诉父亲自己有多想念他，有多想认识他。父亲没有应答。他又想象最后一次和母亲说再见，母亲坐在他对面那张熟悉的曲木摇椅上。马文说话间没有流露出一丝感情，他咬着牙齿，想把情绪发泄出来，但什么情绪都没有出现。再也不能再见到母亲，马文一直在思考"再也不能"意味着什么。他记得自己挥拳砸到桌子上，强迫自己回忆起当母亲躺在棺材里，自己亲吻母亲时感受到的她额头的冰凉。但内心还是没有一丝波澜。马文大声叫着："我再也不能见到她了！"然而，还是没有任何情绪产生，那时他就知道自己已经是个行尸走肉了。

那天马文哭了，他为自己生命中所有想念的事物和这么多年的麻木状态而哭泣。他说，多么可悲啊，他一直到现在才试图活过来。我第一次感觉和马文亲近，他抽泣时我搂着他的肩膀。

这一次治疗快结束时，我虽然筋疲力尽，但也深受触动，马文终于突破了那个不可逾越的障碍：终于，马文和那个做梦人融合在了一起。

这一次治疗过后，马文感觉好多了，态度也变得乐观了。然而只维持了几天，就发生了一件奇怪的事。他在和菲利斯做爱时，突然说："也许医生说得对，也许我对于性爱所有的焦虑感其实都源于对死亡的恐惧！"话音刚落，马文突然有了极大的快感，他提前射精了。菲利斯当然被马文突然说起的话题惹恼了。马文立刻开始为自己的迟钝和性障碍而自责，陷入了深深的抑郁中。很快我就收到了来自做梦人的一条紧急且惊恐的消息：

> 我把新家具搬进了房间，却关不上前门了，有人在那里摆了东西让门关不上。然后我看到有十一二个人带着行李，站在门外，他们都不是好人，尤其是那个没牙的老太婆，她的长相让我想到了苏珊·詹宁斯，也让我想到了电影《双城记》中的德法奇太太——那个在断头台上即将被斩首时还在编织的女人。

这个梦传达的信息：

"马文感到非常害怕，他太快意识到大多事情了。他知道死神正在等待着他。他打开了意识之门，但是他现在害怕出现太多情绪，害怕门被挡住了，可能再也关不掉了。"

很快，又有了一些传递类似信息的噩梦：

一天晚上，我站在一栋建筑的阳台高处。黑暗中，我听到一个小孩在哭着求救，我是唯一一个在场的人，所以只能安抚他说马上来，但是当我走进黑暗时，楼梯却变得越来越窄了，破旧的楼梯栏杆从我手里脱落，我不敢继续走了。

这个梦传达的信息：

"我在一生中一直掩藏着自己一些重要的部分——小男孩、女性、艺术家，以及寻求意义的部分。我知道是我让自己变得麻木，让生活失去意义。但是我现在无法进入这些部分，无法应对袭来的恐惧和悔恨。"

然后又是另一个梦：

我正在考试，交了答题卷之后，才想起来最后一题还没有答。我慌了，想试着把答题卷拿回来，但是考试时限已经到了。我和我的儿子约定考试时限之后见面。

这个梦传达的信息：

"我现在才意识到生命中还有些未竟的梦想。课程和考试都结束了，我本可以做得更好，考试的最后一个问题是什么？也许如果我换个岗位，做些其他事，扮演不同的角色——不做高中老师，也不做赚满盆钵的会计师，会怎么样？但是太晚了，来不及做出改变了，没时间了。要是我有个儿子，可能会把希望寄托在他身上。"

同一晚还有另一个梦境：

> 我在爬山，看到有人在夜里修缮房屋。我知道这是不可能完成的，试着告诉他们，却没人听得到。接着我听到有人在背后叫我的名字，是我的母亲想追上我，她要捎个信儿给我——有个人即将离世了。我知道这个人正是自己，醒来时满身大汗。

这个梦传达的信息：

"时间来不及了，晚上重修房子是不可能完成的——也不可能改变你已经设定的路线，你正准备进入死亡的海洋。我母亲在我现在这个年纪时去世了，我正在超越她，意识到人终有一死。我一直沉浸在过去，所以无法改变未来。"

梦里传达的信息越来越明朗，我不得不格外注意。我必须承担起自己的责任，冷静回顾治疗期间发生的事。

也许治疗进展太快了。起初马文只是个没有主见的人：他不能也不会跟随自己的内心。在相对较短的六个月时间里，马文收获巨大。他知道之前的自己就像是刚出生的小猫，未睁开眼睛。他知道自己内心深处有一个丰富的世界，如果直面它，它虽然会带来可怕的恐惧，但也能通过启示提供救赎。

他不再仅停留在事物的表面：他不再像原来那样痴迷于收藏邮票和《读者文摘》。现在他睁眼看清了现实生活，知道死亡无法避免，也无力从中逃脱。

马文醒悟得比我期待的更快；也许他听到了做梦人的声音，毕竟那个做梦人就是他自己。一开始他很渴望探究，但是很快这股热情就被一种强烈的遗憾替代了。他为已经逝去和即将逝去的东西而悲伤，最重要的是，马文伤感于自己生命中巨大的缺憾：内在潜力从未被发掘，从未有过孩子，从未了解过父亲，从未有过和家人、朋友欢聚一堂的喜悦感，干了一辈子的工作除了赚到钱以外没有其他的意义。最后，马文为自己，为那个被囚禁的做梦人，为那个在黑暗中哭泣的小男孩而悲伤。

他知道他并未过上自己真正想要的生活，也许现在还来得及实现未竟的梦想，也许还来得及在一块空白的大画布上描绘出全新的图景。马文开始试着探寻秘密，悄声对不存在的女儿说话，思考离家的父亲去了哪里。

但是马文越界了。他冒险去了他的"补给线"无法到达的领地，现在受到了多方的攻击：过去的回忆并不美好，也无法挽救；通向未来的门又被挡住了。一切都太晚了：房子已经建成了，最后一次考试也结束了。马文打开了觉知的门，却被死亡带来的焦虑感淹没。

死亡焦虑常常因其普遍性而不被重视，毕竟有谁不知道、不畏惧死亡呢？但是对死亡有个大体的认知，咬紧牙关战栗两下是一回事，真正担心自己的死亡并亲身经历它又是另一回事。这种因对死亡的觉知带来的恐惧并不常见，有时在一生中只会出现一两次——但是马文现在却日日夜夜都经受着这种恐惧的折磨。

面对这种恐惧，他甚至缺乏最常见的防御措施：他膝下无子，基因无法一直延续下去，所以不能从中得到一丝慰藉；他不信仰宗教——没有来世的概念，也不相信神灵无处不在，庇佑着我们；也不曾因自我实现而感到满足。（一般而言，一个人对生活状态越不满足，就越容易对死亡感到焦虑。）最糟糕的是，马文预见这种焦虑会一直持续下去。梦境的画面十分生动：恶魔们逃出了房间，四处充满威胁。马文既无法逃脱，也不能把它们关押起来，门卡住了。

所以马文和我到了一个关键点，一个完全觉醒后不可避免要经历的节点。这是一个人站在深渊前面，决定该怎样面对生活中的残酷现实——死亡、寂寞、无依无靠和毫无意义的生活的时刻。当然，没有解决方法，只有以下选项：要么坚定面对，要么保持忙碌，要么勇敢反抗，要么安然接受，要么抛开理性，带着敬畏之心，相信上帝的旨意。

我不知道马文会怎么做，也不知道还有什么其他方法可以帮助他。我很好奇他会如何抉择，所以也很期待我们的每次会面。他会怎么做呢？他会放弃探索吗？他会再次想方设法通过自欺欺人寻求慰藉吗？他最后会选择信仰宗教吗？他会从众多生存哲学中寻求到力量和慰藉吗？我从未如此强烈地体会到治疗师作为参与者和观察者的双重角色。尽管我在情绪上完全投入，也非常关心马文的状况，但同时，我仍发现自己处于研究信仰起源的有利位置。

尽管马文仍感到焦虑和抑郁，但他坚持继续治疗，我对他更加敬佩了。我曾经以为他很早就会终止治疗，是什么让他坚持了下来呢？

马文说有很多原因。首先，他不再受偏头痛的折磨了。其次，他记得我们第一次见面时我就告诫过他，有时候治疗可能会让他感觉更糟。他很信任我，也相信现在的焦虑感只是治疗的一个阶段，总会消除的。更重要的是，他认为治疗中正在发生一些意义重大的事：马文在过去5个多月里对自己的了解比过去64年还要多！

还发生了一件出乎意料的事情：他和菲利斯的关系也有了明显的转变。

"我们比以往聊得更多，彼此也更坦诚了。我不确定这是从何时开始的。我们第一次见面时，我和菲利斯有过短时间的密集交谈，但那只是个错误信号，我觉得菲利斯只是想试着证明，不用看心理医生我们也能修复关系。

"但是过去几周以来，情况已经大有不同了，我们在真正地用心交流。我一直在和她分享每次治疗中聊了什么，菲利斯会在门口等着我治疗结束后回家，如果我推迟讲述，她会生气——比如当我建议晚饭时再聊时（因为这本可以做有趣的餐时谈资）。"

"菲利斯最看重的是什么？"

"几乎是所有事。我跟你说过，菲利斯不愿意花钱，但她很喜欢促销活动。我们总是开玩笑说享受了买一赠一的治疗优惠。"

"我很乐意给你们这个折扣。"

"我想菲利斯最关心的，是我们关于工作，关于我因没有发挥出潜力、一生都在赚钱却没有想过能为世界贡献些什么而感到失望的探讨。这对菲利斯打击很大，她认为我们两人都是如此——她也过着完全以自我为中心的生活，从未付出过自己的任何东西。"

"她为你付出了很多。"

"我也是这么跟她说的，刚开始她因为我这样说对我表示感谢，斟酌一下后，又说她也不确定——也许她给予了我帮助，但是某种程度上可能也妨碍了我。"

"这话怎么说？"

"她提到了我对你说过的所有事情：她不愿意让其他人到家里做客；不愿意让我交朋友，因为他们会来家中拜访；拒绝旅游，也不让我去——我有跟你提到这一点吗？总之，菲利斯很后悔没有生个孩子，也后悔她当初拒绝去看产科医生。"

"马文，我为你们之间的坦诚感到惊喜！你们是怎么做到的？敞开心扉谈这些并不容易，很不容易。"

马文继续说，菲利斯已经为她的觉知付出了代价——她变得非常焦虑不安。有天晚上，马文辗转难眠，听到菲利斯的卧室里有人在悄声细语。（因为马文打呼噜，所以他们分床睡。）他蹑手蹑脚地走过去，看到菲利斯跪在床上，一遍又一遍地祷告、诵经："上帝会保佑我，上帝会保佑我，上帝会保佑我，上帝会保佑我。"

这一幕深深地触动了马文，虽然他很难用言语表达出来。我想他心中充满了同情——同情菲利斯，同情自己，同情一切弱小无助的人。我想他也意识到菲利斯诵吟的这句话有魔力，在我们不得不面对残酷事实时，它能带给我们一层极薄的庇护。

马文最后终于睡着了，那晚，他做了个梦：

> 一个拥挤的大房间里，基座上摆放着一个女神雕像。它看起来很像基督，却穿着一条飘逸的粉橙色裙子。房间的另一头，有个身穿白色长裙的女演员。她和雕像互换了位置，不知怎的，她们还互换了衣服，雕像立在地上，而女演员爬到了基座上。

马文终于能理解自己做的梦了：这个梦代表着他把女性看作女神，相信如果能安抚女性，那么自己也会是安全的。这解释了为什么菲利斯一生气他就害怕，也解释了为什么在他焦虑时，菲利斯的性爱抚可以帮他缓解。

"我曾经告诉过你，我感到恐慌时，只要她爱抚我，我的所有负面情绪就都消失了。这和性无关，你一直这么说，现在我信了。我在这个过程中可能完全无法勃起，但是我能感受到菲利斯完全接受我，把我融入她的身体里。"

"你赋予了她魔力——她就像你的女神一样。她给一个微笑、一个拥抱，或者和你做爱，就能治愈你。难怪你煞费苦心就为了不惹菲利斯生气。但是问题是，性已经成为一种药物——不，这个说法不够贴切，性已经成为生死攸关的问题，你的存活就取决于你和这位女士的结合，难怪性这么复杂。性本该是充满爱意、欢愉的行为，而不是你逃避危险的庇护所。像你这样看待性，任何人（当然也包括我）都会出现性功能障碍。"

马文拿出笔记本，在上面写了几行字。几周前，我还对他记笔记的行为感到恼火，但是对马文的治疗如此有成效，所以我也开始尊重他辅助记忆的方式了。

"我们来确认一下我理解得是否正确。你认为，我所说的性并不是真正意义上的性——至少不是优质的性爱。我只是用它来保护自己，消除恐惧，尤其是对衰老和死亡的恐惧。我性功能出现的障碍并不是源于生理原因，而是因为我想让性实现它无法实现的功能。"

"没错，这一点可以从很多方面体现出来，那个有两个消瘦的传教士和尖端白色的手杖的梦就能体现。还有在另外一个梦里，房子下面的地板都溶解了，你试着用巨型螺旋钻钻地来修补。你通过和菲利斯身体接触感受到的爱抚只是性爱的伪装，你自己也说了，并不是真正意义上的性爱。"

"所以现在有两个问题。第一，我想让性实现它无法实现的功能。第二，我赋予了菲利斯超能力，指望她来治愈或保护我。"

"所以，当你无意间听到她忧伤地不停吟诵时，一切都崩塌了。"

"我那时才意识到她是如此脆弱——不仅菲利斯，所有女性都是如此。不，不止女性，所有人都是脆弱的。菲利斯正在和我做一样的事——寄希望于魔法。"

"所以你想借助她的力量寻求保护，而菲利斯想借助神奇的吟诵寻求保护——看看你现在的处境。

"还有一些事情也很重要，站在菲利斯的角度考虑问题吧：如果她出于对你的爱，接受了你赋予她的女神的角色，想想这对她会产生怎样的影响。为了留在基座上，菲利斯没有和任何人说起过自己的痛苦和恐惧——至少直到最近都没有。"

"慢点说！让我捋清楚，我要把这些都解释给菲利斯。"马文在本子上奋笔疾书。

"所以，在某种意义上，菲利斯在遵从你未说出口的心愿，不吐露自己的担忧，假装坚强。我感到这就是我们刚开始治疗时，菲利斯不愿意来的原因之一——换句话说，如你所愿，她不会改变。我也有预感，如果你现在邀请她加入治疗，她会答应的。"

"天哪，我们真的有共鸣。我和菲利斯已经讨论过了，她已经准备好了。"

就这样，菲利斯也加入了治疗。在接下来的一次会面中，她和马文一起来了。菲利斯是一位大方、优雅的女性，凭借着自己的意志，克服了胆怯，在我们的三方会面中大胆地说出了自己的想法。

菲利斯的情况和我们之前推测的很接近：为了安抚马文，她常常自己吞下苦水。当然，马文失落时，菲利斯必须格外操心——这也意味着最近这段时间她不得不时刻为马文担忧。

但是她的行为不全是对马文的问题的反应。菲利斯同样面临很多自己的问题，她受教育程度不高，认为自己智力不如别人，尤其是不如马文，因此痛苦、敏感。她害怕且回避社交活动的一个原因就是可能会有人问她："你是做什么的？"她会回避长时间的谈话，因为这会暴露她从未上过大学的事实。菲利斯每次拿自己和别人比较，都会觉得他们更有见识，更聪明机灵，更善于社交，更自信、有趣。

我说："也许，你唯一能感受到掌控力的领域就是性。在那时马文需要你，也无法凌驾在你之上。"

菲利斯起初的回应还有些迟疑，后来就打开了话匣子。"我想我必须做些马文喜欢的事，大多数情况下他都能自给自足，我经常觉得自己能为他做的并不多。我不能生育，害怕和人打交道，也从未外出工作过，还没有一技之长。"菲利斯停了下来，擦擦眼泪对马文说，"看，我一想到这些就忍不住落泪。"

菲利斯又转身面对着我。"马文说他告诉过你，我们一直在讨论之前他与你的会面中的事。虽然我不在场，但我算是也参与其中了。你们谈论的一些话题让我很意外，我比马文对这些话题更感兴趣。"

"比如说？"

"比如说，遗憾，我也切身体会过。我一生中做过很多让我后悔的事，更遗憾的是还有很多从未做过的事。"

在那一刻，我一心都扑在菲利斯身上，太希望能说些对她有帮助的话。"如果一直纠结于过去，遗憾之感就会来袭，但现在重要的是展望未来，我们要考虑改变。我们不应在五年后回首时，又为这五年的生活而遗憾。"

菲利斯停顿了一会儿，很快就回答说："我觉得自己已经老了，来不及做出改变了。但是30年来我一直都有这种感觉，30年！我这一生都在哀叹一切都已太迟，但是马文在过去几周的变化令我惊叹。你可能还没意识到，但是我今天来了，坐在心理治疗师的办公室，说着自己内心的想法，这本身就是很大的进步。"

我当时的想法是，马文的改变也激励菲利斯做出了改变，多么幸运。通常治疗不会达到这么好的效果。其实，治疗给婚姻施加压力的情况并不少见：如果患者做出改变，配偶却停留在原地，那么他们的婚姻通常会受到威胁。患者要么会放弃改变，要么会选择蜕变，危及婚姻，我很庆幸菲利斯能表现出如此大的灵活性。

我们聊的最后一件事是马文症状出现的时间。我本来已对自己满意，因为退休的象征意义——隐藏在这一人生重要节点下的存在焦虑能充分解释他症状的出现。但是菲利斯对"为什么是现在"给出了更多的解释。

"我很确信你知道自己在说什么，其实马文对退休的态度比他自己想到的更悲观。但是说实话，我对他退休也感到不安——我一变得不安，马文就会开始焦虑，我们的关系就是如此。如果我感到担心，即使保持沉默，马文也能感知到，并因此而感到沮丧。有时他特别不安，好像把我的不安背在了自己身上。"

菲利斯说这一切时是如此自然，以至于我一时忘记了她此时正承受着巨大的压力。之前，菲利斯每说几句话，就会不时看着马文。我不确定这是为了得到他的支持，还是想确认马文是否能忍受她所说的话。但是现在，她说话时全神贯注，正襟危坐，一动不动。

"马文退休这件事为何令你苦恼？"

"首先，他认为退休就意味着可以旅游了，不知道他有没有说我对旅游的看法。我不引以为傲，但是我真的很难离开家，更别说出门环游世界了。而且，我也不希望马文'接管'我们的房子。过去 40 年，一直都是他打理办公室，我打理房子。我知道现在这是他的房子了，可以说主要是他的房子——毕竟是他挣钱买的。但是听到他说想重新装修，腾出空间放他的收藏品时，我还是很郁闷。比如现在，马文就想找人做一块新的餐桌玻璃，这样就可以展示他收藏的竞选徽章了。我可不想吃饭时面对着这些徽章。我也害怕我们的婚姻会出现问题，而且……"菲利斯没有说下去。

"菲利斯，你是想说什么其他的事吗？"

"太难以启齿了，我感觉很羞愧。我担心马文在家待着，会发现我整天有多无所事事，也会因此不再尊重我。"

马文握了握她的手，似乎此刻确实应该这样做。

其实，在整个会面过程中，马文一直处于深深的共情状态，他没有问让人分心的问题，收起了俗套的幽默，也没有试图停留在问题的表面。他向菲利斯保证，虽然旅行对他来说很重要，但绝不及她重要，他会等着菲利斯准备好之后再开始旅行。他告诉菲利斯，对他而言，世界上最重要的就是他们的爱情，他觉得他们从未如此亲密过。

菲利斯和马文又一起参与了几次治疗，我帮助他们适应了这种更坦诚的新型交流方式，在性的一些基本方面做了指导，比如菲利斯怎么帮助马文持续勃起；怎样帮他避免早泄；马文怎样避免机械地性交；如果他有勃起障碍，可以怎样通过其他方式让菲利斯达到高潮。

菲利斯在家里待了几十年，现在很少会单独一人出门。在我看来，是时候让她改变这种生活方式了。我相信她的广场恐惧症背后的意义已部分消解，可以受到矛盾的影响。我首先征得马文的同意，他承诺会按我的建议照做，以帮助菲利斯克服她的广场恐惧症。我告诉马文，每两小时就要对菲利斯说："菲利斯，请不要出门，我要确定你一直都在家照顾我，让我不再害怕。"如果在外工作，就打电话这样告诉她。

菲利斯瞪大了眼睛，马文也难以置信地看着我。我是认真的吗？这可能听起来很不可思议，但我还是说服了他严格按照我说的去做。

马文刚开始跟菲利斯说不要出门时，他们会略略地笑：这听起来很荒谬、刻意，菲利斯本来就已经有好几个月没出过门了。但是很快恼怒就代替了笑声。马文对我很生气，是我让他承诺不停重复这句愚蠢的话的。菲利斯尽管知道他是在照我说的做，但也开始对马文命令她待在家中感到生气。几天后，菲利斯就独自一人去了图书馆，然后又去逛街。在接下来的几周里，菲利斯去过的地方比过去几年去过的还要多。

在治疗中，我很少用这种操控性的方法，因为通常都会付出高昂的代价——可能会牺牲治疗性接触的真诚性。但是在某些情况下，矛盾也可以有成效，前提是治疗已经有了坚实的基础，而且指定的行为推翻了症状的意义。菲利斯的广场恐惧症不仅是她的症状，而是他们两人的症状，其意义在于维持他们婚姻的稳固：菲利斯会始终陪伴在马文身边；他可以在世界闯荡时对两人的关系放心，知道菲利斯会一直等着他。

我对这种干预策略的使用着实有些讽刺意味：存在主义心理学和操控性的矛盾的组合看起来很奇怪，但我采用这样的方法似

乎是自然而然的。马文处于绝望中时，对他和菲利斯的关系也有
了深刻的理解。尽管有些气馁（体现在他的梦境中，比如在晚上
无法重建房屋），但他在尝试修复夫妻关系。马文和菲利斯都很
关心对方，他们真诚地想协力把那些症状安全扼杀。

　　马文的改变触发了适应性的螺旋反应：菲利斯不再受限于马
文为她安排的角色了，所以仅仅几周内，她有了很大的改变。一
年后，菲利斯还接受了另一位心理医生一段时间的治疗，情况更
加稳定了。

　　我和马文后来只见过几次，我为他的进步而欣慰，他也知道
自己的这次投资用对了地方。偏头痛再也没有复发过，尽管马文
有时还会情绪波动（依旧取决于性生活），但是其剧烈程度有了极
大的降低。马文猜测，他现在情绪波动的程度和他 20 多年前的
情况相当。

　　我也对我们的治疗很满意。对患者的治疗总是没有尽头，但
是我们已经取得了比我预想的更大的进展。马文再也没有做过那
些痛苦的梦，这点也肯定了我们的治疗成果。尽管最后的几周，
我没能再从梦境中获取任何信息，但是我并不想念那个做梦人。
马文和做梦人已经融合了，我现在可以只和一个人对话。

　　我再次见马文时已是一年后：我总会和患者约定治疗结束一
年后，再来我这里做一次跟进——这不仅对患者有好处，也有利
于我的教研。我会播放患者初次治疗时的录音。马文饶有兴趣地
听了十分钟后，对我笑着说："这个混账到底是谁啊？"

　　他的玩笑中也带着一丝严肃。很多患者和马文的反应如出一
辙，我也把这看作一个好转的标志。其实马文是在说："我已经

不再是过去的我了，也想不起来一年前的自己是什么样的。过去我拒绝审视自己的人生，试着控制或恐吓别人，想用我的聪明才智、我的话语、我的坦诚给他人留下深刻印象，而现在这些问题都不存在了，我不再是这样的人了。"

这并不是细微的变化，而是代表着人格得到了重塑。但是这种变化很微妙，大多数研究用的调查问卷都测量不出。

马文一向都很细心，他准备了很多笔记，方便重温并评估我们治疗的效果。结论并不明确：在某些方面，马文的改变得到了保持；其他方面出现了倒退。首先，他说菲利斯状态很好：她的广场恐惧症已经大有改善。现在菲利斯加入了一个女性治疗团体，致力于克服出席社交场合带来的恐惧感。也许最令人佩服的是她打算彻底消除因为受教育不多带来的担忧——她申请了一些大学进修课程。

马文呢？他再也没有出现过偏头痛，虽然情绪偶尔波动，但也改善了很多。有时还是会出现性功能障碍，但不会太过烦恼。马文对退休的看法也有所改变，现在他在做兼职，不过改了行，专攻房地产开发和管理工作——他对这项工作有兴趣。他们夫妻二人感情如故，不过有时因为妻子有了新活动，马文会觉得被忽视了，有些委屈。

那我的老朋友，那个做梦人呢？他怎么样了？他有没有给我留言？马文没有再做过噩梦或者感受深刻的梦了，但是夜晚还是不太平静。我们会面的前一晚，他做了个神秘而短小的梦，仿佛在向他传达什么信息，马文觉得也许我能理解。

　　妻子在我前面，赤身裸体，双腿分开站立着。我从她两腿间的间隙中看过去，但是在视线尽头，只有我母亲的脸庞。

梦境最后一次告诉我的信息：

"我的视野被占据我的生命和想象的女人所限制。尽管如此，我还是能看到远方，也许这就够了。"

后记

耄耋之年重读《爱情刽子手》

同意写这本书的后记时，我不知道会经历怎样的情感起伏。这本书写于 25 年前，从那之后，我还没有完整地阅读过自己的作品。重新审视自己早年的写作时，我感到兴奋与喜悦，也有些失落和尴尬，闪现而过的自豪感很快就被一种泄气的感觉取代了："这个人写得比我好多了。"

一开始我以为会看到年轻时的自己，但是一番分析过后，我意识到自己写书时已经不是年轻人了：我那时已经 50 多岁了！这实在让人意外，因为作者看起来正值青年，朝气蓬勃，甚至幼稚浅薄。此外还有些过度活跃——常常用攻城锤猛攻患者的防御城墙！我真希望可以督导当时的自己，让他平静下来。

不过年轻时的自己也有很多让我喜欢之处。我喜欢他对进行轻易诊断或分类的回避。在他看来，好像每一位患者的抱怨、性格特点都是独特的，好像他坚信每个人都是独立个体，需要独一无二的治疗方法。我欣赏他愿意忍受不确定性，愿意承担面对不同患者时的繁重工作。对于他每次治疗中感受到的不适，我也感到难过。他不信奉任何既定的思想流派，无论是弗洛伊德派、荣格派、拉康派、阿德勒派这样的个人理论流派，还是有面面俱到的解释系统的认知行为学派，所以他常常缺乏自信。但是我很庆幸他从不认为自己无所不知。

他还如此大胆无畏。25 年前，他的自我暴露之坦诚让很多治疗师大跌眼镜，现在看来仍有些骇人听闻。我也有些震惊，他怎么能这样暴露我的隐私呢？我秘密保存的情书，工作中的强迫症，对肥胖人群不可原谅的恶意和批评态度，还有让我无法全身心参与到家庭海滩度假中的对爱的痴迷。尽管这样，我还是为他呈现出如此真实的治疗过程感到骄傲，换作现在，我也会做一样的事情。我相信治疗师适度的自我暴露有利于促进治疗进程。

写作本书是我生命中的一个重要转折点。在斯坦福大学医学院任教的前几年，我一直积极参与心理治疗的教学、研究和专业书籍出版工作。我探寻到了团体治疗与众不同的地方，第一次休假时，就着手写了一本团体治疗的教材。完成后，我又开始研究另一个感兴趣已久的话题——存在性关怀在人类生活和苦难中扮演的角色。经过一年的学习和研究，我编写了《存在主义心理治疗》这本教材，不是想建立一个新的领域，只是意在让更多的治疗师能更多关注到存在性问题。四个主要的存在性关怀——死亡、生活的意义、孤独和自由在每个人内心都至关重要，这也是本书的主旨。

写完本书后，我继续发展在治疗中运用这些存在性关怀的新观点，但是渐渐地，我发现这些观点最好通过叙述的形式表达出来。我还想到一些存在主义领域重要的思想家（比如加缪和萨特）的思想在故事和小说而非技术性的哲学著作中更加生动、引人注目。

我还发现叙事在我的教材中也很关键。很多老师和学生反馈说，我在《团体治疗的理论与实践》和《存在主义心理治疗》里加入的或长或短的故事都使可读性大大增强。学生们曾告诉我他们更加愿意探索那些枯燥的理论了，因为他们对即将发现的新东西感兴趣。

所以我渐渐形成了一种理念：叙事是我向学生表达我的观点、增强对存在的感受性的最好方法。1987年，我做了大胆的尝试，决定写一本与众不同的书，着重叙事，理论探讨为辅。这绝不违背我作为心理治疗教师的初衷，只不过是换了种不同的方法而已。本书收集了很多教学素材，（与我后续所写的所有故事和小说一样）以年轻治疗师和包括患者在内的其他所有对心理治疗感兴趣的人为目标读者，书中的很多观点来自《存在主义心理治疗》。

我做出写这样一本书的决定还有一个原因。我一直都想做个讲故事的人。从我记事开始，我就一直是一个求知似渴的读者。从青春期开始，我就渴望成为一名真正的作家。开始学术生涯后，这个愿望渐渐被隐藏，而在写这十个故事时，我感觉自己正在探寻真我。

在记忆中，我所到之处总是和所读之书联系在一起。只要我重读一本书或者思考读过的内容，脑海里便会立刻浮现出第一次读这本书的地方。重读这本书也带来了一些美好的回忆，始于1987年，那时我最小的孩子离家去上大学，我和妻子也准备用一年的休假时间环游世界。刚开始，我在东京教了两周课，熟悉了日本文化；然后我们去中国待了两周，妻子作为一名女性主义学者，在大学举行讲座。离开中国前的最后一天下午，我独自漫步在上海的小巷，无意间看到了一个气派但已完全荒废的天主教教堂。确定没有人后，我去了忏悔室（坐在牧师的座位上），想象着一代又一代牧师坐在这里听人们前来忏悔。我很羡慕他们可以说"你可以得到宽恕"。多么强大的治疗效力！坐在这张椅子上时，我获得了绝佳的写作灵感。一个小时里，我回想起"未启封的三封信"的全部情节。我在仅有的几张纸（我护照的空白页）上潦草记录下来故事的所有要点。

我是在巴厘岛开始认真写作的。我们在巴厘岛的库塔（Kuta）待了两个月，住在一栋有着异国情调的房子里，房子四周环绕着郁郁葱葱的树和高高的围墙，房子里面没有墙，只用布帘做遮挡。我写作不需要参考书，旅行轻装上阵，带上有关50位患者的治疗笔记就行。这里的氛围充满异域风情，超脱尘俗。五颜六色的鸟儿大胆穿梭在错综复杂的树木中，歌唱着奇怪的旋律。我坐在花园里，一遍又一遍地阅读所有笔记，不知名的花朵香味使我陶醉。那些治疗进程在我脑中自由流淌，不经意间，一个故事就生了根，驱使着我把所有的笔记放一边，专心构思这个特别的故事。刚开始动笔时，我也不知道故事会如何走向或采取何种形式。我感觉看着这本书从开始到完成，自己就像个旁观者。我总听到有作家说故事是自然发展的，但是那时我才明白他们的意思——我的这一个个故事都是自然而然完成的。我在高中时就听过关于19世纪英国小说家威廉·梅克比斯·萨克雷（William Makepeace Thackeray）的轶事：威廉从书房出来时，妻子问他今天的写作还顺利吗，他回答："真是糟糕的一天！潘登尼斯（小说中的一个角色）自欺欺人，我也阻止不了他。"两个月后，我对此有了全新、深刻的理解。很快，我习惯了听到故事中的人物之间的对话。我一直偷听——在完成当天的写作后，在我和妻子手挽着手在无边无际的巴厘岛海滩上散步时，我都在偷听。

很快，我有另一次重要的写作体验，那也是我人生中的高峰体验之一。在我深入一个故事时，发现我浮躁的心思在和另一个故事调情，后者似乎在我不知情的情况下就应运而生了。我知道这是个信号——我对自己发出的不可思议的信号，它在说我现在写的这个故事该收尾了，该写另一个故事了。

我之前写作时都是用铅笔和纸，然后我在斯坦福大学的秘书帮助我把手稿打出来。但那时已是1987年，该适应现代化，使用电脑和打印机了。我通过玩电子游戏练习打字。在游戏中，有很多字母会攻击我的飞船，唯一的防御策略就是在它们撞向我的飞船之前敲打出正确的字母。这台电脑是最早但是不太可靠的便携式型号之一，打印机更不靠谱，在我们去巴厘岛一个月后它就罢工了。因为害怕我的作品雏形被电脑吞噬，我只能寻求帮助。但是巴厘岛上只有一台打印机，在巴厘岛的主要城市登巴萨的一所计算机学校内。在那里，用了祈求或贿赂的方法（我也不记得到底是哪种），我获得了迄今为止工作中最珍贵的一份硬盘拷贝。

在巴厘岛时，我的灵感总是来得很快。我心无旁骛（那时还不会收到电子邮件），写作从未如此高效过。就是在那里，我写了"爱情刽子手""寻找做梦人"和"如果强暴不违法……"几个故事，我的护照空白处写着"未启封的三封信"的手稿。在夏威夷时，我完成了"两次微笑"和"别悄悄离去"，剩下的故事都是在巴黎撰写的，大部分完成于先贤祠（Pantheon）附近的一家咖啡馆里。

我最开始计划在每个故事背后加上关于理论要点的阐述，但很快就发现这并不可行，所以选择把所有理论知识放在一个50页的后记中，在那里深入解释这本书的真实意图。我把手稿寄给出版社不久，菲比·霍斯（Phoebe Hoss）就联系了我，她是位很严厉（但又很友善）的主编。我们展开了激烈的争论，她认为这本书不需要任何的理论解释，我应该让故事来传达这些意思。讨论了几个月后，我提交了很多个版本，每一版都被删减了很多后寄回给我，几个月间，她把我50页的前言（之前是后记）删减到了10页。此刻重读这本书，我再次意识到菲比无疑是对的。

尽管我为这本书感到自豪，但是我对"胖女士"这个故事感到遗憾。几位有肥胖问题的女士给我发邮件说我的言辞冒犯了她们，如今我不会在这一问题上那么迟钝了。然而，尽管我多次审判自己，确认自己有罪，但我想借用这次机会来为自己稍做辩护。这个故事的主角是我，而不是患者。这是一个关于反移情的故事——治疗师对患者产生的不理智、可耻的感情会是治疗中的巨大障碍。我对于肥胖人群的负面态度让我无法与肥胖患者深入交流，虽然我知道深入交流是确保治疗有效的关键因素。我内心很纠结，不想让患者感受到我的情绪。贝蒂在故事的最后告诉我她准确地感知到了我的态度。这个故事描述了我为了与患者在个人层面建立起关系，与这种不恰当的感受做斗争的过程。我确实谴责这种感受，但是我也以最后的结局为傲："我可以完全把贝蒂揽入怀中。"

最后，在回忆过去时，我还有一个年轻的我可能会感到意外的发现：我80岁的状态比预想中的要好。没错，我不能否认晚年生活就是经历一次又一次的失去，但尽管如此，我能在60、70、80岁之后寻求到之前从未想象到的内心宁静和幸福。衰老还有个好处：读你自己的作品会更加让你兴奋！我发现记忆力衰退也有些好处。在我翻开"未启封的三封信""爱情刽子手""死的不该是她"这几个故事时，我依然充满了好奇心，已忘记故事是怎样结束的了！

存在主义心理学

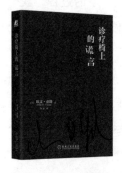
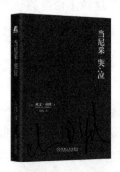
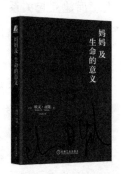

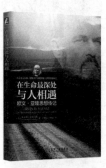
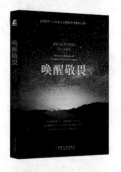
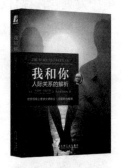

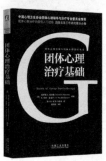
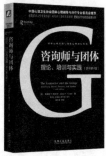
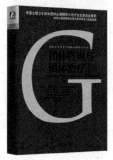

亲密关系

《感受爱：在亲密关系中获得幸福的艺术》

作者：[美]珍妮·西格尔 译者：任楠

阅读本书，你将学会：
识别有哪些障碍让你无法体验到爱，也无法让他人体验到爱。
形成新的思维、感受和行为方式，从而建立情感联结。
改善与生活中每一个人之间的关系，包括家人、朋友和同事。

《走出童年情感忽视：如何与伴侣、父母和孩子重建亲密关系》

作者：[美]乔尼丝·韦布 译者：修子宜 田育骞

本书教你识别和治愈童年情感忽视，培养情绪感知和情感沟通技巧，在与伴侣、父母、孩子的交流中修复童年伤痕，收获更加有质量的亲密关系。

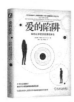

《爱的陷阱：如何让亲密关系重获新生》

作者：[澳]路斯·哈里斯 译者：韩冰 王静 祝卓宏

本书是一本奇妙的书，将指导你以开放的态度，有意识地、专注地面对当下，并根据自己的价值观采取有效的行动，建立更有同情心、更包容、更有爱的关系。

《愤怒之舞：亲密关系中情绪表达的艺术》

作者：[美]哈丽特·勒纳 译者：张梦洁

在这本动人的、极具智慧的书中，勒纳博士教授我们鉴别愤怒的真正源头，把愤怒当作产生持久改变的有力工具。例证与理论完美配合，带你远离无意义的争吵与周旋，迎来崭新的自我和愉悦的关系。好脾气不是最终目的，拥有自我才能拥有关系。

《沟通之舞：亲密关系中的语言艺术》

作者：[美]哈丽特·勒纳 译者：任楠

哈丽特·勒纳博士的书讲述了亲密关系中产生关键影响的因素：情绪、沟通、自我觉察。书中的每个案例都鲜活地呈现在读者眼前，引人不禁思考，在亲密关系中，从自我到他人，从夫妻到家庭，到底谁出了问题呢？无论您是男性还是女性，相信阅读本书后都会找到属于自己的答案。

欧文·亚隆经典作品

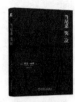

《当尼采哭泣》

作者：[美] 欧文·D.亚隆　译者：侯维之

这是一本经典的心理推理小说，书中人物多来自真实的历史，作者假托19世纪末的两位大师——尼采和布雷尔，基于史实将两人合理虚构连结成医生与病人，开启一段扣人心弦的"谈话治疗"。

《成为我自己：欧文·亚隆回忆录》

作者：[美] 欧文·D.亚隆　译者：杨立华 郑世彦

这本回忆录见证了亚隆思想与作品诞生的过程，从私人的角度回顾了他一生中的重要人物和事件，他从"一个贫穷的移民杂货商惶恐不安、自我怀疑的儿子"，成长为一代大师，怀着强烈的想要对人有所帮助的愿望，将童年的危急时刻感受到的慈爱与帮助，像涟漪一般散播开来，传递下去。

《诊疗椅上的谎言》

作者：[美] 欧文·D.亚隆　译者：鲁宓

世界顶级心理学大师欧文·亚隆最通俗的心理小说
最经典的心理咨询伦理之作！最实用的心理咨询临床实战书
三大顶级心理学家柏晓利、樊富珉、申荷永深刻剖析，权威解读

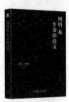

《妈妈及生命的意义》

作者：[美] 欧文·D.亚隆　译者：庄安祺

亚隆博士在本书中再度扮演大无畏心灵探险者的角色，引导病人和他自己迈向生命的转变。本书以六个扣人心弦的故事展开，真实与虚构交错，记录了他自己和病人应对人生最深刻挑战的经过，探索了心理治疗的奥秘及核心。

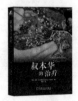

《叔本华的治疗》

作者：[美] 欧文·D.亚隆　译者：张蕾

欧文·D.亚隆深具影响力并被广泛传播的心理治疗小说，书中对团体治疗的完整再现令人震撼，又巧妙地与存在主义哲学家叔本华的一生际遇交织。任何一个对哲学、心理治疗和生命意义的探求感兴趣的人，都将为这本引人入胜的书所吸引。

更多>>>　　《爱情刽子手：存在主义心理治疗的10个故事》作者：[美] 欧文·D.亚隆